新编外科诊疗与影像检查

主 编　　刘锡禄　刘　斌　娄　莉　夏国昌
　　　　　李俊书　栾艳艳　杜苗苗　张　明

吉林科学技术出版社

图书在版编目（CIP）数据

新编外科诊疗与影像检查 / 刘锡禄等主编. -- 长春：
吉林科学技术出版社，2021.6
ISBN 978-7-5578-8113-9

Ⅰ.①新… Ⅱ.①刘… Ⅲ.①外科－疾病－诊疗②外
科－疾病－影像诊断 Ⅳ.①R6

中国版本图书馆CIP数据核字(2021)第103075号

新编外科诊疗与影像检查

主　　编	刘锡禄　刘斌　娄莉　夏国昌　李俊书　栾艳艳　杜苗苗　张明
出 版 人	宛　霞
责任编辑	张延明
封面设计	周砚喜
制　　版	山东道克图文快印有限公司
幅面尺寸	185mm×260mm
开　　本	16
印　　张	15.625
字　　数	240千字
页　　数	250
印　　数	1–1 500册
版　　次	2021年6月第1版
印　　次	2022年5月第2次印刷
出　　版	吉林科学技术出版社
发　　行	吉林科学技术出版社
地　　址	长春市净月区福祉大路5788号
邮　　编	130118

发行部传真 / 电话　0431-81629529　81629530　81629531
　　　　　　　　　　　　81629532　81629533　81629534

储运部电话　0431-86059116
编辑部电话　0431-81629518
印　　刷　保定市铭泰达印刷有限公司

书　　号　ISBN 978-7-5578-8113-9
定　　价　68.00元

编 委 会

主　编　刘锡禄（潍坊市益都中心医院）

　　　　　刘　斌（枣庄市立医院）

　　　　　娄　莉（潍坊市中医院）

　　　　　夏国昌（潍坊市中医院）

　　　　　李俊书（寿光市侯镇中心卫生院）

　　　　　栾艳艳（潍坊市人民医院）

　　　　　杜苗苗（潍坊市人民医院）

　　　　　张　明（潍坊市人民医院）

副主编（按姓氏笔画排序）

　　　　　王楚迎（潍坊市妇幼保健院）

　　　　　王新光（潍坊市中医院）

　　　　　冯善刚（潍坊市人民医院）

　　　　　吕　辉（潍坊市人民医院）

　　　　　曲珊珊（潍坊市人民医院）

　　　　　朱亚宁（潍坊市中医院）

　　　　　刘金平（昌乐县中医院）

　　　　　孙立磊（潍坊市第二人民医院）

　　　　　李明洋（潍坊市人民医院）

　　　　　李晓咪（潍坊市中医院）

　　　　　张　敏（潍坊市人民医院）

　　　　　张广英（潍坊市人民医院）

　　　　　张亚平（潍坊市人民医院）

　　　　　张红征（潍坊市中医院）

　　　　　张童鑫（潍坊市中医院）

　　　　　郝永杰（潍坊市中医院）

　　　　　昝海英（潍坊市中医院）

　　　　　姜晨晨（潍坊市人民医院）

　　　　　聂家秋（潍坊市人民医院）

　　　　　康　建（潍坊市中医院）

　　　　　殷玉梅（潍坊市中医院）

　　　　　宿宝栋（潍坊市人民医院）

　　　　　韩宗文（潍坊市中医院）

目　录

第一章　消化系统疾病

第一节　消化道出血

消化道出血（Gastrointestinal bleeding）是指由消化道及其他系统疾病致呕血和（或）便血。临床表现视其出血量的不同而定，出血量大、速度快，可致出血性休克；若少量慢性出血，则无明显的临床症状，仅有粪隐血阳性，部分患儿可出现慢性贫血的表现。根据出血部位的不同分为上消化道出血和下消化道出血。

一、病因

（一）消化道局部病变

1. 食管　胃食管反流和各种病因所致食管炎，门脉高压所致食管下段静脉曲张破裂，食管贲门黏膜撕裂症，食管裂孔疝等。

2. 胃和十二指肠　是消化道出血最常见的部位。各种原因所致胃溃疡或胃炎、十二指肠球炎或溃疡（大多由过量的胃酸和幽门螺杆菌感染所致）、胃肿瘤等。

3. 肠　多发性息肉、肠管畸形、梅克尔憩室、肠套叠，各种肠病如急性肠炎、克罗恩病、溃疡性结肠炎、急性坏死性小肠结肠炎、直肠息肉、痔、肛裂及脱肛等。

（二）感染性因素

各种病原微生物引起的肠道感染（如痢疾、肠伤寒、阿米巴痢疾等）。

（三）全身性疾病

1. 血液系统疾病　血管异常，如过敏性紫癜、遗传性出血性毛细血管扩张症；血小板异常，如原发性或继发性血小板减少、血小板功能障碍；凝血因子异常，如先天性或获得性凝血因子缺乏等。

2. 结缔组织病　系统性红斑狼疮，结节性多动脉炎，贝赫切特综合征（白塞病）等。

3. 其他　食物过敏、严重肝病、尿毒症等。

二、分类

（一）假性胃肠道出血

可由咽下来自鼻咽部的血液（如鼻出血时）引起。新生儿吞咽的来自母亲的血液也是假性胃肠道出血的原因。进食红色食物（如甜菜根、红凝胶）或某些药物后的呕吐物可类似呕血；进食铁剂、铋剂、黑霉或菠菜后排出的大便可类似黑粪。

（二）真性上消化道出血

出血发生于屈氏韧带近端。常见病因包括食管炎、胃部腐蚀性病变、消化性溃疡、Mallory-Weiss综合征（严重呕吐导致食管、胃连接处或略低部位一处或多处黏膜撕裂，表现为呕血或黑粪）或食管静脉曲张。

（三）真性下消化道出血

出血发生于屈氏韧带远端。轻微出血表现为大便带血丝或排便后出几滴血，多由肛裂或息肉引起。炎症性疾病，如炎症性肠病、感染性结肠炎表现腹泻，粪便中混有血液。严重出血（便血或粪便中有血凝块）的病因包括炎症性肠病、梅克尔憩室、溶血尿毒综合征、过敏性紫癜和感染性结肠炎。

三、临床表现

（一）慢性出血

慢性、反复小量出血，可无明显临床表现，但久之可导致患儿贫血、营养不良。粪便外观正常或颜色稍深，隐血试验为阳性。

（二）急性出血

1. 呕血　呕血为上消化道出血的主要表现。呕出血为鲜红或咖啡样，主要取决于血在胃内停留时间，时间短则为鲜红，反之则为咖啡样。

2. 便血　便血可为鲜红色、暗红色、果酱样和柏油样，主要取决于出血部位及血液在胃肠腔内停留的时间，上消化道出血或血液在肠腔停留时间长者表现为暗红色或柏油样，下消化道出血或血液在肠腔停留时间短者为红色，越接近肛门出血颜色越鲜红。

3. 发热　根据原发病和出血量多少可出现不同程度发热，感染性疾病所致出血常伴高热，大量出血由于血红蛋白分解吸收常导致低热，少量出血一般不导致发热。

4. 腹痛　肠腔内积血刺激导致肠蠕动增强，引起痉挛性疼痛和腹泻。

5. 氮质血症　大量出血时，血红蛋白分解吸收引起血尿素氮增高；出血导致休克，肾血流减少，肾小球滤过率下降，休克时间过长，导致肾小管坏死等均可导致氮质血症。

6. 失血性休克　出血量<10%时，无明显的症状和体征；出血量10%～20%时，出现脸色苍白、脉搏增快、肢端发凉、血压下降；20%～25%时，出现口渴、尿少、脉搏

明显增快、肢端凉、血压下降、脉压减小；25%～40%时，除上述症状外，还出现明显休克症状；>40%时，除一般休克表现外，还有神志不清、昏迷、无尿、血压测不出、脉压为零。

四、实验室检查

（一）血常规检查

血红蛋白、红细胞计数、血细胞比容均下降，网织红细胞增高。

（二）粪常规检查

粪便呈黑色、暗红或鲜红色，隐血试验阳性。

（三）肝、肾功能检查

除原发肝病外，消化道出血时肝功能大多正常。

五、特殊检查

（一）内镜检查

1. 胃镜检查 对食管、胃和十二指肠出血的部位、原因和严重程度均有较准确的判断。一般在消化道出血12～48小时内进行检查，其阳性率较高，但应掌握其适应证。原则上患儿休克得到纠正，生命体征稳定而诊断不确定，需要决定是否手术治疗时应尽早进行胃镜检查，以利于做出正确诊断，给予及时合理的治疗，并可预防出血的复发。

2. 小肠镜检查 由于设备的限制，现在小儿小肠镜只能到达屈氏韧带，在一个较有限的范围内检查，真正意义上的小儿全小肠镜检目前尚未开展。胶囊式的电子内镜对全消化道检查，尤其是对小肠的检查填补了传统内镜的不足，有待于普及开展。

3. 结肠镜检查 对以便血为主的下消化道出血，采用结肠镜检查可较准确诊断结肠病变，并可针对病变的种类采取相应的内镜下止血治疗，如电凝、激光、微波等。

（二）X线检查

必须在患儿病情稳定、出血停止后1～2天进行，钡餐可诊断食管及胃底静脉曲张，胃、十二指肠和小肠疾病。钡灌肠可对直肠及结肠息肉、炎性病变、肠套叠、肿瘤和畸形做出诊断。但诊断的准确率不如内镜，而对消化道畸形的诊断价值较高。空气灌肠对肠套叠有诊断和复位作用。

（三）造影

通过选择性血管造影可显示出血的血管，根据情况可栓塞治疗。

（四）核素扫描

用放射性^{99m}Tc扫描可诊断出梅克尔憩室和肠重复畸形；当活动性出血速度<0.1mL／min时，用硫酸胶体^{99m}Tc静脉注射能显示出血部位；对活动性出血速度≥0.5mL／min者，

^{99m}Tc标记红细胞扫描，能较准确标记出消化道出血的部位。

六、判断出血是否停止

如有以下情况要考虑有活动性出血。

（1）反复呕血或鼻胃管洗出血性液体，反复排血便（红色、暗红色、黑色或柏油样便或粪隐血试验阳性）。

（2）循环衰竭经有效治疗后未得到明显改善，或好转后又恶化，中心静脉压波动稳定后又下降 $[<0.5kPa（5cmH_2O）]$。

（3）红细胞计数、血红蛋白、血细胞比容下降，网织红细胞升高。

（4）补液扩容后，尿量正常，但血尿素氮持续增高。

（5）内镜、核素扫描、血管造影等检查提示有活动性出血。

七、鉴别诊断

（一）诊断中应注意的问题

1. 认定是否真正消化道出血　排除食物或药物引起血红色便及黑粪，如动物血和其他能使粪便变红的食物、炭粉、含铁剂药物、铋剂。

2. 排除消化道以外的出血原因

（1）鉴别是呕血还是咯血。

（2）排除口、鼻、咽部出血。

3. 估计出血量　根据上述临床表现进行判断（15分钟内完成生命体征鉴定）。

4. 鉴别出血部位。

（二）询问下列关键病史

1. 有关疾病史　胃食管反流病、慢性肝病、炎症性肠病、肾功能不全、先天性心脏病、免疫缺陷、凝血障碍等。

2. 近期用药史及目前用药　阿司匹林或其他非甾体抗炎药、类固醇激素、肝毒性药物，能引起食管腐蚀性损伤药物。

3. 有关症状　剧烈呕吐或咳嗽、腹痛、发热或皮疹；出血的颜色、稠度、出血部位及出血时伴随症状。

4. 家族史　遗传性凝血障碍病、消化性溃疡病、炎症性肠病、毛细血管扩张病等。

（三）体格检查

1. 生命体征　心率加快是严重失血的敏感指征，低血压和毛细血管充盈时间延长是严重低血容量和休克的表现。

2. 皮肤　皮肤有无苍白、黄疸、瘀点、紫癜、皮疹，皮肤血管损伤，肛周皮肤乳头状瘤等。

3. 鼻和咽部　鼻和咽部有无溃疡和活动性出血。

4. 腹部　腹壁血管、脐部颜色、腹腔积液、肝大、脾大。

5. 其他　肛裂、痔等。

八、治疗

（一）一般抢救措施

对严重出血或存在低血容量的患儿，要保持呼吸道通畅、维持呼吸和循环功能，给予面罩给氧，建立两条通畅的静脉通道；取血查全血细胞计数、血小板计数、交叉配血、凝血酶原时间（prothrombin time，PT）、部分凝血活酶时间（activated partial thromboplastin time，APTT）、肝功能检查，并测定电解质、尿素氮和肌酐。血红蛋白或血细胞比容正常不能排除严重出血，可给予生理盐水或乳酸盐林格液每次10mL／kg，静脉输入，至患儿情况稳定。如持续出血应输全血。

置留胃管可判断出血情况、胃减压、温盐水灌洗、给凝血药物、抽出胃酸和反流入胃的物质。选择胃管时直径要尽可能大，距末端5厘米处需留置侧孔，以温生理盐水5mL／kg洗胃，至少3次。勿使用冷盐水，可导致低体温。洗胃时胃内液体不能排空多是胃管阻塞引起，可更换胃管。严密观察生命体征和病情变化，心电、呼吸、血压监测、血气分析、出入量记录（注意尿比重）。

补充血容量，纠正酸碱平衡失调，输液速度和种类应根据中心静脉压和每小时尿量来决定。如已出现低血容量休克，应立即输血。成人一般须维持红细胞比容（hematocrit，PCV）>30%，血红蛋白（hemoglobin，Hb）>70g／L，儿科应高于此标准，并根据病情进行成分输血。

（二）饮食管理

休克、胃胀满、恶心患儿应禁食；非大量出血者，应尽快进食；有呕血者，一旦呕血停止12～24小时，就可进流食；食管静脉曲张破裂者应禁食，在出血停止2～3天后，仅给予低蛋白流食为宜。

（三）药物治疗

药物治疗目的是为减少黏膜损伤，提供细胞保护或选择性减少内脏流血。

1. 减少内脏流血

（1）垂体后叶加压素：主要用于食管、胃底静脉曲张破裂所致出血。静脉滴注垂体后叶素，能有选择地减少60%～70%的内脏血流（主要使肠系膜动脉和肝动脉收缩，减少门静脉和肝动脉的血流量，从而使门脉压降低）。应用剂量为0.002～0.005U／（kg·min），20分钟后如未止血，可增加到0.01U／（kg·min）。体表面积1.73m²时，剂量为20U加入5%葡萄糖溶液中10防止内注入，然后按0.2U／min加入5%葡萄糖溶液维持静脉滴注。如出血持续，可每1～2小时将剂量加倍，最大量0.8U／min，维持12～24小时递减。有些专家推荐成人剂量为0.1U／（min·1.73m²）增加到0.4U／（min·1.73m²）。加压素的不良反应包括液体潴留、低钠血症、高血压、心律失常、心肌和末梢缺血。在成人中加用硝酸甘油可减少心肌缺血的不良反应，儿童患者可参照上述情况使用。

（2）生长抑素及其衍生物：生长抑素能选择性的作用于血管平滑肌，使内脏血流量降低25％～35％，使门脉血流乃至门脉压力下降。使内脏血管强力收缩而不影响其他系统的血流动力学参数，也不影响循环血压和冠脉张力；对门脉高压患者，生长抑素可以抑制其胰高血糖素的分泌，间接的阻断血管扩张，使内脏血管收缩，血流下降。生长抑素还有其他如抑酸、抑制胃动力及黏膜保护作用。成人临床应用显示并发症明显低于垂体后叶素。

2. 止血药

（1）肾上腺素：肾上腺素4～8mg+生理盐水100mL分次口服，去甲肾上腺素8mg+100mL冷盐水经胃管注入胃内，保留0.5小时后抽出，可重复多次；将16mg去甲肾上腺素加5％葡萄糖溶液500mL于5小时内由胃管滴入。

（2）凝血酶：将凝血酶200U加生理盐水10mL注入胃内保留，每6～8小时可重复1次，此溶液不宜超过37℃，同时给予制酸药，效果会更好。其他如云南白药、三七糊等均可用于灌注达到止血效果。

（3）巴曲酶：本品有凝血酶样作用及类凝血酶样作用，可用1kU，静脉注射或肌内注射，重症6小时后可再肌内注射1kU，之后每日1kU，共2～3日。

（4）酚磺乙胺：本品能增加血液中血小板数量、聚积性和黏附性，促使血小板释放凝血活性物质，缩短凝血时间，加快血块收缩，增强毛细血管抵抗力，降低毛细血管通透性，减少血液渗出。

3. 抗酸药和胃黏膜保护剂　体液和血小板诱导的止血作用只有在pH值>6时才能发挥，故H_2受体拮抗药的应用对控制消化性溃疡出血有效。可用雷尼替丁（静脉内应用推荐剂量1mg／kg，6～8小时1次）；重症消化性溃疡出血应考虑用奥美拉唑，剂量0.3～0.7mg／（kg·d），静脉滴注；硫糖铝可保护胃黏膜，剂量1～4g／d，分4次。

4. 内镜止血　上消化道出血可用胃镜直视止血。食管和胃底静脉曲张破裂出血，可在胃镜直视下注入硬化剂，使曲张静脉栓塞机化，达到止血和预防再出血；亦可行曲张静脉环扎术以达到上述目的，但技术要求高。胃和十二指肠糜烂、溃疡出血，可根据病情的不同，选择不同的止血方法，如直接喷洒药物、电凝、激光、微波和钳夹止血等方法。结肠、直肠和肛管出血，可用结肠镜止血，有电凝、激光、微波和钳夹止血等方法；如息肉出血，可进行息肉切除。

（四）手术治疗

1. 手术适应证

（1）大量出血，经内科治疗仍不能止血，并严重威胁患儿生命。

（2）复发性慢性消化道出血引起的贫血不能控制。

（3）一次出血控制后且诊断明确，有潜在大出血的危险者。

2. 手术方式　主要根据不同的病因、出血的部位，选择不同的手术方式。

3. 腹腔镜治疗　国外开展腹腔镜进行腹部探察、止血成功，进行小肠重复畸形的治疗。

第二节　急性肝功能衰竭

急性肝功能衰竭（acute hepatic failure，AHF）是由多种原因引起的急性、大量肝细胞坏死，或肝细胞内细胞器严重功能障碍，致短期内进展至肝性脑病的一种综合征。AHF不仅是肝脏本身器官的严重病变，同时机体可发生肝性脑病、微循环障碍、内毒素血症、凝血功能障碍、肾功能衰竭等多方面的病理生理变化，具有病情危重、发展迅速、死亡率高等特点，对本病加强监护、早期诊治、控制病情变化、积极防治并发症，是提高存活率的关键。

一、诊断

（一）病史

小儿AHF常见的病因有：

1. 病毒感染　如甲型、乙型、丙型、丁型和戊型肝炎病毒引起的重症肝炎。其他病毒有单纯疱疹病毒、巨细胞病毒、柯萨奇病毒等。

2. 中毒　包括对乙酰氨基酚、异烟肼、利福平、四环素等药物，毒蕈等食物，以及四氯化碳等化学物质中毒。

3. 代谢异常　如肝豆状核变性、半乳糖血症、酪氨酸血症、Ⅳ型糖原贮积症等。

4. 肝缺血、缺氧　如急性循环衰竭、败血症引起休克等。

5. 其他　如瑞氏综合征等。

（二）临床表现

1. 黄疸　黄疸出现后于短期内进行性加深是一特点。但AHF发生于瑞氏综合征时，则大多无黄疸存在。

2. 消化道症状　如食欲低下，频繁恶心、呃逆或呕吐，明显腹胀和腹腔积液。

3. 神经症状 即肝性脑病征象。早期有性格行为异常，短期内可进展为嗜睡、烦躁和谵妄，重者昏迷、抽搐及出现锥体束损害体征。扑翼样震颤是肝性脑病具有的特征性表现之一，但在儿童中不常见到。成人肝性脑病症状分为4级，而小儿AHF进展极快，故一般根据昏迷出现的情况分为早期肝性脑病、肝性脑病（肝昏迷）及晚期肝性脑病。

4. 肝臭与肝脏进行性缩小 肝臭是由于体内硫氨基酸在肠道经细菌分解生成硫醇，不能被肝脏代谢而从呼气中排出所致。肝脏进行性缩小提示肝细胞已呈广泛溶解坏死。

5. 并发症 脑水肿、出血，肝肾综合征，低血压、心律失常，低氧血症，肺水肿，低血糖，水、电解质和酸碱紊乱，以及继发性感染等。AHF时肝外并发症可促进AHF的进展，并成为AHF的主要致死因素。

（三）辅助检查

1. 肝功能检查 血清总胆红素广泛在171.0μmol/L以上，以直接胆红素升高为主。血清转氨酶活性随总胆红素明显升高，病情加重反而降低，呈现"胆酶分离"现象。

2. 人血白蛋白及血胆固醇 人血白蛋白及血胆固醇下降，血尿素氮及肌酐增高，血糖降低或正常，可出现代谢性酸中毒、碱中毒以及低钾、低钠血症等。

3. 凝血功能检查 凝血酶原时间延长，凝血酶原活动度<40%，血浆纤维蛋白原降低等。

4. 血氨测定 血案增高，但较成人少见。

5. 病原学检查 如检测血清病毒性肝炎相关抗原或抗体，有助于病毒性肝炎的病因诊断。

6. B型超声检查 可监测肝、脾、胆囊、胆管等器官大小及有无腹腔积液等。

7. CT检查 可观察肝脏的大小改变。

二、治疗

维持重要器官功能直至肝再生；维持营养，抑制肝细胞坏死和促进肝细胞再生；防治脑水肿、出血等各种并发症。

（一）支持疗法

注意绝对卧床休息。AHF患儿必须限制脂肪摄入，减少蛋白质供给，但又得提供足够的热量，一般为每日提供热量为125.5～167.4kJ/kg（30～40kcal/kg）。饮食可给予米汤或藕粉等碳水化合物。昏迷者鼻饲高渗葡萄糖液，或静脉滴注10%～15%葡萄糖液。对于难以通过胃肠道提供足够热量者，可采取全胃肠外营养。同时适量给予维生素，如B族维生素、维生素C、维生素K等。酌情每日或隔日静脉滴注新鲜血、血浆及白蛋白，不仅可补充白蛋白，促进肝细胞再生，还可提高免疫功能，防止继发感染的发生。

（二）促进肝细胞再生

1. 促肝细胞生长素　本品是从新鲜乳猪肝脏中提取的一种小分子量多肽物质，其作用机制为：刺激肝细胞DNA合成，促进肝细胞再生；保护肝细胞膜；增强肝脏枯否细胞功能，提高清除内毒素的能力；抑制肿瘤坏死因子（tumor necrosis factor，TNF）活性的诱生；对T细胞及自然杀伤细胞有免疫促进作用；抗肝纤维化。目前国内已广泛推广应用，用法：20～100微克加入10%葡萄糖液100～200mL静脉滴注，每日1次，疗程视病情而定，一般为1个月。

2. 胰高血糖素–胰岛素　两者共同作用是防止肝细胞继续坏死和促进肝细胞再生，并有改善高血氨症和降低芳香氨基酸的作用。用法：胰高血糖素0.2～0.8mg，胰岛素2～8U，加入10%葡萄糖液100～200mL中静脉滴注，每日1～2次（亦可按4g葡萄糖给予1U胰岛素、0.1mg胰高血糖素计算），疗程一般为10～14日。

3. 人血白蛋白或血浆　AHF肝脏合成白蛋白的功能发生障碍，输入白蛋白能促进肝细胞再生，并能提高血浆胶体渗透压，纠正低蛋白血症，防止或减轻腹腔积液与脑水肿，还可结合未结合的胆红素，减轻高胆红素血症。输入新鲜血浆能提高血清调理素水平，调节微循环，补充凝血因子，促进肝细胞再生。用法：白蛋白每次0.5～1.0g／kg，血浆每次50～100mL，两者交替输入，每日或隔日1次。

（三）改善微循环

1. 前列腺素　可抑制血栓素合成，扩张血管，抑制血小板聚集，改善微循环，增加肝血流量；还可抑制TNF释放，保护肝细胞膜及细胞器，防止肝细胞坏死。用法：50～150微克溶于10%葡萄糖液100～200mL中缓慢静脉滴注，每日1次，疗程2周。

2. 山莨菪碱（654-2）　山莨菪碱（654-2）能阻滞α、M受体，兴奋β受体，调节cAMP／cGMP比值而调整免疫功能，解除平滑肌痉挛，扩张微血管，改善微循环，从而减轻肝缺血及免疫损伤，阻滞肝细胞坏死。用法：每次0.5～1.0mg／kg，静脉注射，每日2次，7～21日为1个疗程。

（四）并发症的处理

1. 防治肝性脑病

（1）饮食：食物中的蛋白质是肠道细菌产氨及其他含氮毒物的主要来源，蛋白质在肠道中经细菌分解产生氨和其他含氮毒物，从而诱发和加重肝性脑病，故宜限制饮食中蛋白质摄入量。

（2）清洁肠道以减少氨的产生和吸收：

1）口服新霉素、头孢菌素类抗生素或甲硝唑抑制肠道内细菌，以减少氨的产生。

2）应用生理盐水做清洁灌肠，然后用食醋15～20mL加生理盐水50～100mL继续灌肠，使肠道保持酸性环境，从而减少氨的吸入。

3）应用乳果糖1~1.5g／（kg·d），分3次口服或鼻饲，也可配成液体保留灌肠，乳果糖在小肠内不吸收，至结肠经细菌作用分解为乳酸和醋酸，使肠道酸化以阻碍氨的吸收，并能抑制肠道某些细菌，而减少蛋白质分解。

（3）降低血氨：过去常用谷氨酸钠、谷氨酸钾、精氨酸等去氨药物，但精氨酸对严重肝功能障碍者效果并不明显，已较少应用。目前常用1.0%的门冬氨酸钾镁溶液10~20mL，加入葡萄糖液中静脉滴注，每日1~2次。该药在鸟氨酸循环中与氨结合形成天冬酰胺，转运至肾脏进行脱氨，脱氨作用较谷氨酸等为优。

（4）调整氨基酸代谢失衡：血浆和脑脊液中支链氨基酸减少与芳香族氨基酸增加，是肝性脑病的发病因素之一。现今临床常用六合氨基酸50~100mL／d，可用10%葡萄糖液50~100mL稀释后缓慢静脉滴注，每日1~2次，疗程14~21日。

（5）恢复正常神经传导介质：在肝性脑病时，可能是因神经系统的神经传导介质多巴胺的缺少所致，而应用左旋多巴可通过血脑屏障进入脑内，经多巴胺脱羧作用形成多巴胺，可取代羟苯乙醇胺等假性神经传导介质，对肝昏迷有较好疗效。用法：左旋多巴口服或鼻饲剂量为每次0.125~0.5克，每日3~4次；静脉剂量为每次5~10mg／kg，每日1~2次，加入葡萄糖液中滴注。

（6）其他：氟马西尼、苯甲酸钠、苯乙酸钠、醋酸锌等应用于肝性脑病的治疗。

2. 防治脑水肿　应严格限制输入液量，维持体内水的负平衡。有脑水肿时，应及时采用高渗脱水剂降低颅内压，如20%甘露醇静脉推注，每次1~2g／kg，4~6小时1次。

3. 防治出血

（1）补充凝血物质，可输入新鲜血及血浆，应用维生素$K_1$10mg肌内注射或静脉滴注，每日1~2次。

（2）弥散性血管内凝血（disseminated intravascular coagulation，DIC）的治疗：有DIC时应及早予以肝素抗凝治疗，每次采用125U／kg，每日1~2次，直至出血被控制。近年来认识到肝素的抗凝作用需要血浆辅助因子抗凝血酶Ⅲ（AT-Ⅲ）的参与。AHF时，AT-Ⅲ往往缺乏，因此应用肝素时，主张同时应用AT-Ⅲ，剂量为30U／（kg·d）静脉输入。

（3）对症止血：消化道出血者可应用奥美拉唑、凝血酶、奥曲肽等针对性治疗。

4. 防治肾功能衰竭　应去除低血钾、出血、感染等诱因，防止血容量不足，避免应用肾毒性药物。一旦发生急性肾功能衰竭，则应严格控制液体入量，酌情考虑血液透析或腹膜透析治疗。

5. 控制感染　AHF患儿由于免疫功能低下，极易继发各种感染，除严密隔离、室内定时消毒外，发现感染征象时，应早期选用抗生素治疗，避免使用损害肝、肾的抗生素，一般多采用青霉素类、头孢菌素类、氟喹诺酮类。但头孢哌酮可干扰肝脏凝血酶原合成，加重出血倾向，故不宜采用。真菌感染可因霉菌种类和感染部位不同，选用制霉菌素、氟胞嘧啶和氟康唑等。

6. 纠正水、电解质及酸碱失衡　AHF患儿每日进液量以体表面积计算应控制在 1200mL／m²。有脑水肿时，最好使患儿处于轻度脱水状态，并根据肾功能和周围循环状况予以调整，患儿体内血醛固酮由于不能被肝脏代谢而升高，有时抗利尿激素也增高，加上患儿伴低蛋白血症，因此常有水潴留、低钠血症。低钠血症的治疗主要采取限制水的摄入，如每日给水限制在800～1000mL／m²，直至血钠维持在130mmol／L以上。如血钠低于120mmol／L，出现神志障碍、惊厥时用3％氯化钠6～12mL／kg静脉注射 1次，以提高血钠5～10mmol／L。开始治疗时还应补钾，因为AHF时，体内产生醛固酮增加，且肝细胞坏死，钾丢失较多，但要注意肾功能情况，当并发肾功能衰竭时，反而会形成高钾血症。

AHF早期，常因呼吸中枢受刺激而发生通气过度，引起呼吸性碱中毒，一般不需特殊处理。低氯、低钾等亦可致代谢性碱中毒，此时体内产氨增多，并使氨易于进入脑内，使肝昏迷加重，治疗时除注意钾、氯的补充，可采用精氨酸治疗。AHF晚期亦可发生代谢性酸中毒，主要由于糖代谢紊乱引起高乳酸血症所致。治疗上可给予小量胰岛素，每次2～4U，同时输入5％～10％葡萄糖液，常可起效。

（五）其他治疗

1. 人工肝支持系统（artificial liver support system，ALSS）　应用ALSS，旨在清除血中毒性物质，争取延长其生存时间，让残存的肝细胞迅速再生，逐渐代偿丧失的肝功能，最终达到恢复。目前ALSS有血液透析、血液灌流、离体肝灌流、血浆分离、全身清洗疗法等几种方法，但由于AHF的发病机制很复杂，ALSS与理想的人工肝还存在很大的差距，并且其方法和设备复杂，国内目前尚难开展。

2. 肝脏移植

肝脏移植适应证为：

（1）年龄<11岁。

（2）重症的乙型肝炎、非甲非乙型肝炎，或药物性肝炎。

（3）肝性脑病深度昏迷>7天。

（4）血清总胆红素>300／μmol／L。

（5）凝血酶原时间>50秒。

有以上5项中的3项者，或凝血酶原时间>100秒者，无论其肝昏迷程度如何，均适应做肝移植。我国因经济和技术等方面限制，小儿肝移植应积极创造条件开展。

第三节　急性腹泻

急性腹泻（acutediarrhea）是一组由多病原、多因素引起的以大便次数增多和大便性状改变为特点的消化道综合征，是我国婴幼儿最常见的疾病之一，其中以小儿急性腹泻病最为常见。急性腹泻病起病急，大便每天3次或3次以上，或次数比平时增多，呈稀便、水样便、黏液便或脓血便，病程不超过2周。

一、临床表现

（一）腹泻的共同临床表现

1. 轻型　轻型常由饮食因素及肠道外感染引起。起病可急可缓，以胃肠道症状为主，食欲缺乏，偶有溢乳或呕吐，大便次数增多，但每次大便量不多，稀薄或带水，呈黄色或黄绿色，有酸味，常见白色或黄白色奶瓣和泡沫。无脱水及全身中毒症状，多在数日内痊愈。

2. 重型　重型多由肠道内感染引起。常急性起病，也可由轻型逐渐加重转变而来，除有较重的胃肠道症状外，还有较明显的脱水、电解质紊乱和全身感染中毒症状，如发热、精神烦躁或萎靡、嗜睡，甚至昏迷、休克。

（1）胃肠道症状：食欲不振，常有呕吐，严重者可吐咖啡色液体；腹泻频繁，大便每日10余次至数十次，多为黄色水样或蛋花汤样便，含有少量黏液，少数患儿也可有少量血便。

（2）水、电解质及酸碱平衡紊乱：由于腹泻丢失体液和摄入量不足，使体液总量尤其是细胞外液量减少，导致不同程度（轻、中、重）脱水。由于腹泻患儿丧失的水和电解质的比例不尽相同，可造成等渗、低渗或高渗性脱水，以前两者多见。出现眼窝、囟门凹陷，尿少泪少，皮肤黏膜干燥、弹性下降，甚至血容量不足引起末梢循环的改变，如四肢末梢发凉、发花、毛细血管再充盈时间延长>2秒。

急性腹泻患儿易合并代谢性酸中毒的原因：

1）腹泻丢失大量碱性物质。

2）进食少，肠吸收不良，热卡不足使机体得不到正常能量供应导致脂肪分解增加，产生大量酮体。

3）脱水时血容量减少，血液浓缩使血流缓慢，组织缺氧导致无氧酵解增多而使乳酸堆积。

4）脱水使肾血流量亦不足，其排酸、保钠功能低下，使酸性代谢产物滞留体内。患儿可出现精神不振、口唇樱红、呼吸深大、呼出气有丙酮味等症状，但小婴儿症状可以很不典型。

低钾血症也很常见：其发生原因有：①胃肠液中含钾较多，呕吐和腹泻丢失大量钾盐；②进食少，钾的摄入量不足；③肾脏保钾功能比保钠差，缺钾时仍有一定量钾继续排出，所以腹泻病时常有体内缺钾。但在脱水未纠正前，由于血液浓缩、酸中毒时钾由细胞内向细胞外转移、尿少而致钾排出量减少等原因，体内钾总量虽然减少，但血清钾多数正常。随着脱水、酸中毒被纠正、排尿后钾排出增加、大便继续失钾以及输入葡萄糖合成糖原时使钾从细胞外进入细胞内等因素使血钾迅速下降，出现不同程度的缺钾症状，如精神不振、无力、腹胀、心律失常、碱中毒等。

低钙血症和低镁血症亦不少见：腹泻患儿进食少，吸收不良，从大便丢失钙、镁，可使体内钙、镁减少，活动性佝偻病和营养不良患儿中更多见。但是脱水、酸中毒时由于血液浓缩、离子钙增多等原因，不出现低血钙的症状，待脱水、酸中毒纠正后则出现低钙症状（手足搐搦和惊厥）。极少数久泻和营养不良患儿输液后出现震颤、抽搐，用钙治疗无效时应考虑有低镁血症可能。

（二）几种常见类型腹泻的临床特点

1. 轮状病毒肠炎　轮状病毒肠炎是秋、冬季婴幼儿腹泻最常见的病原，故曾被称为秋季腹泻。呈散发或小流行，经粪-口传播，也可通过气溶胶形式经呼吸道感染而致病。潜伏期1～3天，多发生在6～24个月婴幼儿，4岁以上者少见。起病急，常伴发热和上呼吸道感染症状，无明显感染中毒症状。病初1～2天常发生呕吐，随后出现腹泻；大便次数多、量多、水分多，黄色水样或蛋花汤样便带少量黏液，无腥臭味。常并发脱水、酸中毒及电解质紊乱。近年报道，轮状病毒感染亦可侵犯多个脏器，可产生神经系统症状，如惊厥等；有的患儿表现为血清心肌酶谱异常，提示心肌受累。本病为自限性疾病，数日后呕吐渐停，腹泻减轻，不喂乳类的患儿恢复更快，自然病程约3～8天，少数较长。大便显微镜检查偶有少量白细胞，感染后1～3天即有大量病毒自大便中排出，最长可达6天。血清抗体一般在感染后3周上升。病毒较难分离，有条件可直接用电镜检测病毒，或用酶联免疫吸附试验（enzyme linked immunosorbent assay，ELISA）检测病毒抗原和抗体，或聚合酶链反应（polymerase chain reaction，PCR）及核酸探针技术检测病毒抗原。

2. 诺沃克病毒性肠炎　主要发病季节为9月至次年4月，多见于年长儿和成人。潜伏期1～2天，起病急慢不一。可有发热、呼吸道症状。腹泻和呕吐轻重不等，大便量中等，为稀便或水样便，伴有腹痛。病情重者体温较高，伴有乏力、头痛、肌肉痛等。本病为自限性疾病，症状持续1～3天。粪便及周围血象检查一般无特殊发现。

3. 产毒性细菌引起的肠炎　多发生在夏季。潜伏期1～2天，起病较急。轻症仅大便次数稍增，性状轻微改变；重症腹泻频繁，量多，呈水样或蛋花汤样混有黏液，镜检无白细胞，伴呕吐，常发生脱水、电解质和酸碱平衡紊乱。自限性疾病，自然病程3～7

天，亦可较长。

4. 侵袭性细菌（包括侵袭性大肠埃希菌、空肠，弯曲菌、耶尔森菌、鼠伤寒杆菌等）引起的肠炎　全年均可发病，多见于夏季。潜伏期长短不等。常引起志贺杆菌性痢疾样病变。起病急，高热甚至可以发生热惊厥。腹泻频繁，大便呈黏液状，带脓血，有腥臭味。常伴恶心、呕吐、腹痛和里急后重，可出现严重的中毒症状如高热、意识改变，甚至感染性休克。大便显微镜检查有大量白细胞及数量不等的红细胞。粪便细菌培养可找到相应的致病菌。其中空肠弯曲菌常侵犯空肠和回肠，且有脓血便，腹痛剧烈，易误诊为阑尾炎，亦可并发严重的小肠结肠炎、败血症、肺炎、脑膜炎、心内膜炎和心包炎等。另有研究表明吉兰-巴雷（格林-巴利）综合征与空肠弯曲菌感染有关。耶尔森菌小肠结肠炎多发生在冬季和早春，可引起淋巴结肿大，亦可产生肠系膜淋巴结炎，症状可与阑尾炎相似，也可引起咽痛和颈淋巴结炎。

鼠伤寒沙门菌小肠结肠炎，有胃肠炎型和败血症型，新生儿和<1岁婴儿尤易感染，新生儿多为败血症型，常引起暴发流行，深绿色黏液脓便或白色胶冻样便。

5. 出血性大肠杆菌肠炎　大便次数增多，开始为黄色水样便，后转为血水便，有特殊臭味。粪便显微镜检查有大量红细胞，常无白细胞。伴腹痛，个别病例可伴溶血尿毒综合征和血小板减少性紫癜。

6. 抗生素诱发的肠炎

（1）金黄色葡萄球菌肠炎：多继发于使用大量抗生素后，病程与症状常与菌群失调的程度有关，有时继发于慢性疾病的基础上。表现为发热、呕吐、腹泻、不同程度中毒症状、脱水和电解质紊乱，甚至发生休克。典型大便为暗绿色，量多带黏液，少数为血便。大便显微镜检查有大量脓细胞和成簇的革兰阳性球菌，培养有葡萄球菌生长，凝固酶阳性。

（2）伪膜性小肠结肠炎：由难辨梭状芽孢杆菌引起。除万古霉素和胃肠道外用的氨基糖苷类抗生素外，几乎各种抗生素均可诱发本病。可在用药1周内或迟至停药后4~6周发病。亦见于外科手术后或患有肠梗阻、肠套叠、巨结肠等病的体弱患者。此菌大量繁殖，产生毒素A（肠毒素）和毒素B（细胞毒素）致病。表现为腹泻，轻症大便每日数次，停用抗生素后很快痊愈；重症频泻，黄绿色水样便，可有假膜排出，为坏死毒素致肠黏膜坏死所形成的假膜。黏膜下出血可引起粪便带血，可出现脱水、电解质紊乱和酸中毒，伴有腹痛、腹胀和全身中毒症状，甚至发生休克。对可疑病例可行结肠镜检查。大便厌氧菌培养、组织培养法检测细胞毒素可协助确诊。

（3）真菌性肠炎：多为白色念珠菌所致，2岁以下婴儿多见。常并发于其他感染或肠道菌群失调时。病程迁延，常伴鹅口疮。大便次数增多，黄色稀便，泡沫较多带黏液，有时可见豆腐渣样细块（菌落）。大便显微镜检查有真菌孢子和菌丝，如芽孢数量不多，应进一步以沙氏培养基作真菌培养确诊。

二、诊断

根据发病季节、病史（包括喂养史和流行病学资料）、临床表现和粪便性状可以做出临床诊断。必须判定有无脱水（程度和性质）、电解质紊乱和酸碱失衡。

三、治疗

腹泻病的治疗原则：预防脱水、纠正脱水、继续饮食、合理用药。

（一）饮食疗法

腹泻时进食和吸收减少，而肠黏膜损伤的恢复，发热时代谢旺盛，侵袭性肠炎丢失蛋白等因素使得营养需要量增加，如限制饮食过严或禁食过久常造成营养不良，并发酸中毒，以致病情迁延不愈影响生长发育。故应强调继续饮食，满足生理需要，补充疾病消耗，以缩短腹泻后的康复时间。有严重呕吐者可暂时禁食4～6小时（不禁水），好转后继续喂食，由少到多，由稀到稠。病毒性肠炎多有继发性双糖酶（主要是乳糖酶）缺乏，对疑似病例可暂停乳类喂养，改为豆奶、发酵奶或免乳糖配方奶粉以减轻腹泻，缩短病程。腹泻停止后逐渐恢复营养丰富的饮食，并每日加餐1次，共2周。

（二）纠正水、电解质紊乱及酸碱失衡

1. 口服补液　口服补液盐（oral rehydration salts，ORS）可用于腹泻时预防脱水及纠正轻、中度脱水。轻度脱水口服液量约50～80mL／kg，中度脱水约80～100mL／kg，于8～12小时内将累积损失量补足。脱水纠正后，可将ORS用等量水稀释按病情需要随意口服。新生儿和有明显呕吐、腹胀、休克、心肾功能不全或其他严重并发症的患儿不宜采用口服补液。

2. 静脉补液　适用于中度以上脱水、吐泻严重或腹胀的患儿。输入溶液的成分、量和滴注持续时间必须根据不同的脱水程度和性质决定，同时要注意个体化，结合年龄、营养状况、自身调节功能而灵活掌握。

（1）第1天补液：

1）总量：包括补充累积损失量、继续损失量和生理需要量，一般轻度脱水为90～120mL／kg、中度脱水为120～150mL／kg、重度脱水为150～180mL／kg，对少数合并营养不良，肺炎，心、肾功能不全的患儿应根据具体病情分别做较详细的计算。

2）溶液种类：溶液中电解质溶液与非电解质溶液的比例应根据脱水性质（等渗性、低渗性、高渗性）分别选用，一般等渗性脱水用1／2张含钠液，低渗性脱水用2／3张含钠液，高渗性脱水用1／3张含钠液。若临床判断脱水性质有困难时，可先按等渗性脱水处理。

3）输液速度：主要取决于脱水程度和继续损失的量和速度。对重度脱水有明显周围循环障碍者应先快速扩容，先给20mL／kg等渗含钠液，30～60分钟内快速输入。累积损失量（扣除扩容液量）一般在8～12小时内补完，约每小时8mL，≤10mL／kg，脱

水纠正后，补充继续损失量和生理需要量时速度宜减慢，于12～16小时内补完，约每小时5mL／kg。若吐泻缓解，可酌情减少补液量或改为口服补液。

4）纠正酸中毒：因输入的混合溶液中已含有一部分碱性溶液，输液后循环和肾功能改善，酸中毒即可纠正。也可根据临床症状结合血气测定结果，另加碱性液纠正。对重度酸中毒可用1.4%碳酸氢钠扩容，兼有扩充血容量及纠正酸中毒的作用。

5）纠正低血钾：有尿或来院前6小时内有尿即应及时补钾；浓度不应超过0.3%；每日静脉补钾时间，不应少于8小时。切忌将钾盐静脉推入，否则导致高钾血症，危及生命。细胞内的钾浓度恢复正常要有一个过程，因此纠正低钾血症需要有一定时间，一般静脉补钾要持续4～6天。能口服时可改为口服补充。

6）纠正低血钙、低血镁：出现低血钙症状时，可用10%葡萄糖酸钙溶液（每次1～2mL／kg，最大量≤10mL）加葡萄糖稀释后静脉注射。低血镁者用25%硫酸镁按每次0.2mL／kg，深部肌内注射，每6小时1次，每日3～4次，症状缓解后停用。

（2）第2天及以后的补液：经第1天补液后，脱水和电解质紊乱已基本纠正，第2天及以后主要是补充继续损失量（防止发生新的累积损失）和生理需要量，继续补钾，供给热量。一般可改为口服补液。若腹泻仍频繁或口服量不足者，仍需静脉补液。补液量需根据吐泻和进食情况估算，并供给足够的生理需要量，用1／3～1／5张含钠液补充。继续损失量按"丢多少补多少""随时丢随时补"的原则，用1／2～1／3张含钠溶液补充。将这两部分相加于24小时内均匀静脉滴注。仍要注意继续补钾和纠正酸中毒的问题。

（三）药物治疗

1. 控制感染

（1）水样便：腹泻患者（约占70%）多为病毒及非侵袭性细菌所致，一般不用抗生素，应合理使用液体疗法，选用微生态制剂和黏膜保护剂。如伴有明显中毒症状不能用脱水解释者，尤其是对重症患儿、新生儿、小婴儿和衰弱患儿（免疫功能低下）应选用抗生素治疗。

（2）黏液、脓血便：患者（约占30%）多为侵袭性细菌感染，应根据临床特点，针对病原经验性选用抗菌药物，再根据大便细菌培养和药敏试验结果进行调整。大肠埃希菌、空肠弯曲菌、耶尔森菌、鼠伤寒沙门菌所致感染常选用抗革兰阴性杆菌抗生素，如头孢菌素。金黄色葡萄球菌肠炎、假膜性肠炎、真菌性肠炎应立即停用原使用的抗生素，根据症状 可选用新青霉素、万古霉素、利福平、甲硝唑或抗真菌药物治疗。

2. 肠道微生态疗法 有助于恢复肠道正常菌群的生态平衡，抑制病原菌定植和侵袭，控制腹泻。常用双歧杆菌、嗜酸乳杆菌、粪链球菌、需氧芽孢杆菌、蜡样芽孢杆菌等制剂。

3. 肠黏膜保护剂 能吸附病原体和毒素，维持肠细胞的吸收和分泌功能，与肠道黏液糖蛋白相互作用可增强其屏障功能，阻止病原微生物的攻击，如蒙脱石散。

4. 避免用止泻剂　如洛哌丁醇，因为它有抑制胃肠动力的作用，增加细菌繁殖和毒素的吸收，对于感染性腹泻有时是很危险的。

5. 补锌治疗　世界卫生组织、联合国儿童基金会最近建议，对于急性腹泻患儿（>6个月），应每日给予元素锌20mg，疗程10~14天，6个月以下婴儿每日10mg，可缩短病程。锌有以下作用：有利于缩短病程、减轻疾病严重程度、防止腹泻愈后复发、改善食欲、促进生长。

疑难点评：小儿急性腹泻时禁食与进食的矛盾及处理

小儿腹泻时，为使胃肠道获得休息，以减少腹泻次数，缩短腹泻病程，传统的治疗是采用饥饿疗法，通常禁食8~12小时，但是禁食虽然使大便次数减少，却使患儿出现营养不良，故建议腹泻时继续喂养。

腹泻时肠黏膜上皮细胞分泌或吸收消化功能发生障碍，因此，对一般食物不能耐受，禁食后大便次数可以暂时减少，疾病治愈较快，主张禁食也是有理的。但以下观点认为禁食是不妥的：

（1）腹泻时大便中不仅有水和电解质排出，营养物质也从粪便中丢失，营养供给不足，以致小儿营养障碍，抵抗力下降。

（2）急性腹泻时肠黏膜发生不规整病变，但仍保留部分正常黏膜，因此，消化吸收功能并未完全丧失。

（3）禁食后肠腔内营养物质减少，不利于肠黏膜生长、修复。

（4）合理的喂养可以刺激肠黏膜生长，腹泻好转，为腹泻患儿提供足够的食物，可保证儿童正常发育，保障身体健康。

患儿腹泻时，母乳喂养小儿应继续喂养，适当减少喂养次数，限制哺乳时间；人工喂养的6个月以下婴幼儿可先喂米汤，然后稀释奶，逐渐改为全牛奶。在调整过程中，若大便次数又增加，只要患儿食欲好、无腹胀、无呕吐、脱水不明显，仍可进食。若大便次数明显增多，应减少饮食。6个月以上患儿如平时食固体或半固体饮食，一开始就可以喂稀粥，以后可改小米粥加肉末、鱼末、菜泥等。一般恢复饮食看病情严重不等而不一样，但不宜超过一周。腹泻时不要过分的限制饮食，轻者做适当控制，停喂不易消化食物；脱水严重、呕吐频繁患儿仍要短暂禁食，一般6~8小时为宜，一旦脱水纠正、呕吐停止，就要恢复饮食。

第四节　急性胰腺炎

急性胰腺炎（acute pancreatitis）可发生在任何年龄，在小儿为相对少见病，其相关诱因、临床表现、诊断与治疗与成人不尽相同，发生原因也多种多样，病程最初常易被忽视或误诊。但除发生严重的多脏器功能衰竭外，绝大多数儿童急性胰腺炎预后良好。

一、临床表现

儿童急性胰腺炎的临床表现往往不典型。腹痛是最主要症状，常突然发生，剧痛局限于上腹部，向腰、背部放射，呈束带状。进一步可发展到中上腹、脐周以致全腹。持续几小时至几天，进食加重。体检腹部膨隆、腹肌紧张、中上腹压痛反跳痛，可触及痛性包块，腹部体征常与严重症状不相称。个别患儿亦可无腹痛，仅以休克、抽搐症状为主，大部分患儿有肠麻痹，少数有发热，腹腔积液及Grey turner征（腰部瘀斑）。症状不典型给诊断造成一定困难，因此可利用特殊检查以明确诊断。

二、诊断与鉴别诊断

小儿突然发生的上腹部剧烈疼痛，排除胆道系统疾病和其他急腹症，应考虑急性胰腺炎。

（一）实验室检查

1. 淀粉酶测定　血清淀粉酶一直作为诊断胰腺炎筛选指标，小儿正常血清淀粉酶值为40~150U（Somogyi法），血清淀粉酶在急性胰腺炎发病1~2小时后上升，24~48小时达高峰，48小时左右开始下降，持续3~5天。如上升至300~500U（正常40~150U）以上对诊断有价值。淀粉酶的测定值愈高，诊断愈准确。尿淀粉酶升高较晚，一般在急性胰腺炎发作12~24小时开始上升，如超过250~300U，持续时间较长，有诊断意义。尿、腹腔积液淀粉酶升高，血钙降至1.75mmol／L（7mg／dL）预后差。

2. 淀粉酶与肌酐清除率比值的测定　正常情况下肾脏对淀粉酶和肌酐清除的速度是相互平行的，而急性胰腺炎时肾脏对血清淀粉酶清除率增加，而肌酐清除率不变，比值>5提示急性胰腺炎。其他急腹症一般不升高，对鉴别诊断有实际临床价值。

3. 胰脂肪酶测定　约80%急性胰腺炎患儿胰脂肪酶可升高，用标准氢氧化钠溶液滴定脂肪酸得出活力值，正常值为0.2~1.5U。胰脂肪酶测定无特异性，但胰脂肪酶增高时间持续较长。当尿淀粉酶已恢复正常时该测定对急性胰腺炎仍有一定价值。

4. 放射免疫测定　胰蛋白酶对早期诊断起决定作用。正常人血清中胰蛋白酶50~100μg／mL。一般在发病第1天血清胰蛋白酶就升高，第5天达到高峰，此法比传统测定淀粉酶的方法要准确且敏感性高。同时配合凝胶过滤法测定激活胰蛋白酶的抑制因子（灭活因子）、α2抗胰蛋白酶、α2巨球蛋白对于估计病情的严重程度亦有很大意义。

5. 血钙　在急性出血坏死性胰腺炎时可以降低，如低于1.87mmol／L，预示病情严重。

6. 其他　急性胰腺炎患儿还应检查血常规、尿常规、血清电解质、血糖、肝功能、肾功能、血气分析等。以上指标对判断病情轻重有重要意义。

（二）特殊检查

诊断胰腺疾病是个难题，直至CT、B型超声和MRI的应用，才使诊断有了突破性进展，能直接显示胰腺本身的和邻近器官的解剖结构，因此成为胰腺病变定位和定性诊断准确而安全的检查方法，应该广为应用。

1. X线检查　横膈抬高，胸腔积液，胰腺钙化，肠管积气；以往仅能通过X线征象间接地显示胰腺病变，并无特殊性。随着数字减影血管造影和内镜逆行胰胆管造影术（endoscopic retrograde cholangiopancreatography，ERCP）的应用，提高了诊断水平。ERCP能全面直接地显示胰腺的整体解剖结构，但方法是侵入性的。

2. B超　显示胰腺肿大；逆行胰管造影了解胰管病变。胰腺的超声检查探查胰腺的大小及与肝脏回声密度的比较，对于诊断胰腺炎有很大意义，而回声密度的比较意义更大。超声检查同时还可以发现假性胰腺囊肿、胰腺脓肿、胆总管囊肿、结石等。

3. CT及磁共振成像（magnetic resonance imaging，MRI）　CT为急性胰腺炎确诊及分型的重要依据。增强CT检查能发现胰腺坏死、胰管有无狭窄、有无胰腺感染。MRI是目前损伤较小，并能确定十二指肠乳头交汇部位病变较好的诊断方法。主要了解胰、胆管和乳头病变，对胰腺有无坏死、感染等判断不如增强CT检查。

（三）鉴别诊断

临床上需鉴别诊断的疾病主要是胃十二指肠溃疡穿孔、急性胆囊炎、急性肠梗阻等急腹症，经仔细的体检和实验室检查一般不难做出鉴别诊断。

此外应考虑与小儿外科有关的胰腺疾病，如环状胰腺、异位胰腺等。但亦有因遗传、外伤、感染等因素引起的疾病，还有肿瘤问题，虽然发生率较低，均应引起注意，加以鉴别和早期准确诊断。

三、治疗

治疗急性胰腺炎有两大原则：

（1）尽量消除任何导致胰腺炎发作的因素，如去除梗阻、中止不必要的药物等。

（2）提供支持、严密监护，根据病情选择治疗方案。

（一）非手术治疗

在急性胰腺炎发作期绝对禁食，胃肠减压，纠正水、电解质失衡，并需静脉营养支持。抑制胰液分泌药（阿托品、抑肽酶、奥美拉唑）、止痛药（山莨菪碱、阿托品，哌替啶>2岁可用）、抗生素宜早期应用，预防和治疗导致胰腺炎发生的感染因素及对急性胰腺炎合并周围组织感染的治疗。对急性胰腺炎的早期诊断，早期正确治疗可大大减少死亡率和手术需要。

（二）手术治疗

手术指征为：

1. 诊断不肯定，特别是与外科急腹症（如肠梗阻和胃穿孔等）鉴别有困难者，需剖腹探查。

2. 有腹腔内渗出和肠麻痹，内科治疗无好转者可做腹膜后或腹腔引流。

3. 有胰腺脓肿形成，应及时做引流排脓。

4. 黄疸加深，合并胆总管结石梗阻和胆道化脓性感染者。

5. 重症胰腺炎患儿病情严重，内科治疗效果差，死亡率颇高，所以亦有主张一旦确诊为急性出血坏死性胰腺炎时，应做手术治疗。

手术原则是清除坏死组织，腹腔冲洗，经小网膜囊等处引流，合并有畸形或发育缺陷，应予矫治。

疑难点评：小儿急性胰腺炎的诊治难点

小儿急性胰腺炎的发病率是逐年上升的，其病因、临床特点和诊疗与成人有所不同。小儿急性坏死性胰腺炎如能早期诊断、及时处理，可使患儿死亡率明显降低，但由于该病临床发病率较低，临床经验较少，误诊率普遍较高，分析原因主要是对该病认识不足。

小儿急性胰腺炎症状不典型，婴幼儿以哭闹为主，查体不配合。小儿急性坏死性胰腺炎一般以腹痛、呕吐起病，病情迅速加重，短期内出现腹胀、高热，鲜有早期休克、肾功能衰竭、ARDS及脑病等成人急性坏死性胰腺炎的早期并发症，易与小儿常见的急腹症，如阑尾炎、弥漫性腹膜炎、各种原因的肠梗阻相混淆。但只要临床医师警惕该病，对不明原因腹痛的患儿常规行血、尿淀粉酶检查，加上现代诊断技术如B超、CT等，确诊该病并不困难。但应注意B超和CT因小儿不配合、哭闹、肠胀气等检查阳性率不高。笔者体会，对疑似该病的患儿行简单的腹腔穿刺尤为重要，如果腹穿有血性腹腔积液伴有极高的腹腔积液淀粉酶值，基本即可确诊该病。

在成人的急性坏死性胰腺炎的治疗中，许多专家学者强调要晚期手术，但有学者结合小儿自身特点，认为在小儿急性坏死性胰腺炎的治疗中应提倡早期手术治疗。研究证明胰腺的血液供应短缺是坏死性胰腺炎的持续损害因子，因此，有效地改善胰腺的血液供应是治疗坏死性胰腺炎的关键。急性坏死性胰腺炎的病情发展是一个渐进性的过程，在这个过程中，胰腺组织以局灶性坏死向全胰坏死转化，只有及早解除胰腺持续缺血这个损害因子，才能促使胰腺组织及早康复，最大限度地保留胰腺功能。特别是小儿急性坏死性胰腺炎早期病变相对局限，全身中毒症状较轻，手术耐受性好，所以一旦确诊，应早期手术治疗。

在小儿急性坏死性胰腺炎的治疗中，一般采用早期胰包膜广泛切开减压，包膜下以1%普鲁卡因封闭，充分的腹腔冲洗加上通畅的引流术。广泛或规则的胰腺切除并不可取，这主要是因为小儿的胰腺组织的修复能力明显高于成人，而广泛规则的胰腺切除创伤重，危险性也较大，易对小儿今后的生长发育产生严重影响。

目前，国内外对小儿急性坏死性胰腺炎尚无大宗的病例报道，有待于我们进一步总结和研究，提高对该病的诊治水平。

第五节　急性阑尾炎

急性阑尾炎（acute appendicitis）发病率虽较成人低，但仍是小儿外科急腹症中最常见的疾病。新生儿罕见，5岁以后随年龄增长为发病高峰。小儿急性阑尾炎病情发展快，症状不典型，容易误诊和发生穿孔，文献报道高达40%，因而早期诊断和早期治疗极为重要。

一、临床表现

（一）全身反应

1. 精神异常　病变初期多表现为烦躁和哭闹，继而由于炎症和疼痛的刺激引起大脑皮质的抑制，可出现精神不振、无力、活动减少、嗜睡等。

2. 发热　婴幼儿一般均有发热，体温可高达39~40℃，少数营养差并发阑尾穿孔腹膜炎的患儿可能出现体温下降，提示病情危重。

（二）腹部及消化道症状

1. 腹痛　较大儿童的典型症状，可与成人一样诉说有转移性右下腹痛的病史。初期上腹部有轻度疼痛，逐渐阵发性加重，数小时后炎症累及阑尾壁浆膜时，疼痛由上腹、脐周，转入右下腹阑尾部位。年龄越小，症状越不典型。婴幼儿仅表现为阵发性哭闹、呻吟、拒食或静卧不动，触摸腹部时哭闹明显，易被误诊。

2. 恶心、呕吐　早期呕吐多是胃肠反射性反应，呕吐物多为食物。较晚期患儿出现呕吐为腹膜炎所致，呕吐物可含胆汁、胃肠液，呕吐量多。婴幼儿阑尾炎时，呕吐往往出现于腹痛前。

3. 腹泻、便秘 小儿阑尾炎常发生稀便或腹泻，这可能与盆腔阑尾炎或盆腔内积脓刺激肠道及直肠，或合并肠炎等因素有关。个别患儿可因发热、呕吐及体液丢失而出现便秘。

（三）体征

1. 固定的体位 由于盲肠转动或下垂可加剧疼痛，因此患儿选择某一疼痛最轻的体位很少改变，如侧屈髋位。

2. 腹部体征

（1）腹部压痛：小儿由于盲肠移动性较大，阑尾位置不固定，有时压痛可在右中腹、脐部附近、下腹中部，穿孔性腹膜炎时全腹压痛。

（2）反跳痛：炎症刺激腹膜后可出现反跳痛。

（3）腹肌紧张：阑尾炎症弥漫形成周围炎及腹膜炎时，腹肌反射性收缩引起肌紧张。婴幼儿腹肌发育不完善，肌紧张不如年长儿明显。阑尾穿孔腹膜炎可出现全腹性肌紧张。小儿不合作、哭闹可干扰腹肌紧张的检查，因此需分散小儿注意力，反复检查，必要时可使用适量镇静剂，待小儿安静后进行检查，以确定腹肌紧张程度。

（4）皮肤过敏：有些阑尾炎早期患儿合并阑尾腔梗阻，右下腹皮肤可出现感觉过敏，蛲虫性阑尾炎患儿更明显，这是内脏、躯干神经相互反射的表现。

（5）多数患儿可有腹胀，听诊肠鸣音减弱，年龄越小越明显。

（6）阑尾周围出现脓肿时，右下腹可扪及包块，较大包块可触及波动感。

3. 其他体征

（1）直肠指诊可有右前方触痛，甚至可触及肿胀的条索状阑尾。

（2）腰大肌试验，患儿左侧卧位，右髋过伸，腰大肌受到刺激疼痛，盲肠后位阑尾更明显。

（3）闭孔肌试验，患儿仰卧，屈曲并内旋右髋关节后出现右下腹疼痛，是由于较长阑尾尖端刺激闭孔内肌所引起的疼痛。

（4）结肠充气试验在小儿诊断上帮助不大。

（四）实验室及其他检查

1. 血常规 白细胞数往往 $> 10 \times 10^9 / L$，中性粒细胞可高达0.80以上。

2. 尿常规 一般无特殊，但有时阑尾炎刺激输尿管或膀胱后，尿常规可见少量红细胞和白细胞。

3. X线检查 有利于排除肠穿孔、肠梗阻。

4. B超 可发现肿大变形的阑尾及阑尾脓肿。

5. 血清C反应蛋白（C reactive protein，CRP） CRP增高有助于坏疽及穿孔性阑尾炎的诊断。

二、诊断

根据典型的转移性右下腹痛史及压痛、反跳痛、腹肌紧张体征，结合实验室检查白细胞升高等情况，一般可以做出诊断。婴幼儿或临床表现体征不典型者需反复、耐心、多次检查，有时需根据动态观察结果才能诊断。

在检查时需注意，能说话的患儿要在家属的配合下尽量争取合作，正面回答医生的询问，了解发病的时间、疼痛的性质。检查时注意手和听诊器都不要太凉。观察患儿的精神状态，如精神愉快，嬉笑自然，活动多而灵巧，触诊腹部时压痛位置不固定或不能肯定有肌紧张时，不急于手术。

采用对比检查腹部方法：

1. 检查者两手分别按压左、右下腹，并交替加重用力，观察患儿哭闹反应，如重压哭闹明显加剧，则以同样方法按压右上腹或右下腹进行对比。

2. 患儿母亲握住患儿一手（一般握右手），允许另一手自由活动，同上述方法交替按左、右下腹，如患儿用自由手抵抗检查右侧按压说明右侧有压痛。

3. 检查者一手重压右下腹痛点，患儿全力抵抗右侧按压之手，检查者另一手乘机按压全腹其他各处，如患儿均置之不理，则可知，除右下腹外，其他处无压痛。

为了明确压痛紧张的固定性，检查至少反复3次，第一次选择在就诊时，第二次在血常规检查后，第三次在初步处理后（处方或收入院）。三次检查中最好有一次检查是在安静或安睡时，必要时可在使用镇静剂后进行检查。睡眠后皮肤痛觉过敏消失，对深压痛与肿块检查较重要。小儿骨盆小，直肠触诊与检查下腹比成人便利，可了解阑尾肿胀浸润的程度与范围。

诊断仍困难时，可考虑腹腔穿刺检查与X线检查。右下腹抽出液为血性、臭脓性或涂片有大量的细菌者为坏疽性阑尾炎。脓稀无臭味，有脓球而无细菌者无须急诊手术。穿刺未得渗液时，可注入50mL生理盐水再吸出检查。X线检查对鉴别诊断肠梗阻、坏死性肠炎、胃肠穿孔有帮助。

三、鉴别诊断

（一）肠痉挛症性腹痛

肠痉挛症性腹痛病因不明，好发于学龄儿，常突然发生腹痛，呈剧烈绞痛，持续时间不长，多为10~20分钟，很少超过2小时。体检腹软，偶有压痛但不固定，也无发热或白细胞数升高。此症发生率比阑尾炎高，不需手术，无须特殊治疗，一般均可自愈，但可反复发作。

（二）肠系膜淋巴结炎

多与上呼吸道感染同时存在，腹痛较阑尾炎轻，多无阵发性加重，病程发展较慢，压痛不固定，主要在脐周，无明显腹肌紧张，反复腹部检查可确诊。本症不需手术，因此对鉴别困难、体征较轻的患儿，可暂用抗生素观察治疗。

（三）急性胃肠炎

常有不洁、生、凉饮食史，腹痛呈阵发性、痉挛性，多位于脐周、上腹或下腹，无固定压痛点及腹肌紧张，有腹泻。

（四）梅克尔憩室炎

症状体征与阑尾炎相似，如病情允许，可作放射性核素扫描，如显示有异位黏膜的梅克尔憩室影可确诊。鉴别确有困难需手术时应作探查切口，术中如发现阑尾正常，应常规探查回肠末端100厘米范围，找到憩室后予以切除。

四、治疗

（一）治疗原则

阑尾炎诊断明确，尽可能早期手术。但就诊3天以上症状无恶化以及家属拒绝手术或其他特殊原因时，可用药物治疗。阑尾脓肿以药物治疗为主。在药物治疗中需密切观察发热、疼痛、压痛范围等是否趋向好转，病情加重应手术引流，并发肠梗阻者引流脓肿后可得到缓解。患儿观察3天以上症状稳定好转，显示腹膜炎已局限，双合诊又能摸到浸润块，应避免手术，以免感染扩散。待自然吸收或脓肿形成后再酌情引流或延期进行阑尾切除术。

（二）抗生素治疗

常选针对球菌和革兰阴性杆菌及厌氧菌的药物。临床上目前小儿多用青霉素及氨苄西林、头孢类和甲硝唑静脉滴注。如有药敏试验结果，则根据药敏情况选用抗生素。

（三）手术方法

1. 麦氏切口 切除阑尾后应清除腹腔脓液，阑尾病变不明显者需探查回肠末端100厘米（防止梅克尔憩室炎被遗漏）及盆腔器官。

2. 放置腹腔引流适应证

（1）阑尾穿孔、腹腔积脓、坏疽性阑尾炎。

（2）阑尾残端处理不满意而影响愈合者。

（3）切除阑尾或分离阑尾粘连后渗血不止可放置香烟引流条或纱布填压引流。

（4）已局限的阑尾脓肿。

（四）腹腔镜阑尾切除

小儿腹腔镜阑尾切除术在国内、国外均有大宗病例报道，目前大多数医院腹腔镜阑尾切除术已成常规手术。腹腔镜阑尾切除具有创伤小、痛苦少、术后肠功能恢复快、住院时间短、腹部创口瘢痕小等优点。小儿腹腔镜多选用穿刺器，直径5～10毫米，手术操作时气腹内压保持在1.07～1.33kPa（8～10mmHg），手术时间在30分钟左右。

疑难点评：小儿急性阑尾炎早期诊断的重要性

急性阑尾炎是小儿常见的急腹症，临床常表现为腹痛、发热、呕吐，实验室检查外周血白细胞增加，中性粒细胞比例增加，与成人相比容易发生化脓、穿孔，引起弥漫性腹膜炎、阑尾脓肿，给治疗带来困难，容易出现并发症，因此对急性阑尾炎早期做出诊断与患儿的预后有很重要的关系。急性阑尾炎早期检查有右下腹固定压痛，随着病情发展，出现反跳痛、肌紧张，继而下腹或全腹压痛、反跳痛，但非专业医生很难做出正确的判断。急性阑尾炎往往与肠系膜淋巴结炎难以鉴别，容易发生误诊。目前腹部彩超对急性阑尾炎有较高的诊断率，使得很多医师完全依赖超声做出诊断，但阑尾炎早期超声诊断率较低，导致早期阑尾炎误诊，延误治疗。因此，急性阑尾炎的早期诊断更多的要根据临床检查，从而得到早期治疗。

疑难点评：小儿阑尾炎的误诊原因及对策

小儿阑尾炎是儿童最常见的外科急腹症，早期正确诊断提高治愈率对减少术后并发症的发生有直接影响。

1. 误诊原因

（1）临床表现不典型：小儿阑尾炎临床表现往往不典型，常有以下几方面因素。

1）年龄：由于年龄小，多不能准确表述"转移性右下腹痛"这一疾病的演变过程，故年龄越小误诊率越高。

2）神经系统：发育不健全，由于小儿神经系统发育不健全，机体调节和适应能力差，故多数小儿不是以"转移性右下腹痛"为主要表现，而早期即出现发热反应和胃肠道症状。另有部分小儿患有急性严重肺部疾病却表现为明显的腹痛、腹肌紧张，而误诊为阑尾炎。

3）解剖因素：腹直肌薄弱，故肌紧张现象多不明显，盲肠位置较高或移动度大，不易产生典型的麦氏征。小儿大网膜发育尚不健全，故阑尾炎症扩散迅速，易导致严重的腹膜炎，如不及时手术会导致病情严重。

4）症状：不典型，合并其他疾病易导致误诊。阑尾炎有时会误诊为肠系膜淋巴结炎，肠系膜淋巴结炎同样会误诊为阑尾炎，合并腹泻易被误诊为肠炎。这是由于婴幼儿阑尾炎呈漏斗型，基底较宽，故阑尾腔内炎性渗出物易引入肠腔所致。有时阑尾炎和肠炎同时存在而被误诊为一种疾病。有些肠梗阻1~3天后来诊，会误诊为阑尾炎化脓穿孔引起的腹膜炎。小儿阑尾炎误诊率较高。

（2）过分依赖辅助检查：辅助检查对小儿阑尾炎诊断帮助很大，但任何辅助检查都有局限性。

2. 对策　要想提高小儿阑尾炎的确诊率，需要根据具体病情，综合分析。

（1）医护人员要认真、仔细地了解病情，进行体格检查，密切观察病情演变，不可掉以轻心。

（2）熟悉小儿的尚不健全的发育特点，熟悉小儿阑尾炎容易出现的一些不典型的症状体征。

（3）掌握小儿腹部检查的技巧，尽可能排除不合作因素。

（4）对各项辅助检查结合临床具体分析。

（5）临床医师应具有扎实的基础理论知识与熟练的技能，在工作过程中，总结经验。具体病情，具体对待。做到认真、仔细、一丝不苟，方能提高小儿阑尾炎的确诊率。

第六节　胆道蛔虫病

胆道蛔虫病是肠蛔虫病的并发症。肠蛔虫病是最常见的寄生虫病，尤其是儿童多患此症。在肠道的蛔虫窜入胆道，引起胆道的阻塞等一系列症状。

一、临床表现

突发性、阵发性、剧烈右上腹绞痛，呈"钻顶"感。疼痛时患儿面色苍白，辗转不安，屈体捧腹，全身冷汗，疼痛可骤然停止，患儿立即安静，活动自如，数十分钟后再发。疼痛时可放射至右肩。呕吐胃和十二指肠内容物，含胆汁，可吐蛔虫。合并胆道感染时可出现寒战、高热，有时出现黄疸。腹部体检仅有右上腹深压痛，无腹肌紧张，仅合并胆道感染时，上腹部压痛明显。剧烈的腹痛与轻度压痛呈鲜明对比。

二、诊断与鉴别诊断

根据间歇发作的上腹部剧烈疼痛，腹痛程度与腹部体征不相符以及有便蛔虫和呕吐蛔虫病史可做出诊断。

实验室检查：血常规中白细胞计数轻度升高，嗜酸性粒细胞多增高，有时达10%以上。粪便可检出蛔虫卵。胆道B超见虫体影像可确诊。静脉胆道造影如显示胆总管有蛔虫阴影亦可确诊。十二指肠引流液镜检有蛔虫卵可以诊断。

需与急性阑尾炎、胃痉挛、胆石症、肠梗阻等小儿常见急腹症相鉴别。

三、治疗

绝大多数可经非手术解痉、驱虫、抗感染治疗痊愈。非手术治疗包括禁食、补液、解痉。解痉使用阿托品0.01mg／kg肌内注射、维生素K及山莨菪碱肌内注射，镇痛使用哌替啶0.5mg／kg或氯丙嗪1mg／kg、异丙嗪1mg／kg肌内注射。为防止胆道感染，加用抗生素，还可以配合中药治疗。并补充适量液体及电解质，腹痛缓解不再发作时，给予左旋咪唑、哌嗪或阿苯达唑等驱虫药治疗。

纤维胃十二指肠镜既可检查与诊断，又可夹取蛔虫，但操作困难。

有以下指征者应考虑手术治疗：①经非手术治疗一周后仍不能缓解。②体温升高，白细胞增多，有明显感染或其他并发症，如并发化脓性胆管炎、肝脓肿。③胆道内有死虫而不能排出者。

手术方法：切开胆总管取出蛔虫检查胆道是否通畅，后置"T"形管引流。胆囊除有明显病变或已被蛔虫侵入外，一般不需切除。

第七节　急性肠套叠

急性肠套叠（intussusception）是指部分肠管及其肠系膜套入邻近肠腔所致的一种绞窄性肠梗阻，是婴幼儿时期最常见的急腹症之一，也是3个月至6岁期间引起肠梗阻的最常见原因。60％本病患儿的年龄在1岁以内，但新生儿罕见。80％患儿年龄在2岁以内，男孩发病率多于女孩，比例约为4：1。健康肥胖儿多见，发病季节与胃肠道病毒感染流行相一致，以春、秋季多见。常伴发于胃肠炎和上呼吸道感染。

一、临床表现

（一）腹痛

既往健康的孩子突然发作剧烈的阵发性肠绞痛，哭闹不安，屈膝缩腹、面色苍白、拒食、出汗，持续数分钟或更长时间后，腹痛缓解，安静或入睡，间歇10～20分钟又反复发作。阵发性腹痛系由于肠系膜受牵拉和套叠鞘部强烈收缩所致。

（二）呕吐

呕吐初为乳汁、乳块和食物残渣，后可含胆汁，晚期可吐粪便样液体，说明有肠管梗阻。

（三）血便

血便为重要症状。出现症状的最初几小时大便可正常，以后大便少或无便。约85％病例在发病后6～12小时排出果酱样黏液血便，或作直肠指检时发现血便。

（四）腹部包块

多数病例在右上腹及肋下可触及有轻微触痛的套叠肿块，呈腊肠样，光滑不太软，稍可移动。晚期发生肠坏死或腹膜炎时，出现腹胀、腹腔积液、腹肌紧张和压痛，不易扪及肿块，有时腹部扣诊和直肠指检双合检查可触及肿块。

（五）全身情况

患儿在早期一般情况尚好，体温正常，无全身中毒症状。随着病程延长，病情加重，并发肠坏死或腹膜炎时，全身情况恶化，常有严重脱水、高热、嗜睡、昏迷及休克等中毒症状。

二、诊断和鉴别诊断

凡健康婴幼儿突然发生阵发性腹痛或阵发性哭闹、呕吐、便血和腹部扪及腊肠样肿块时可确诊。肠套叠早期在未排出血便前应做直肠指检。本病应与下列疾病鉴别。

（一）细菌性痢疾

夏季发病多，大便含黏液、脓血，里急后重，多伴有高热等感染中毒症状。粪便检查可见成堆脓细胞，细菌培养阳性。但必须注意细菌性痢疾偶尔亦可引起肠套叠，两种疾病可同时存在或肠套叠继发于细菌性痢疾后。

（二）梅克尔憩室出血

大量血便，常为无痛性，亦可并发肠套叠。

（三）过敏性紫癜

有阵发性腹痛、呕吐、便血，由于肠管有水肿、出血、增厚，有时左右下腹可触及肿块，但绝大多数患儿有出血性皮疹、关节肿痛，部分病例有肾脏病变。该病由于肠蠕动功能紊乱和肠壁血肿，也可并发肠套叠。

三、治疗

急性肠套叠是一种危及生命的急症，其复位是一个紧急的治疗过程，一旦确诊需立即进行。

（一）非手术疗法

1. 灌肠疗法的适应证　肠套叠在48小时内，全身情况良好，腹部不胀，无明显脱水及电解质紊乱。

2. 禁忌证

（1）病程已超过48小时，全身情况差，有脱水、精神萎靡、高热、休克等症状者，对3个月以下婴儿更应注意。

（2）高度腹胀，腹部有腹膜刺激征者。

（3）X线腹部平片可见多数液平面者。

（4）套叠头部已达结肠右曲（脾曲），肿物硬而且张力大者。

（5）多次复发，疑有器质性病变者。

（6）小肠型肠套叠。

3. 方法

（1）B超监视下，水压灌肠。

（2）空气灌肠。

（3）钡剂灌肠复位。

4. 灌肠复位成功的表现

（1）拔出肛管后流出大量带臭味的黏液血便和黄色粪水。

（2）患儿很快入睡，不再哭闹及呕吐。

（3）腹部平软，触不到原有的包块。

（4）灌肠复位后给予0.5～1克药用炭（活性炭）口服，6～8小时后应有炭末排出，表示复位成功。

（二）手术治疗

肠套叠超过48～72小时，或虽时间不长但病情严重，疑有肠坏死或穿孔以及小肠型肠套叠均需手术治疗。根据患儿全身情况及套叠肠管的病理变化程度选择进行肠套叠手法复位、肠切除吻合术或肠造口术等。5%～9%患儿可有肠套叠复发，灌肠复位比手术复位的复发率高。

疑难点评：小儿肠套叠的诊断难点

肠套叠是指某段肠管及其相应的肠系膜套入邻近肠腔内引起肠梗阻，是婴儿期最常见的急腹症之一。其临床进展急骤，病情变化快。具有典型症状时诊断并不困难，但在肠套叠早期有些症状未出现或晚期被其他症状所掩盖时则不易确诊，甚至出现误诊。

（1）小儿急性肠套叠的典型临床表现有阵发性哭闹（腹痛）、呕吐、血便、腹部包块4项主要特征，具备以上4项典型表现的病例诊断并不困难，但该病的发生发展有一个过程，早期患儿临床表现不典型，尤其是血便不明显，腹部未能触及包块者，患儿不能用语言表达病史，且查体不合作，诊断较为困难。

（2）对疑似急性肠套叠的患儿，要行肛检和大便化验，及早发现血便；腹部查体要仔细，查体不配合的患儿可给予镇静药后，多次反复查体，腹部仍未能触及包块者，需进一步检查。

（3）一般情况下B超作为临床首选检查方法，在诊断小儿肠套叠方面准确率高，声像图有很高的特异性，但是，由于小儿在发生肠套叠时常哭闹不安，难以配合检查，或腹腔肠气干扰明显，有时不易得到理想的图像和诊断结果，结合进一步CT检查，可使小儿肠套叠的诊断符合率得到提高。

（4）气钡灌肠造影是常用的辅助检查方法，既可协助诊断，又可对检查过程中明确诊断的病例进行整复治疗，然而由于部分基层医院设备条件及技术水平有限，对小儿的气钡灌肠造影未开展，导致该检查受到限制，对小儿急性肠套叠的诊断造成困难。

（5）如果患儿病情不允许做进一步检查，或行相关检查仍不能明确诊断，保守治疗无效的疑似病例，要果断行剖腹探查术，以免延误病情。

　　小儿急性肠套叠的预后取决于早期诊断，要做到早期及时诊断，避免误诊，必须提高接诊医生对该病的认识，基层医院医师和儿科医师，对疑似病例要因地制宜行相关检查，及时转诊或请普外专科医师会诊，尽早明确诊断。在没有开展灌肠复位的基层医院，患儿转上级医院治疗条件又受限时，应及时手术，才能减少并发症，提高治愈率。

第二章　肛肠外科疾病

第一节　肠套叠

肠套叠是部分肠管及其相应的肠系膜套入邻近肠腔内引起的肠梗阻，是婴儿期最常见的急腹症之一，1岁内多见，占60%～65%，以4～10个月婴儿多见，2岁以后随年龄增长发病率逐年减少，5岁罕见，偶尔可见成人或新生儿。男女之比为2∶1至3∶1。肠套叠一年四季均有发病，以春末夏初发病率最高。

一、病因

病因至今尚未完全明了，可能与下列因素有关。

1. 饮食改变和辅食刺激　出生后4～10个月，正是添加辅食和增加乳量的时期，由于婴幼儿肠道不能立即适应新添加食物的刺激，易发生肠道紊乱，促使某段肠管套入另一段肠腔之中。肠管本身疾病如肠炎等诱发肠蠕动紊乱都会引起肠套叠。

2. 回盲部解剖因素　大量文献证实婴幼儿肠套叠发生在回盲部者约占95%，因婴幼儿回盲部较游动，回盲瓣过度肥厚，小肠系膜相对较长，婴儿90%回盲瓣呈唇样凸入盲肠，长达1cm以上，加上该区淋巴组织丰富，受炎症或食物等刺激后易引起充血、水肿、肥厚，肠蠕动将回盲瓣向前推移，并牵拉肠管形成套叠。

3. 病毒感染或其他原因　小儿肠道内腺病毒或轮状病毒感染后，可引起末端回肠集合淋巴结增生，局部肠壁增厚，甚至形成肿物向肠腔突起构成套叠起点，加之肠道受病毒感染或其他原因刺激，蠕动增强，导致发病。

4. 免疫反应因素　原发性肠套叠登多发生于1岁以内，是机体免疫功能不完善时期，肠壁局部免疫功能易破坏，蠕动紊乱而诱发肠套叠。

5. 自主神经因素　有人提出交感神经发育迟缓，自主神经系统活动失调所致。副交感神经使肠管收缩紧张，交感神经使肠管舒张不良，以至套入远端肠腔形成肠套叠。

6. 遗传因素　近年来报道肠套叠有家族发病史。

二、临床表现

（一）肠套叠分型

其症状是阵发性腹痛（或阵发性哭吵）、呕吐、血便，腹部可触及腊肠样包块。多见于肥胖健壮的2岁以内婴幼儿，为突然发病。根据套入部最近端和鞘部最远端肠段部位将肠套叠分为以下类型。

1. 小肠型　即小肠套入小肠，包括空空型、回回型和空回型。

2. 回盲型　回盲瓣是肠套叠的头部，带领回肠末端进入升结肠、盲肠、阑尾也随着翻入结肠内，此型最多见。

3. 回结型　回肠从距回盲瓣几厘米到数十厘米处起，套入回肠最末一段，穿过回盲瓣进入结肠。

4. 结肠型　结肠套入结肠，此类型较少见。

5. 复杂型或复套型　常见为回回结型，回肠先套入远端回肠内，然后再整个套入结肠内，形成回回结型复套。

6. 多发型　在肠管不同区域内有分开的两个、三个或更多的肠套叠，如回结套加小肠套，或小肠上有两个套叠。

（二）小儿肠套叠分型

小儿肠套叠分为婴儿肠套叠和儿童肠套叠，临床以前者多见。

1. 婴儿肠套叠　临床表现如下。

（1）阵发性哭吵：为最早症状，表现为原先安静的患儿突然出现明显烦躁不适，有规律的哭闹，伴有手足乱动、面色苍白、拒食，可有全身强直，双腿向腹部屈曲，表情痛苦，症状突发突止，发作间隙表现正常或安静入睡。

（2）呕吐：约有80%的患儿出现呕吐，呕吐开始为不消化食物，如乳汁、乳块或食物残渣，以后转为胆汁样物，呕吐后可有全身扭动、屏气表现，严重时甚至吐出带臭味的肠内容物，提示病情严重。

（3）果酱样血便：肠套叠初期，结肠蠕动增加，肠腔内压升高，患儿排出少量正常粪便，后期粪便中出现血迹，随之因肠缺血坏死而排暗红色血块或果酱样大便。便血原因是肠套叠时，肠系膜被嵌入肠壁间，发生血液循环障碍而引起黏膜出血、水肿与肠黏液混合在一起而形成暗紫色胶冻样液体。

（4）腹部包块：在两次哭闹的间歇期触诊，可在右上腹部摸到像腊肠或香蕉一样的肿块，质地稍硬而具有韧性感，右下腹一般有空虚感，肿块可沿结肠移动，一般在发病的早期容易触及，晚期腹胀重或腹肌紧张时，不易触及包块。

（5）全身情况：早期除面色苍白、烦躁不安外，一般营养状况良好；晚期患儿可有脱水、电解质紊乱，精神萎靡、反应迟钝等，发生肠坏死时，有腹膜炎表现，可出现中毒性休克等症状。

2. 儿童肠套叠 一般说来，儿童肠套叠与婴儿肠套叠的区别不大，但年龄越大，发病过程多缓慢，呈亚急性肠梗阻的症状，以腹部疼痛和腹部包块多见，呕吐和便血较少，在全身情况方面，儿童肠套叠发生严重脱水、休克者少见。

三、辅助检查

1. 腹部超声 为首选的检查方法，可以通过肠套叠的特征性影像协助临床确定诊断，在肠套叠横断面上显示为"同心圆"或"靶环"征，纵切面上，呈"套筒"征。

2. 肛门指检 有重要临床价值，有些就诊较早无血便症状的患儿，通过肛门指检可发现直肠内有黏液血便，对诊断肠套叠极有价值。

3. 血液检查 外周血可有血象白细胞增高，也可正常；重症休克、脱水的患儿可有水、电解质紊乱等。

4. 大便潜血试验 呈现阳性结果。

5. 空气灌肠 在空气灌肠前先作腹部X片检查，观察肠内充气及分布情况，注入气体后可见在套叠顶部出现杯状影，有时可见部分气体进入鞘部形成不同程度钳状阴影，可作为明确的诊断指征。

6. 腹部CT 对怀疑继发性肠套叠有一定参考价值。

四、治疗要点

肠套叠治疗原则是尽快使套叠复位，解除肠梗阻，治疗方法分非手术疗法和手术疗法两种。首选空气灌肠，空气灌肠适用于病程不超过48小时、全身情况良好、生命体征稳定、无中毒症状者；对空气灌肠未成功、一般情况差、发病时间长（超过24~48小时）者需手术；少数病例出现肠坏死、穿孔，根据病情选择肠切除、肠吻合或肠造瘘等手术。

五、护理措施

（一）空气灌肠的护理

禁饮食，胃肠减压，减轻腹胀；肌注阿托品；空气灌肠成功后，口服活性炭，观察大便排出情况，待6~8小时活性炭排出，腹部体征无异常后进流质食物和停止胃肠减压，注意观察患儿有无肠套叠复发和迟发性肠穿孔的迹象；如空气灌肠失败，则行手术治疗，护理人员及时完成手术前准备。

（二）肠套叠手术前准备

1. 术前禁食、禁水 防止麻醉或手术过程中的呕吐而引起窒息或吸入性肺炎。

2. 皮肤准备 去除腹部及肚脐的污垢，预防伤口感染。

3. 术前肌注阿托品 扩张血管，抑制腺体分泌，减少口腔分泌物。

（三）肠套叠手术后护理

1. 术后平卧位6小时，头偏向一侧，保持呼吸道通畅，以免呕吐引起窒息。

2. 饮食要求当天禁食禁水，肛门排气或排便后可饮水，逐渐过渡为流质、半流质。

3. 术后保持伤口敷料的干燥，如被污染或浸湿，应告知医生给予更换。

4. 术后早期下床活动（婴幼儿由家长抱着活动），以促进肠蠕动恢复，减少肠粘连的发生，还可促进血液循环，加速伤口愈合。

5. 保持各引流管的通畅，避免扭曲、受压或打折，指导家长防止患儿抓脱引流管。

6. 若行肠造瘘手术，则按肠造瘘术后护理常规进行护理。

六、出院指导

手术后的患儿应指导家长，避免患儿受凉以免引起感冒、咳嗽而影响伤口愈合；注意个人卫生及饮食卫生，防止腹泻、呕吐等导致胃肠功能紊乱，再次诱发肠套叠。因本病容易复发，应指导家长添加辅食应循序渐进，注意饮食卫生。由于患儿幼小表达能力差，告知家长一旦患儿出现阵发性哭闹应及时到医院就诊。

第二节　肠梗阻

肠梗阻是指肠内容物不能正常运行或顺利通过肠道，是外科常见的急腹症之一，按照梗阻原因可分为机械性肠梗阻、动力性肠梗阻和血运性肠梗阻；按照梗阻部位可分为高位和低位肠梗阻；按梗阻部位血运情况分为单纯性和绞窄性肠梗阻。肠梗阻病因复杂，发展迅速，若处理不及时常危及患儿的生命

一、病因

（一）机械性肠梗阻

常见病因如下：

1. **肠内异物**　肠石、寄生虫、大的粪块堵塞或嵌顿。

2. **肠道内息肉**　新生物、良恶性肿瘤或淋巴管堵塞。

3. **肠套叠。**

4. **肠先天性异常**　包括先天性肠道内闭锁等，肠先天性异常一般较少见。

5. **肠道炎性病变及肠粘连**　常因腹腔或盆腔手术后，或腹腔内慢性炎症性病变（如结核性腹膜炎，克罗恩病等）所致，手术后发生肠粘连以小肠粘连者为多。

（二）动力性肠梗阻

运动障碍性肠梗阻是因肠壁肌肉活动紊乱，导致肠内容物不能运行。

1. **手术后麻痹性肠梗阻** 常见于手术后。

2. **非手术麻痹性肠梗阻** 常见于电解质紊乱（尤以血钾、钠、镁异常多见），多种全身性或腹腔内炎症、重金属中毒等。

3. **血运性肠梗阻** 系肠管的血供发生障碍所致，常可造成肠壁肌肉活动消失，如肠管血供不能恢复，则肠管极易发生坏死，尤其是经终末支供血的肠管、肠管血供发生障碍多见于各种原因所致的肠系膜动脉血栓形成或栓塞。

二、临床表现

各类肠梗阻共有的临床表现是腹痛、呕吐、腹胀及停止排气、排便。

三、辅助检查

1. **血红蛋白及白细胞计数** 肠梗阻早期正常，梗阻时间较久，出现脱水征时，则可以发生血液浓缩与白细胞增高，白细胞增高并伴有左移时，表示肠绞窄存在。

2. **血清电解质（K^+、Na^+、Cl^-）、血气分析、尿素氮、血球压积的测定** 都很重要，用以判断脱水与电解质紊乱情况以及指导液体的输入。

3. **X线检查** 对肠梗阻的诊断十分重要，空肠与回肠气体充盈后，其X线的图像各有特点：空肠黏膜皱襞对系膜缘呈鱼骨状平行排列，其间隙规则犹如弹簧状；回肠黏膜皱襞消失，肠管的轮廓光滑；结肠胀气位于腹部周边，显示结肠袋形。

（1）小肠梗阻的X线表现：梗阻以上肠管积气、积液与肠管扩张，梗阻后在肠腔内很快出现液面，梗阻时间越长，液面越多，低位梗阻液面更多，液面一般在梗阻5~6小时后出现。立位检查可见到阶梯样长短不一的液平面，卧位检查时可见到胀气肠的分布情况，小肠居中央，结肠占据腹部外周，高位空肠梗阻时，胃内出现大量的气体和液体，低位小肠梗阻，则液平面较多，完全性梗阻时，结肠内无气体或仅有少量气体。

（2）绞窄性肠梗阻的表现：在腹部有圆形或分叶状软组织肿块影像，还可见个别膨胀固定肠襻呈"C"字形扩张或"咖啡豆征"。

（3）麻痹性肠梗阻的表现：小肠与结肠都呈均匀的扩张，但肠管内的积气和液面较少，若系由腹膜炎引起的麻痹性肠梗阻，腹腔内有渗出性液体，肠管漂浮其中，肠管间距增宽，边缘模糊，空肠黏膜皱襞增粗。

4. **超声检查** 腹内可形成软性包块，可见肠腔内液体滞留，肠套叠可见同心圆肠腔声像，圆心强回声，纵面可见多层管壁结构，利用B型超声诊断肠梗阻，有待进一步研究提高。

四、治疗

肠梗阻的治疗原则，主要是解除和矫正因梗阻而引起的全身紊乱，具体的治疗方法应根据肠梗阻的类型、部位和患儿的全身情况而定，分保守疗法和手术疗法。非手术疗法适用于单纯性、粘连性肠梗阻，麻痹性或痉挛性肠梗阻，蛔虫或粪块堵塞引起的肠梗阻。手术治疗适用于各种类型绞窄性肠梗阻，肿瘤及先天性肠道畸形引起的肠梗阻，以及非手术治疗无效的患儿。

五、护理措施

（一）保守疗法的护理

1. 禁食，如梗阻缓解，排气、排便、腹痛、腹胀消失后可进流质饮食，忌产气的甜食，逐步过渡到半流质和普食。

2. 保持胃肠减压的作用，防止胃管受压或扭曲，若发现胃液量、颜色及性质有异常及时向医生反映，若发现胃液为血性，应考虑绞窄性肠梗阻的可能。

3. 生命体征稳定时，采取半卧位，如果出现呕吐应坐起或头侧向一边，及时清除口腔呕吐物，以免引起吸入性肺炎或窒息，呕吐后给予漱口，保持口腔清洁。

4. 配合静脉输液以纠正水、电解质紊乱和酸碱失衡，做好休克的防治。

5. 严密观察腹痛、腹胀、呕吐等情况，若患儿症状不见好转或加重，及时报告医生，止痛剂的应用应遵循急腹症治疗的原则，及时做好术前准备。

6. 监测患儿生命体征的变化，如有发热及时给予退热处理。

（二）手术疗法的护理

1. 术前禁食禁饮6~8小时，胃肠减压，备皮，备血。

2. 术前肌注阿托品，抑制腺体分泌。

3. 术后平卧位，6小时后取半卧位，以促进腹腔炎症的消散。

4. 禁食3天左右，禁食期间给予补液，肠蠕动恢复后，可开始进少量流质，逐步过渡为半流质。

5. 观察大便排出情况，注意有无腹痛、腹胀，注意防止伤口被污染。

6. 保持胃肠减压管及腹腔引流管的通畅，避免扭曲、受压或打折，指导家长防止患儿抓脱引流管。

7. 术后24小时，指导患儿离床活动，促进肠蠕动恢复，若为肠吻合手术，下床活动时间和进食时间应适当推迟。

六、出院指导

注意饮食结构和卫生，避免肠道功能紊乱，进食易消化食物，少食刺激性食物，避免暴饮暴食；避免腹部受凉和饭后剧烈活动；出院后适当活动，若有腹痛、腹胀、停止排气排便、持续高热等不适，及时就诊；出院后按时复查，检查伤口恢复情况。

第三节 先天性巨结肠

先天性巨结肠（hirschsprung's discase）是结肠远端及直肠缺乏神经节细胞的肠发育畸形，缺乏神经节细胞的肠管呈痉挛性狭窄；其近段肠管扩张、肥厚。在新生儿期主要为急性肠梗阻，婴幼儿和儿童期表现为便秘、腹胀。绝大多数巨结肠患儿需要手术治疗。

一、病因

相关的病因学研究尚无明确的最终结论，近年的病因学研究已经进行到基因学阶段并取得了一定的成果，除微观方面的可能病因分析外，空气污染、有害食品添加剂、宫内病毒感染等可能病因诊断已经越发引起相关部门的重视。先天性巨结肠的基本病理变化是在肠壁肌间和黏膜下的神经丛内缺乏神经节细胞，无髓鞘性的副交感神经纤维数量增加且变粗，因此先天性巨结肠又称为"无神经节细胞症"（aganglionosis），由于神经节细胞的缺如和减少，使病变肠段失去推进式正常蠕动，经常处于痉挛状态，形成功能性肠梗阻，粪便通过困难，痉挛肠管的近端由于长期粪便淤积逐渐扩张、肥厚而形成巨结肠。

二、临床表现

1. 胎便排出延迟，顽固性便秘、腹胀 患儿因病变肠管长度不同而有不同的临床表现。痉挛段越长，出现便秘症状越早越严重。多于生后48小时内无胎便排出或仅排出少量胎便，可于2～3日内出现低位部分甚至完全性肠梗阻症状，呕吐、腹胀不排便，大多数病例在出生后1周内发生急性肠梗阻。肠梗阻症状缓解后仍有便秘和腹胀，须经常扩肛或灌肠方能排便，严重者发展为不灌肠不排便，腹胀逐渐加重，患儿呈端坐式呼吸，夜间不能平卧。

2. 一般情况 长期腹胀便秘，可使患儿食欲下降，影响了营养的吸收，患儿全身情况不良，呈贫血状、消瘦、发育延迟，年龄越大越明显，患儿抵抗力低下，经常发生上呼吸道及肠道感染。粪便淤积使结肠肥厚扩张，腹部可出现宽大肠型，有时可触及充满粪便的肠袢及粪石。

3. 巨结肠伴发小肠结肠炎 是最常见和最严重的并发症，尤其是新生儿时期。患儿表现为腹胀、腹泻、粪汁带有气体且奇臭，发热、血压下降。X线检查腹部直立位平片提示小肠与结肠扩张，可伴有液平面，若不及时治疗，可引起较高的死亡率。

三、辅助检查

1. 直肠指诊 感到直肠壶腹部空虚不能触及粪便，超过痉挛段到扩张段内方可触及大便。

2. X线检查 钡剂灌肠侧位和前后位照片中可见到典型的痉挛肠段和扩张肠段，排钡功能差，24小时后仍有钡剂存留，若不及时灌肠洗出钡剂，可形成钡石，合并肠炎时扩张肠段肠壁呈锯齿状表现，新生儿时期扩张肠管多于生后半个月方能对比见到。

3. 活体组织检查 取距肛门4cm以上直肠壁黏膜下层及肌层一小块组织，检查神经节细胞的数量，巨结肠患儿缺乏节细胞，此方法必须在麻醉下施行，术中可能导致出血或肠穿孔，仅限于个别疑难病例使用。

4. 肛门直肠测压法 测定直肠和肛门括约肌的反射性压力变化，可诊断和鉴别其他原因引起的便秘。在正常小儿和功能性便秘者，当直肠受膨胀性刺激后，内括约肌立即发生反射性放松，压力下降，先天性巨结肠患儿内括约肌非但不放松，而且发生明显的收缩，使压力增高。此法在10天以内的新生儿有时可出现假阳性结果

5. 直肠黏膜组织化学检查法 此乃根据痉挛段黏膜下及肌层神经节细胞缺如处增生、肥大的副交感神经节前纤维不断释放大量乙酰胆碱和胆碱酶，经化学方法可以测定出两者数量和活性均较正常儿童高出5~6倍，有助于对先天性巨结肠的诊断，并可用于新生儿。

6. 纤维结肠镜检查 能清晰观察病变肠管的长度、形态和炎症的程度，根据测量痉挛段肠管距肛门的距离，将巨结肠分为三型：长段型（15~20cm）、常见型（10~15cm）、短段型（5~9cm）。

四、治疗

先天性巨结肠的诊断和治疗近年来有了很大进展，患儿若能得到早期诊断、早期手术治疗，术后近期、远期效果较满意。但有些患儿术后大便次数多或失禁，则需较长时间进行排便训练。尽可能切除病变肠管是最好的治疗方法，即根治手术。非手术治疗和肠造瘘手术，是因患儿年龄或技术条件的限制，为维持排便及生长发育而采取的治疗措施。手术治疗是切除无神经节细胞或神经节细胞稀少、有病变的肠段，再做正常的近端结肠与肛管的吻合，临床分型不同的患儿应采用不同的根治手术，包括腹腔镜辅助下施行的根治手术。

五、护理措施

（一）术前护理

1. 完善术前相关检查。

2. 病房每日开窗通风2次，每次30分钟，适时增减衣物，预防感冒。

3. 进易消化、少渣、高热量、高维生素、高蛋白饮食，对低蛋白血症或贫血应予纠正，必要时输血或血浆。

4. 术前3日口服肠道灭菌药，进流质或半流质饮食。

5. 术前结肠灌洗每日1次，持续10～14天，灌肠水温38℃～41℃，选择合适肛管，动作轻柔，注意保暖。术前晚及术晨行结肠灌洗各1次，直至灌洗液无粪汁。

6. 术前1日进流质饮食，术前8小时禁食，4小时禁饮，备皮、备血，术晨胃肠减压、测血压及静脉输液。

7. 术前30分钟接受麻醉前用药。

（二）术后护理

1. 去枕平卧6小时，头偏向一侧，防止呕吐、误吸。

2. 保持呼吸道通畅，吸氧、心电监护，严密监测生命体征变化。

3. 保持各引流管的通畅，防止引流管受压、扭曲和脱落，持续胃肠减压至肠鸣音恢复，生理盐水冲胃管3次／日，观察胃液的颜色、性质及量。

4. 术后禁食、禁饮3～5天，观察腹部及排气、排便情况，待肠功能恢复后，给予流质饮食，逐渐向半流质、软食过渡。

5. 术后5～7天采取平卧位，使用护架，两腿尽量外展，使肛门暴露，保持局部的干燥。

6. 术后早期排便次数增加，每日可达数十次，肛周会出现皮肤发红，甚至破溃，多因肛门括约肌暂时松弛和切除结肠后粪便较稀所致，随着术后时间的延长逐渐好转，排便次数减少，待肛门敷料拆除后肛周需用活力碘涂擦，每3小时一次，利用SP利康治疗仪照射肛门，术后1周内禁止肛门内的一切操作，对肛周皮肤破溃者可使用氯锌油、溃疡粉、3M皮肤保护膜等促进皮肤的恢复。

7. 注意有无腹胀，避免哭闹，以免影响伤口愈合，甚至发生伤口裂开。

六、出院指导

出院后饮食要有规律，进易消化、营养高的食物，忌食胀气类食物和油炸食物，如土豆、红薯；训练患儿定时排便习惯；术后1个月开始扩肛，隔日1次，扩肛器保留时间3分钟／次，扩肛方法和复诊时间遵照医生指导。

第四节　肛门周围脓肿

肛管、直肠周围软组织内或其周围间隙内发生急性化脓性感染，并形成脓肿，称为肛周脓肿，常见于婴幼儿，病原菌以金黄色葡萄球菌为主。其特点是自行破溃，或在手术切开引流后常形成肛瘘，是常见的肛管直肠疾病，也是肛管、直肠炎症病理过程的急性期，肛瘘是慢性期。

一、病因

约99％的肛周脓肿的发生与肛腺感染化脓有关。正常肛腺大部分位于肛门内外括约肌之间，开口位于肛隐窝。当粪便和细菌通过开口进入肛腺时可引发炎症，这些炎症可扩散到肛管、直肠周围组织形成肛周脓肿。小儿肛周皮肤及直肠黏膜局部防御能力薄弱是引起肛周脓肿的主要因素，小儿肛周皮肤和直肠黏膜娇嫩，容易被尿液和粪便浸渍和擦伤等，随着小儿年龄的增长，局部防御能力增强，肛周感染率显著下降。肛门周围脓肿也可继发于肛裂、直肠炎症等。

二、临床表现

患儿出现无原因的哭闹不安，仰卧位或排便时哭闹更重，伴随发热，检查发现肛旁皮肤有明显红肿伴硬结和触痛，可有波动感，破溃后有脓汁排出。炎症位于肛门前方时可有排尿障碍，可出现腹泻。年长儿能诉说肛门周围疼痛，走路或排便时加重，不愿取坐位。

三、辅助检查

1. 触摸法　可触摸到患处硬结及有无波动感。
2. 穿刺抽脓　直接用注射器穿刺抽吸。
3. 肛管超声检查　超声能准确地确定肛周脓肿的部位、大小、轮廓、形态以及与周围组织的关系，同时可以确定脓肿是否完全液化。不仅如此，超声可以准确地确定穿刺部位、进针方向和角度以及深度。

四、治疗

1. 保守疗法　炎症急性浸润期未形成胀肿者采取保守疗法，用1∶5000高锰酸钾溶液（温）坐浴，每天2次，每次10分钟，清洁肛周后外敷金黄散消肿解毒，应用抗生素预防并发的感染。

2. 手术疗法　脓肿形成期，局部有明显波动或穿刺有脓时，不论发生在什么部位，均采取切开引流，由于脓肿部位不同，手术切口与途径也不同，一般做放射状切口，大小与脓肿一致，放置引流条并保持引流通畅，术后24～48小时取出引流条，换用油纱条，用1∶5000高锰酸钾溶液（温）坐浴，每天2次，每次10分钟，保持局部清洁，直至创面肉芽生长。

五、护理措施

（一）术前护理

1. 完善术前相关检查。
2. 病房每日开窗通风2次，每次30分钟，适时增减衣物，预防感冒。
3. 大便后及时清洁肛周皮肤，擦拭动作轻柔，防止擦破肛周皮肤。

4. 肛周若行药物外敷，注意观察敷料有无渗出物，防止脱落。

5. 术前6小时禁食，4小时禁饮，术前30分钟至1小时接受输液及麻醉前用药。

（二）术后护理

1. 去枕平卧6小时，头偏向一侧，防止呕吐、误吸。

2. 麻醉清醒后6小时喂糖水或牛奶，无呕吐者逐渐过渡到正常喂养。

3. 术后观察切口渗血情况，保持局部清洁。

4. 术后24小时用1：5000高锰酸钾溶液（温）坐浴，每天2次，每次10分钟，秋、冬季注意保暖。

5. 注意术后体温的变化，如有发热及时给予退热处理，尽量使用物理降温。

六、出院指导

多食新鲜蔬菜、水果，忌食辛辣刺激性食物，注意保持内裤的干燥，婴幼儿指导正确使用纸尿裤，保持肛周皮肤的清洁，防止尿布感染，加强局部护理。脓肿切开引流术后的患儿每次排便后用高锰酸钾液坐浴（1周），每天2次，每次10～20分钟。

第五节　肠息肉

肠息肉是指发生在消化道黏膜上的肿块状突起，是外科常见疾病，可发生于消化道的任何部位，但以结肠和直肠最常见，为小儿慢性少量便血的主要原因。男孩多于女孩，3～6岁多见，80%～90%发生于直肠或乙状结肠。单发性居多，多发性的占少数，多发者可称为息肉病。

一、病因

肠息肉的发病原因目前尚不清楚，据研究可能与家族遗传因素、炎症及其他慢性机械性刺激、种族、饮食成分及结构、病毒感染等因素有关。一般认为肠黏膜发生炎性病变和慢性刺激是形成息肉的重要因素，肠黏膜由于长期炎症和机械性刺激，发生表皮、腺上皮及其下层组织的局限性增生，就形成了息肉。个别病例，小肠息肉可能是腺瘤类良性肿物。

二、临床表现

肠息肉临床表现不一，在早期可无任何症状，一般临床表现可有腹痛、腹泻、便血、大便中可含有黏液，或伴有里急后重感，慢性便血是直肠、结肠息肉的主要表现。便血发生在排便终了时，多在粪便的表面有一条状鲜红色血迹，不与粪便混合，量较少，少数病例便后自肛门滴数滴鲜血，罕见由于息肉脱落引起的大量出血者。息肉大小不等，可以为带蒂的，也可以为广基的；可以分布于结肠、直肠的某一段，也可以累及全结肠和直肠；可以为单个或分散分布，也可为很多息肉聚集在一起。患儿的全身情况通常无改变，应该说，息肉是一种良性病变，不是癌肿，不会危及生命。在肠息肉病例中的特殊病例有黑斑息肉病，黑斑息肉病亦称 Peutz Jeghers 综合征，因1921年由 Pentz 首先描述，1949年 Jeger 再次详细对本病进行了总结，故称 Pentz Jegher 综合征，临床上主要有三大特征：特殊部位黑色斑点沉着，胃肠道多发性息肉，遗传因素。过去认为PJ息肉癌变的可能性很小，患者如不出现急腹症不需治疗。但近年来随着人们对该病认识的提高，发现该病息肉的癌变风险性很高，日本学者 Utsunomiya 等发现存活超过30年的PJ综合征患者有60%最终死于消化道恶性肿瘤，随后 Perrin 等报道PJ综合征息肉存在腺瘤性改变，患癌率比正常人高18倍左右。而且胃肠道息肉也会导致肠套叠引起肠梗阻，所以人们认为一旦明确应早期干预。

三、辅助检查

1. 结肠镜检查 可以检查全结肠，有助于对结肠息肉的部位、分布、大小、形状及组织学的诊断，可观察到息肉形态多样，球形、梨形或有分叶，单个或多个，多有蒂，表面光滑或有糜烂渗血，病理活检可以确诊。

2. X线钡剂检查 可观察全结肠的形态和功能，是诊断下消化道出血的重要措施，X线片显示肠壁呈现充盈缺损。

3. 直肠镜或乙状结肠镜检查 由于不易注气，观察不细致可漏诊，可采取活体组织明确诊断。

4. 肛指检查 可触及圆形、质软、有弹性、带蒂或无蒂之大小不等，单个或多个肿物。

四、治疗

所有直肠及结肠息肉，均应将其摘除。对单个或少数散在的息肉，应根据息肉的部位、数目和形态采用不同的治疗方法。手法摘除适用于直肠指检能扪到的有蒂息肉；对直肠下段息肉，可经肛门切除；对于高位直肠或结肠息肉，可用结肠镜配合息肉摘除器切除息肉，摘除的方法应根据息肉的大小、多少和蒂的长短决定。可应用消化内镜金属夹治疗息肉，应用金属夹（Clip，简称夹子）治疗结肠息肉，是在内镜下应用特制的有一定软硬度的特殊金属夹钳夹息肉基底达到结扎息肉、阻断供血的目的，操作时夹闭器使夹子尽量靠近息肉基底部，以给圈套器留出足够空间，夹子方向应与肠黏膜走向平行，便于圈套器的操作，如果夹子结扎溃疡基底血管，止血效果不理想，则可以用夹子对溃疡表面缝合进行止血。如用以上方法无效或无条件者，则需行剖腹手术，切开肠壁摘除息肉，根据息肉所在的肠段不同，选择不同的腹部切口。

五、护理措施

（一）术前准备

1. 术前1~3天给予少渣半流质饮食，可适当吃粥类、软烂的面条，避免进食粗糙、酸辣、煎炸及含纤维素丰富的食物，少喝产气饮料。术前晚禁食6~8小时，不耐饥饿者可饮糖水。

2. 肠道准备　术前晚及术晨均给予开塞露或磷酸钠盐灌洗液清洁肠道，以便清晰肠镜的视野，肠道清洁的好坏，直接影响镜检的诊治效果。

3. 对于合作能力差的患儿适当使用镇静剂。

（二）术后护理

1. 密切观察出血情况，出血严重者注意面色、血压，有异常及时报告医生。

2. 观察患儿有无腹痛以及大便的颜色、性质及量，有无便血现象。由于手术刺激，术后1~3天可能出现上述症状。若息肉电切有出血者可于当天禁食，第二天逐渐恢复饮食；无出血者于当天给予少渣半流食，第二天恢复普通软食。忌食粗纤维、煎炸、辛辣等刺激性食物，多饮水，以保持大便通畅，以防干结粪便摩擦创面造成损伤或导致焦痂脱落，引起大出血。

3. 术后平卧1~2天，1周内减少活动。

4. 使用钛夹手术治疗的患儿，术后需留存大便，便于医护人员观察息肉脱出情况，并安排及时送检。

5. 若行开腹手术，则按腹部手术护理常规进行护理。

六、出院指导

多食新鲜蔬菜、水果，忌食辛辣刺激性食物，小儿肠息肉的患儿半月内注意多休息，养成定时排便的习惯，保持大便通畅，避免剧烈运动，6个月后来院复诊，如果有腹痛、便血者及时来院就诊。

第六节　先天性肛门直肠畸形

先天性肛门直肠畸形居消化道畸形第一位，发病率在新生儿为1/1500~1/5000。男女性别的发病率大致相等，但以男性稍多。

一、病因

直肠肛门畸形的发生是正常胚胎发育期发生障碍的结果，目前相关的胚胎病因学研究尚无明确的最终结论。近年来有学者认为肛门直肠畸形与遗传因素有关，有家族发病史者占1%～9%。

二、临床表现

1. 一般表现　出生后24小时无胎便排出或异位排胎便，正常肛门位置无肛门开口。患儿早期有恶心、呕吐，如生后开始喂养症状必然加重。呕吐物初含胆汁，以后为粪便样物。2～3天后腹部膨隆，可见腹壁肠蠕动，出现低位肠梗阻症状。

2. 无瘘管　闭锁位置较低者，如肛门膜状闭锁在原肛门位置有薄膜覆盖，通过薄膜隐约可见胎粪存在，针刺肛门皮肤可见括约肌收缩。闭锁位置较高者，在原正常肛门位置皮肤位置略有凹陷，色泽较深，婴儿啼哭时局部无膨出，用手指触摸无冲击感。

3. 有瘘管　直肠会阴瘘口外形细小，遇有直肠尿道、膀胱瘘，胎粪从尿道排出；直肠前庭瘘，瘘口宽大、瘘管短，生后数月内无排便困难，初期不易被发现，患儿在改变饮食、粪便干结后，大便很难通过瘘管才被家长发现；继发性直肠舟状窝瘘均有正常肛门，多因生后局部感染、化脓，形成脓肿穿破后造成后天性瘘管；直肠阴道瘘有粪便从阴道流出，细小的瘘管造成排便困难。由于粪便通过瘘口排出，缺乏括约肌的控制，粪便经常污染外阴部，伴有泌尿、生殖系统瘘管者容易引发尿道炎、膀胱炎或阴道炎，炎症能引起上行性扩散。

三、辅助检查

1. X线检查　1930年Wang ensteen和Rice设计了倒置位摄片法诊断肛门直肠畸形，至今仍被广泛使用。若在X线平片上同时发现膀胱内有气体或液平面，或在肠腔内有钙化的胎便影等改变，是诊断泌尿系瘘的简便而可靠的方法。

2. 尿道膀胱造影和瘘管造影　可见造影剂充满瘘管或进入直肠，对确定诊断有重要价值。对有外漏的患儿，采用瘘管造影，可以明确瘘管的方向、长度和位置。

3. 超声检查　B型超声检查可以显示直肠盲端与肛门皮肤之间的距离。

4. MRI　不仅能了解畸形的位置高低，而且能诊断骶椎畸形及观察骶神经、肛提肌、肛门外括约肌的发育情况，也可作为术后随访的手段。

四、治疗

外科治疗的目的是重建具有正常控制功能的排便肛门。方法和时间的选择，根据各种不同的类型和合并瘘管的情况而定，肛门、直肠畸形的首次手术很重要，如处理不当，或出现严重并发症，不但给再次手术造成困难，更重要的是会明显影响治疗效果。治疗原则是为了改善术后排便控制功能，拖出的直肠必须通过耻骨直肠肌环，为了更好地识别耻骨直肠肌和尿道，中间位和高位畸形可采用经骶尾部肛门成形术或经骶腹会阴肛门成形术。手术时尽可能减少盆腔神经的损伤以增进感觉，脱下的直肠必须血供良好，无张力地到达会阴，缝合时使皮肤卷入肛内以防止黏膜脱垂等，这些都是要点，手术者有无此种概念，将决定预后是否良好。现今多数医师主张不适合会阴肛门成形术者，生后均先行暂时性结肠造瘘术，待至6~10个月时施行肛门成形术，术后3个月关闭造瘘口。

手术方法的选择决定于以下因素：

（1）患儿的发育情况及其对手术的耐受力。

（2）直肠盲端的位置。

（3）瘘管的开口位置。

（4）合并畸形对生长发育带来的影响

（5）直肠、肛管的狭窄对排便的影响。

（6）术者对病情应有正确的判断，对患儿的手术耐受力有充分的估计，并需要综合考虑医院的设备条件和术者的经验。

五、护理措施

（一）术前护理

1. 完善术前相关检查。

2. 病房每日开窗通风2次，每次30分钟，适时增减衣物，预防感冒。

3. 进易消化、少渣、高热量、高维生素、高蛋白饮食。

4. 术前结肠灌洗每日1次，灌肠水温38℃~41℃，选择合适肛管，瘘口细小者可使用氧管或吸痰管，避免插管的损伤，动作轻柔，秋、冬季注意保暖。

5. 术前晚及术晨行结肠灌洗各1次，直至灌洗液无粪汁。

6. 术前1日进流质饮食，术前8小时禁食，4小时禁饮，备皮，术晨静脉输液。

7. 术前30分钟接受麻醉前用药。

（二）术后护理

1. 去枕平卧6小时，头偏向一侧，防止呕吐、误吸。

2. 保持导尿管的通畅，防止引流管受压、扭曲和脱落，观察尿液的颜色、性质及量。

3. 术后采取平卧位，使用护架，两腿尽量外展，使肛门暴露，必要时使用约束带，保持局部的干燥。

4. 术后禁食、禁饮2~3天，观察腹部及排气、排便情况，待肠功能恢复后，给予流质饮食，逐渐向半流质、软食过渡。

5. 一般24小时后拆除肛门敷料，术后早期排便次数增加，每日可达数十次，需加强肛门护理，每次大便后清洁肛门口，肛周用活力碘涂擦，每3小时1次，由外向内，每天使用3M无痛皮肤保护膜喷洒局部，以减少粪汁浸渍肛周皮肤，对肛周皮肤破溃者可使用氯锌油或溃疡粉促进皮肤的恢复。

6. 观察大便排出的性状和量，注意有无瘘口复发的早期症状。

7. 加强患儿的心理护理，对学龄期患儿多鼓励，指导术后的注意事项。

六、出院指导

多食新鲜蔬菜、水果，忌食辛辣刺激性食物，增加饮水，防止便秘，注意保持内裤的干净，婴幼儿指导正确使用纸尿裤，每次排便后用高锰酸钾液坐浴（1周），每天2次，每次10～20分钟。保持肛周皮肤的清洁，若出现排便困难、粪便变细或失禁等现象，及时就诊。指导家长术后2周开始常规扩肛治疗，通常维持3个月至半年。

第七节　肠道异物

从儿童能用手抓住东西送入口腔的年龄开始，就应注意有可能将各种物品吞入口中而进入胃肠道。常见的异物有硬币、图钉、别针、玩具、果核、纽扣、电池等。最高发生率为6个月至3岁。

一、病因

主要原因是家长隐患意识不强，对孩子照顾不周，一般都是意外事件。

二、临床表现

通过食管、胃而到达小肠的异物，绝大部分能顺利通过肠道，最终由肛门排出体外，很少出现临床症状。只有少数较大的、尖锐的异物，因排出困难而引起一些症状与并发症，如痉挛性腹痛、腹部不适、肠出血甚至肠穿孔等。

三、辅助检查

对疑有肠道异物的患儿，可先做常规腹透或摄腹平片，在X光片中通常可看到异物的位置。对于可透X线的阴性异物，普通平片多不能很好地显示，此时可采用X线气钡双重造影对比的方法来检查消化道异物。腹部CT虽也可用于肠道异物的诊断，但因检查费用较高，且操作不如腹部平片方便，多不常应用。

非金属异物透过吞钡造影很有帮助。

四、治疗

一般先采用非手术治疗，通常4～6天可以自行排出，观察期间不宜使用泻剂或改变食谱，以免因肠蠕动增加反而使异物嵌顿或发生肠穿孔。对于较大、较长、较尖以及数量过多的异物，则需要胃肠镜下钳取。

手术治疗的指征：经保守或内镜取异物失败，自觉症状严重，排出有困难者；有腹膜炎体征者；X线表现异物嵌插在某一部位，经过1周无移动有刺破重要脏器危险者；合并有消化道出血或梗阻者；异物形成内瘘或脓肿者。

五、护理措施

1. 完善相关检查。

2. 口服液体石蜡，进食粗纤维饮食如韭菜，促进肠蠕动，尖锐异物不宜改变食谱。

3. 情况不明时，注意卧床休息。

4. 严密观察腹部情况，注意有无腹痛及便血情况，观察异物有无排出。

5. 内镜钳取异物的患儿，术后注意患儿有无腹胀、呕吐现象，如有咖啡色呕吐物、柏油样大便或上腹不适，需注意消化道是否出血，如有腹胀、板状腹，警惕消化道穿孔，异物致胃肠道穿孔者需急诊手术。

6. 开腹手术的患儿，待麻醉作用消除6小时后进食温凉流质或半流质，利于食管、胃黏膜的康复，逐渐过渡到普食，不进热饮或质硬、刺激性食物，并发消化道黏膜损伤出血的患儿，按医嘱禁食1~2天，静脉补充营养。术后1周内食用易消化的食物，凡属辛辣、香燥、煎炸之品及寒冷硬固食物，均应避免。

六、出院指导

帮助患儿和家长掌握消化道异物相关的防治知识，比如小儿特别是幼儿喜欢将其玩具及身边的各种东西放入口内，可因逗笑哭闹误将异物吞入消化道内；在小儿进食时不要乱跑乱跳，以免跌倒时将异物吞入；进食时不可惊吓、逗乐或责骂，以免大哭大笑而误吞；教育儿童要改掉口含笔帽、哨及小玩具等坏习惯，发生消化道异物后立即禁食、禁饮，尽快就医，紧急时可用手托住腹部，头放低，用手敲拍孩子背部，同时手指伸入喉咙口寻找异物并即时取出，或用手指按舌根部使之产生呕吐反射，让异物呕出，如果孩子体重过重，可以用膝盖顶着孩子腹部，头放低，用上述同样方法进行抢救。切忌用饭团、馒头、蔬菜强行吞咽。

第八节　急性坏死性肠炎

急性坏死性肠炎是以小肠急性、广泛性、出血性、坏死性炎症为特征的消化系统急症，又称急性出血性坏死性肠炎、急性坏死性小结肠炎或节段性肠炎。各年龄组小儿均可得病，以3~12岁儿童多见。本病四季均可发病，以春夏秋发病率较高。

一、病因

病因尚不明了，可能为多种因素造成的综合损害，目前一般认为与肠黏膜缺血缺氧、喂养不当、感染、变态反应及肠道营养不良等因素有关，其中细菌感染和患儿机体的变态反应两种因素相结合，被认为是本病的主要可能病因。感染因素最引人注目的是C型产气膜杆菌。

二、临床表现

本病起病急骤，常无前驱症状，发病时症状多样，可有一系列全身中毒表现和腹部症状。

1. 腹痛　常以突发性腹痛起病，多呈持续性腹痛，阵发性加剧。部位多位于脐周，也可位于下腹部，早期腹痛部位与病变部位及范围一致，晚期可为全腹压痛、腹肌紧张、肠鸣音减弱或消失等。

2. 腹泻与便血　一般多在发病当日或次日出现，最初为水样便、黄色或棕色稀便，次数增多，继而出现便血，大便呈洗肉水或果酱样暗红色糊状，可有灰白色坏死样物质，呈奇特腥臭味。

3. 腹胀　轻症患儿的腹胀为轻度或中等度，重症者腹胀明显且伴有压痛。肠鸣音早期亢进，以后逐渐减弱甚至消失。当肠管坏死或穿孔时，可出现腹肌紧张、压痛、反跳痛等腹膜炎症状。

4. 呕吐　一般不严重，通常每天1次以上，重者可达十余次。呕吐物可含胆汁、咖啡渣样物，甚至呕血。

5. 全身中毒症状　一般有发热，伴有体温不升或体温不稳定。患儿在便血出现前即出现烦躁、哭闹或嗜睡、脸色苍白，随着病情加重，很快出现精神萎靡、软弱无力，甚至出现中毒性休克表现。重症者迅速出现中毒性休克，表情淡漠，呼吸深快，皮肤花斑纹，四肢湿冷，血压下降，脉压降低，少尿或无尿。

三、辅助检查

1. 腹部X线检查　有特征性改变，可见膈下游离气影、腹膜炎、腹水征、腹壁脂肪层模糊。

2. 血液检查　可有轻、中度贫血，重症患者白细胞计数增高及红细胞沉降率加速。严重者人血清蛋白及钠、钾、氯降低。

3. 粪便检查　大便潜血强阳性。

4. 肛门指检　可见腥臭血便。

四、治疗

病情轻者，多于7～14天逐渐恢复；重症病例经积极抢救，死亡率仍可达30%。

1. 预防休克　扩充血容量，纠正酸中毒及电解质紊乱。

2. 饮食调理　血便及腹胀期间应禁食，给予胃肠减压，一般需5～7天，禁食期间给予静脉营养支持治疗。

3. 激素治疗　应用肾上腺皮质激素有一定疗效，危重期使用氢化可的松，好转后改口服泼尼松，抗生素宜选择氨基糖苷类和头孢菌素类合用。

4. 观察腹部体征　排便情况及全身变化，必要时腹部摄片和腹腔穿刺，穿刺液为血性或脓性者应立即手术，如外观为淡黄色浑浊物，则需镜下检查，如见大量白细胞、红细胞亦应转为手术治疗。手术可去除肠坏死病灶、排除肠内毒物以减轻中毒症状，防止中毒性休克的发生和发展。

五、护理措施

1. 一般禁食5~7天，给予胃肠减压，注意保持胃肠减压管的通畅，避免扭曲、受压或打折，指导家长防止患儿抓脱引流管。

2. 当腹胀消失和大便潜血阴性时可恢复饮食，注意从少量逐渐增加，从流质、半流质逐渐过渡到少渣食物、正常饮食，注意选择高热量、低脂肪、高蛋白质、少刺激性食物。婴幼儿应减少饮食或降低牛奶的浓度，待病况改善后逐渐增加奶量及恢复牛奶的浓度。在饮食恢复过程中如果又出现腹胀和呕吐，即应重新禁食，直至症状消失。

3. 加强肛周皮肤的护理，手纸要柔软，擦拭动作宜轻柔，以减少机械性刺激。便后用碱性肥皂与温水冲洗肛门及周围皮肤，减少酸性排泄物、消化酶与皮肤接触从而减少局部的刺激和不适，必要时涂抗生素软膏以保护皮肤的完整。

4. 观察患儿腹胀、腹痛及全身的变化，注意大便的性状、量及颜色，发现异常及时报告医生。做好紧急手术的准备。

5. 建立有效的静脉通路，婴幼儿使用输液泵应用药物，保证输液药物的及时供给，有效纠正脱水、酸中毒，预防休克。

六、出院指导

指导家长注意饮食卫生，冲奶及喂食前均彻底洗手，食具、奶瓶须彻底清洁及消毒；婴幼儿注意辅食的搭配，改善患儿营养状态，进食高蛋白、高热量、高维生素、低脂、易消化、少渣饮食，必要时给予要素饮食；注意大便排出的性状，若出现腹泻应注意肛周皮肤的维护，每次大便后用1/5000高锰酸钾液坐浴，每天2次，每次10~20分钟，保持内裤干燥，减少对皮肤的腐蚀，维持幼儿臀部皮肤清洁、干爽。

第九节　小肠肿瘤

小肠占消化道全长的70%~80%，其黏膜表面积约占胃肠表面积的90%以上，但发生在小肠的肿瘤却极为少见，小肠肿瘤的发病率较胃肠道其他部位为低，占胃肠道肿瘤的2%~5%，小肠肿瘤可发生于小儿的各个年龄组，男女发病率相等，因小肠肿瘤有良性及恶性两类，良性肿瘤较常见的有腺瘤、平滑肌瘤，其他如脂肪瘤、纤维瘤、血管瘤等，较少见恶性肿瘤，以恶性淋巴瘤、腺癌、平滑肌肉瘤类癌等比较多见，最常见的是淋巴肉瘤，约占小肠恶性肿瘤的一半，由于小肠肿瘤诊断困难，只有1／3的病例能够得到正确的术前诊断，往往容易延误治疗。

一、病因

现在普遍认为，绝大多数肿瘤是环境因素与细胞的遗传物质相互作用引起的。恶性肿瘤的病因尚未完全了解。多年来通过流行病学的调查研究及实验与临床观察，发现环境与行为对人类恶性肿瘤的发生有重要影响。据估计约80％以上的恶性肿瘤与环境因素有关。

（一）外界因素

1. 化学因素。

2. 物理因素。

3. 生物因素。

（二）内在因素

1. 遗传因素。

2. 免疫因素。

（1）遗传。

（2）环境污染。

（3）放射线辐射。

（4）药物。

（5）个体自身因素如遗传特性、年龄、性别、免疫和营养状况等，在肿瘤的发生中起重要作用。

（6）被动吸烟。

（7）病毒感染。

二、临床表现

临床表现很不典型，常表现下列一种或几种症状。

1. 腹痛　是最常见的症状，多因肿瘤的牵伸，肠管蠕动功能紊乱等所引起，可为隐痛、胀痛乃至剧烈绞痛，当并发肠梗阻时疼痛尤为剧烈，并可伴有腹泻、食欲缺乏等。

2. 肠道出血　常为间断发生的柏油样便或血便，甚至大量出血，有的因长期反复小量出血未被察觉而表现为慢性贫血。

3. 肿瘤　引起的肠腔狭窄和压迫邻近肠管，是发生肠梗阻的因，亦可诱发肠扭转。

4. 腹内肿块　一般肿块活动度较大，位置多不固定。

5. 肠穿孔　多见于小肠恶性肿瘤急性穿孔导致腹膜炎，或者慢性穿孔则形成肠瘘。

三、辅助检查

1. X线钡餐检查　钡剂进入肿瘤所在肠段，可显示肠管黏膜皱襞中断，钡剂充盈缺损或肠腔狭窄。

2. 内镜检查　可直接观察病灶的大小、部位，可做涂片或活检以获得病理诊断。

3. 选择性动脉造影术　有利于显示血供丰富的肿瘤，对小肠癌可能显示其血供减少或血管畸形，对有出血的肿瘤，血管造影有定位意义，有效提高小肠肿瘤的诊断率。

4. CT检查　对诊断小肠肿瘤的帮助不大，仅对瘤体巨大的平滑肌肉瘤等才能显示突向肠腔外的肿块影。

5. 超声检查　仅对巨大腔外肿块或确定有无转移等有所帮助。

6. 实验室检查　小肠肿瘤伴有慢性出血者，可出现红细胞和血红蛋白降低、大便潜血实验阳性。肿瘤标志物在小肠肿瘤患儿中均无增高。

四、治疗

小的或带蒂的良性肿瘤可连同周围肠壁组织一起做局部切除，较大的或局部多发的肿瘤做部分肠切除吻合术；恶性肿瘤则需连同肠系膜及区域淋巴结做根治性切除术，术后重新根据情况选用化疗或放疗，小儿恶性肿瘤预后不良，有人报告存活1~5年者仅占21%左右，但也有存活20年的个案报告。

五、护理措施

1. 完善术前相关检查。

2. 病房每日开窗通风2次，每次30分钟，适时增减衣物，预防感冒。

3. 增进患儿抵抗力　进食高营养、高维生素、高热量的饮食，如有贫血给予纠正。

4. 手术前禁食、禁饮　6~8小时，胃肠减压，备皮，备血。

5. 术前肌注阿托品　抑制腺体分泌。

6. 生命体征的监测　术后常规监测患儿呼吸、脉搏和血压的变化，如患儿出现心慌、头晕、面色苍白、血压下降和脉搏细速等症状，应高度怀疑出血可能。

7. 体位的管理　患儿手术回到病房后给予平卧位，在生命体征正常，神志清醒的情况下可给予半卧位，床头抬高不得低于40°角，保持斜坡位。

8. 饮食的护理　禁食3天左右，禁食期间给予补液，肠蠕动恢复后，可开始进少量流质，逐步过渡为半流质。待患儿胃肠功能恢复后逐步给予流质、半流质及软食，要选择富含营养、易消化、少刺激性、低脂肪的饮食，可给高蛋白、多碳水化合物的食物，如奶类、鱼肉、精细面粉食品、果汁、菜汤等。

9. 伤口及大便的管理　术后严密观察患儿腹部，腹胀及伤口渗出的情况，利用分散患儿注意力的方法或使用镇静剂保持患儿的安静，避免哭闹增加腹压，对腹胀厉害的患儿，可给予腹带包扎，防止伤口裂开；观察切口外敷料是否干燥，对渗出液较多的伤口及时配合医生更换渗湿的敷料、衣服及床单，保持床褥清洁整齐。术后需要严密观察大便排出的性状和颜色以及量，必要时留取图片，供医生治疗时参考。

10. 保持胃肠减压管及腹腔引流管的通畅，避免扭曲、受压或打折，指导家长防止患儿抓脱引流管，观察并记录引流液的颜色、性状及量。

11. 术后24小时，一般情况许可，可指导患儿离床活动，促进肠蠕动恢复，若为肠吻合手术，下床活动时间和进食时间应适当推迟。

12. 若患儿给予放、化疗治疗，认真执行放、化疗药物的使用原则，注意用药后反应，呕吐、脱发者，做好基础护理，减少化疗反应造成的不适。

六、出院指导

护理人员指导家长出院后给予患儿补益气血、健脾和胃的食物、少吃或限制食肥肉、油腻、煎炸等不易消化的食品，忌食葱、姜、蒜、辣椒等辛辣刺激性食物，多食绿色蔬菜，颜色越是浓绿，蔬菜的抗氧化剂含量也就越高，就越能有效地防癌、抗癌，还要注意不能暴饮、暴食。随访中定期复查身高、体重、营养状况及肿瘤标志物、血糖、糖耐量实验、凝血功能、肝肾功能和CT或超声影像学检查。若是恶性肿瘤患儿，指导家长放、化疗期间定期门诊复查，检查肝功能、血常规等；术后每3个月复查一次，半年后每半年复查一次，至少复查5年。

第十节　先天性肠旋转不良

先天性肠旋转不良是一组胚胎发育中肠管不完全旋转和固定的解剖异常，指胚胎期肠管以及肠系膜上动脉为轴心的旋转运动发生障碍，导致肠管位置发生变异及肠系膜附着不全，易引起上消化道梗阻和肠扭、转肠坏死，大多在婴儿及儿童期出现症状。出生后可引起完全或不完全性肠梗阻，多发于新生儿期（占74%），是造成新生儿肠梗阻的常见原因之一。

一、病因

在胚胎期肠发育过程中，肠管以肠系膜上动脉为轴心，按逆时针方向从左向右旋转。正常旋转完成后，升、降结肠由结肠系膜附着于后腹壁，盲肠降至右髂窝，小肠系膜从 Treitz 韧带开始，由左上方斜向右下方，附着于后腹壁。如果肠旋转异常或中止于任何阶段均可造成肠旋转不良。当肠管旋转不全，盲肠位于上腹或左腹，附着于右后腹壁至盲肠的宽广腹膜系带可压迫十二指肠蒂部引起梗阻；也可因位于十二指肠前的盲肠直接压迫所致。另外，由于小肠系膜不是从左上至右下附着于后腹壁，而是凭借狭窄的肠系膜上动脉根部悬挂于后腹壁，小肠活动度大，易以肠系膜上动脉为轴心，发生扭转。过度扭转造成肠系膜血循障碍，可引起小肠的广泛坏死。

二、临床表现

肠旋转不良有四种不同形式的临床表现，包括急性发作的肠扭转、亚急性的十二指肠不全梗阻、慢性和反复发作的腹痛和呕吐，部分患儿可长期无症状，仅在进行其他疾病检查时无意中发现。新生儿突发胆汁性呕吐，呕吐尚与十二指肠折叠成角及腹膜束带压迫导致十二指肠梗阻有关。除了胆汁性呕吐，患儿可有腹胀、脱水、激惹等。绞窄性肠梗阻患儿则有意识淡漠、感染性休克表现。其他临床表现包括：腹壁潮红、腹膜炎、酸中毒、血小板减少、白细胞增多或减少，以及由肠黏膜局部缺血所致肠道出血和黑便。中肠扭转也可出现间歇性的症状，主要见于年长患儿，包括慢性腹痛、间歇性呕吐（有时为非胆汁性）、厌食、体重下降、生长发育不良、肠道吸收障碍、腹泻等。肠部分扭转者肠系膜静脉和淋巴回流受阻，可致营养素吸收障碍、肠腔内蛋白质丢失。动脉供血不足致黏液缺血，出现黑便。

三、辅助检查

1. 血液检查　外周血可有白细胞增多或减少，血小板减少，血生化检查可有代谢性酸中毒等。

2. 腹部直立位平片　每个有胆汁性呕吐的新生儿都应立即接受影像学检查，通常为前后直立位及侧卧位腹部平片，往往显示下腹部只有少数气泡或仅显示一片空白。中肠扭转影像学表现有胃出口梗阻，可见扩张的胃泡，远端气体减少；典型的双泡征提示十二指肠梗阻。

3. 上消化道造影　肠扭转最典型表现是十二指肠第二、三段出现"鸟嘴样"改变；十二指肠部分梗阻则可呈"螺旋样"改变。需要指出，怀疑急性肠扭转时不宜行此检查。腹部平片中未能显示的充满液体的扩张肠段也可使十二指肠、空肠连接部下移，造成旋转不良假象，此时可经肛门注入造影剂，以确定回盲部位置。

4. 腹部CT和超声检查　肠扭转病例，腹部CT扫描或超声检查可探及扭转的小肠系膜呈螺旋状排列，也称漩涡症，对诊断有决定作用；在发生肠绞窄时可提示肠管血流异常，应紧急进行手术。

四、治疗

新生儿病例在入院24小时内，观察和了解呕吐情况，做X线检查和进行必要的手术前准备。小儿肠旋转不良目前无法预测何时或在何种情况下会发生，故对胆汁性呕吐患儿，必须积极诊治，绝不允许只作观察而任其发展至绞窄性肠梗阻。所以一旦发现存在旋转不良，即应手术纠治。

五、护理措施

1. 非紧急手术完善术前相关检查。

2. 病房每日开窗通风2次，每次30分钟，适时增减衣物，预防感冒。

3. 手术前禁食、禁饮6~8小时，胃肠减压，备皮，备血，术前肌注阿托品，抑制腺体分泌。

4. 生命体征的监测　术后常规监测患儿呼吸、脉搏和血压的变化、如患儿出现发热等，及时给予处理。

5. 体位的管理　患儿手术回到病房后给予去枕平卧位，在生命体征稳定，神志清醒的情况下可给予半卧位，床头抬高不得低于40°角，保持斜坡位。

6. 饮食的护理　禁食3天左右，禁食期间给予补液，肠蠕动恢复后，可开始进少量流质，逐步过渡为半流质。待患儿胃肠功能恢复后逐步给予流质、半流质及软食，要选择富含营养、易消化、少刺激性、低脂肪的饮食，可给高蛋白、多碳水化合物的食物，如奶类、鱼肉、精细面粉食品、果汁、菜汤等。

7. 伤口及大便的管理　术后严密观察患儿腹部腹胀及伤口渗出的情况，利用分散患儿注意力的方法或使用镇静剂保持患儿的安静，避免哭闹增加腹压；对腹胀厉害的患儿，可给予腹带包扎，防止伤口裂开；观察切口外敷料是否干燥，对渗出液较多的伤口及时配合医生更换渗湿的敷料、衣服及床单，保持床褥清洁、整齐。术后需要严密观察大便排出的性状和颜色以及量，必要时留取图片，供医生治疗时的参考。

8. 保持胃肠减压管、尿管及腹腔引流管的通畅，避免扭曲、受压或打折，指导家长防止患儿抓脱引流管，观察并记录引流液的颜色、性状及量。

9. 术后24小时，一般情况许可，可指导患儿离床活动，每天活动时间不少于6小时，以促进肠蠕动恢复，若为肠吻合手术，下床活动时间和进食时间应适当推迟。

六、出院指导

指导家长给予患儿进食高热量、高维生素、高蛋白、低脂食物，多食新鲜蔬菜、水果，忌食辛辣刺激性食物，1个月内避免剧烈活动，若出现呕吐、腹痛等症状，及时就诊。

第十一节　结直肠黏膜脱垂

结直肠黏膜脱垂是指直肠黏膜、肛管、直肠和部分乙状结肠向下移位，脱出于肛外的一种慢性疾病，简称脱肛，是婴幼儿常见疾病，好发于5岁以内，小于1岁和大于8岁者罕见。

一、病因

发病原因尚未完全清楚，下列因素与发病有关。

1. 解剖因素　小儿骶尾骨弯度小，直肠较垂直，腹内压增高时，直肠缺乏支持而易于脱垂。直肠陷凹、腹膜反折过低，腹内压增高和肠袢压迫使直肠前壁突入直肠壶腹部导致脱垂。

2. 腹内压增高　长期便秘、腹泻、慢性咳嗽和排尿困难等引起腹内压增高，可导致结直肠黏膜脱垂。近年来国外研究发现，常伴有精神或神经系统疾患，两者间的关系目前尚不清楚。有人认为神经系统病变时，控制及调节排便的功能发生障碍，直肠慢性扩张，对粪便刺激的敏感性减弱，从而产生便秘和控制排便能力下降。排便时异常用力，使肛提肌及盆底组织功能减弱，也是结直肠黏膜脱垂的常见原因。

3. 其他　外伤、手术引起腰骶神经麻痹，致肛管括约肌松弛，引起直肠黏膜脱垂。

二、临床表现

结直肠黏膜脱垂患儿病前无不适，早期在用力排便后肛门口出现红色肿块，便后回纳。起病缓慢，早期感觉直肠胀满，排粪不净，以后感觉排便时有肿块脱出而便后自行缩回，疾病后期咳嗽、用力或行走时都会脱出，需用手托住肛门。如直肠脱出后未及时托回，可发生肿胀、炎症，甚至绞窄坏死。患儿常感大便排不尽，肛门口有黏液流出，便血、肛门坠胀、疼痛和里急后重，有时伴有腰部、下腹部或会阴部酸痛。

三、辅助检查

结直肠黏膜脱垂诊断不难，患儿蹲下做排粪动作，腹肌用力，脱垂即可出现。部分脱垂可见圆形、红色、表面光滑的肿物，黏膜呈"放射状"皱襞、质软，排粪后自行缩回。若为完全性，则脱出较长，脱出物呈宝塔样或球形，表面可见环状的直肠黏膜皱襞。直肠指诊感到括约肌松弛无力。如脱垂内有小肠，有时可听到肠鸣音。个别病例需行肛门镜检查方可确诊。

四、治疗

结直肠黏膜脱垂是一种自限性疾病，可在5岁前自愈，故以非手术治疗为主。根据分型采用不同的治疗方法。保守治疗适用于Ⅰ型脱垂者（直肠黏膜脱出肛门外小于4cm）；硬化剂治疗适用于5岁以上脱垂严重者，或5岁以下经保守治疗未愈者；手术治疗仅适用于少数年长的Ⅲ型脱垂（肛管、直肠全层或部分乙状结肠脱出肛门外）及经硬化剂治疗无效者，可选用肛门周围结扎术、直肠悬吊术或结直肠黏膜脱垂切除术。

五、护理措施

1. 保守治疗　患儿要注意增加营养，有便秘者给予缓泻剂，必要时灌肠，保持排便的通畅。训练患儿每日定时排便的习惯及较妥当的排便姿势，对体质虚弱、重度营养不良及肛门松弛较重者，用粘膏固定两侧臀部，中央留孔排便，每隔3～5天更换一次，持续3～4周。脱肛暂不能复位、无肠坏死者，湿热敷20～30分钟，待水肿减轻后再行复位。

2. 硬化疗法 注射后局部可能出现红、肿、痛，要卧床休息1～2周，平卧3～5天，进少渣、易消化的食物，在此期间排便时，取平卧位或侧卧位，避免蹲坐致脱肛复发。

3. 手术疗法 要 注意防止切口感染，给予抗生素治疗，保持患处清洁，进少渣易消化的食物，增加饮水，保持大便的通畅。

六、出院指导

多食新鲜蔬菜、水果，忌食辛辣刺激性食物，增加饮水，防止便秘，训练每日定时排便的习惯及较妥当的排便姿势，保持大便的通畅，注意保持内裤的干燥，保持肛周皮肤的清洁，减少会增加腹压的活动，如跳跃、哭闹、打喷嚏等，尤其是要避免久蹲，以免脱肛复发，若出现复发症状，及时就诊。

第十二节　肠损伤

肠包括小肠（空肠、回肠）和大肠（结肠、直肠），是空腔器官，腹部受伤后以小肠损伤多见，其次为脾、肝损伤，大肠损伤列后。

一、病因

（一）小肠损伤的病因

造成小肠损伤的直接暴力多属于钝性伤，是由暴力将小肠挤压于腰椎体造成，经挤压肠管内容物急骤向上、下移动，上至屈氏韧带，下到回盲瓣，形成高压闭襻性肠段。穿孔多在小肠上、下端的70cm范围内。

常见原因有：

1. 交通肇事 引起的损伤最常见，而且损伤多伴复合伤，有小肠损伤，还可能有脾损伤、膀胱损伤、肾损伤以及颅脑等脏器损伤。

2. 跌落伤 小儿 由房屋、高墙、树上跌下，多见于农村儿童。城市儿童也可以由楼梯、凉台、窗台不慎坠地，腹部撞到其他物体或腹部落在突出地面上的木桩、石块、铁栏杆等尖锐物体上而受损伤。

3. 打击伤 外力 直接打击腹部而造成的损伤，如殴打脚踢、投掷石块，还有少见的挤压伤、爆炸伤、牵拉伤等。

（二）结肠损伤的病因

1. 穿透性损伤　最常见，如刀、剪及尖锐器的刺伤，可致结肠不同程度的损伤。

2. 钝器损伤　由于交通事故、地震及房屋倒塌等引起的腹部闭合性损伤时，作用力直接对脊柱，可致横结肠断裂伤；或因结肠壁薄、张力大，挤压肠管破裂；或损伤累及结肠系膜的血管导致结肠坏死等。

3. 医源性损伤　乙状结肠镜或纤维结肠镜检查时，可因操作不当，而引起结肠穿孔破裂；或电灼息肉引起结肠穿孔破裂，在钡剂灌肠或气钡双重加压造影使肠套叠复位时，可引起结肠破裂穿孔；也可因手术损伤肠壁及系膜造成结肠损伤。

二、临床表现

（一）小肠损伤

小肠盘曲于中、下腹，可发生多处肠管破裂、穿孔，有时伴有肠系膜血管破裂出血。小肠穿破，碱性小肠液流出形成强刺激的化学性腹膜炎，后继发感染为细菌性腹膜炎。主要表现是：腹痛是小肠损伤出现最早的常见症状，腹痛的性质和程度因肠道损伤部位不同有所不同，腹部特别是腹中部受伤后，出现持续腹痛，疼痛剧烈，腹肌紧张，压痛，反跳痛，膈下有游离气体，肠鸣音消失。上部小肠，特别是十二指肠损伤引起的腹痛较重，有时出现腰背部放射性疼痛；呕吐也是常见症状，十二指肠损伤时可呕血或咖啡渣祥物。患儿受伤后若肠壁未完全破裂（挫伤）或伤口小为大网膜或邻近肠管粘连堵住，则自觉症状较轻，表现主要是局部触痛和肠鸣音减弱。

（二）大肠损伤

大肠位于空回肠外周，大部分肠管位置固定，故钝器伤不多见，绝大多数是腹部穿透伤，且常伴有腹内器官损伤，大肠损伤发生率虽低，但因肠腔含菌量大、污染重、肠壁薄、血运差、愈合力弱，所以处理较困难、麻烦。大肠损伤肠内容物漏出慢，化学刺激性轻，早期症状、体征一般不明显，容易漏诊，应引起医生注意。根据有腹部外伤后出现腹痛、恶心、呕吐及腹膜炎的体征，X线可见气腹征和诊断性穿刺抽出粪便样液体，即可确定结肠损伤。

三、辅助检查

1. X线检查　腹部平片或透视发现膈下有游离气体或腹膜后有积气，且腹部肠管普遍胀气或有液平面，以确定有否空腔脏器损伤，根据部位以确定有否结肠破裂损伤。腹平片还可发现骨折及金属异物等。

2. 腹腔诊断性穿刺（简称腹穿）　对疑有闭合性腹部损伤，或伤后意识不清的患儿是一项简便有效的诊断措施。可在左或右下腹麦氏点处进行腹腔穿刺，根据抽出的液体确定，如为粪便样物质是肠损伤，如有胆汁样液体多为十二指肠或胆道损伤，如抽出液体涂片有多数脓细胞提示有腹膜炎，有不凝固的血液可能是实质性脏器损伤，如抽出为迅速凝固的血液，可能误穿血管或进入腹腔外血肿。

3. 腹腔镜检查 近年来 纤维腹腔镜逐渐广泛应用，使腹部损伤的早期确诊率不断提高，可以在直视下观察到腹腔脏器损伤的部位、程度，为决定治疗措施提供依据，而且可以对一些损伤进行修补。

4. CT检查和B型超声检查 对实体器官损伤有较高的确诊率，可以观察到损伤部位、深度、大小、范围等，对空腔脏器的损伤可提供参考，尤其对并发腹腔积液及脓肿的诊断较为准确。

四、治疗

1. 小肠损伤 确诊为小肠损伤者，或在检查后虽不能确定内脏损伤，经密切观察，出现腹胀，移动性浊音阳性，肠鸣音减弱或消失，腹腔穿刺多为阳性，X线检查膈下有游离气体，应行剖腹探查术，若发现腹腔内出血，应首先探查实质性脏器及肠系膜血管，寻找出血病灶。位于系膜缘的小穿孔有时难以发现，小肠起始部、终末端、有粘连的肠段和进入疝囊的肠袢易受损伤，应特别注意。对穿孔处可先轻轻夹住，阻止肠内容物继续外溢，待完成全部小肠探查，再根据发现酌情处理。小肠外伤的处理取决于其程度及范围。

（1）肠壁小的挫伤可不必处理。浆膜或浆肌层小撕裂伤，应行浆肌层缝合。肠壁血肿应将其切开，止血后行浆肌层缝合。

（2）肠壁小穿孔可作横行间断缝合。

（3）肠壁缺损大、严重挫伤致肠壁活力丧失或某一肠段有多处穿孔宜行小肠部分切除吻合术。

2. 结肠损伤 疗效好坏主要取决于能否及早手术，对可疑者，必要时可行剖腹探查。由于大肠血液供给不及小肠丰富，肠内容物较硬，故愈后较差，肠漏发生机会较多，处理方式基本有三种：

（1）先在肠破裂处腹壁外造口，待病情稳定再剖腹。

（2）在肠管修补或切除吻合口后，在近侧插管造口引流，愈合拔引流管，造口自愈。

（3）将修补吻合的肠管全置于腹壁外，并在其近侧造口插管，待愈合后再手术回入腹内。

五、护理措施

1. 完善术前相关检查。

2. 观察生命体征及腹部体征的变化，注意有无休克表现，休克者取休克卧位，无休克者取半卧位。

3. 备皮、备血、青霉素皮试，术前30分钟至1小时接受输液及麻醉前用药。

4. 手术后去枕平卧6小时，头偏向一侧，防止呕吐、误吸。麻醉清醒后6~8小时取半卧位。

5. 严密监测生命体征，必要时给予吸氧。

6. 术后禁饮、禁食，持续胃肠减压至肠鸣音恢复，生理盐水冲胃管3次／日，观察胃液的颜色、性质及量。

7. 术后病情稳定需早期下床活动，每日活动时间不少于6小时，以促进肠蠕动，防止肠粘连。

8. 观察腹部及排气、排便情况，肠功能恢复后，给予流质饮食，逐渐向半流质、软食过渡。

9. 保持伤口敷料清洁、干燥、完好，污染时及时更换。

10. 加强空肠营养管肠内营养的支持，置入空肠营养管是为了手术后经营养管注入营养物给予肠内营养支持，营养物不从胃管注入，可避免增加空肠修补处的负担，影响吻合口愈合，从而既可保证机体营养的供应，又有助于肠道功能和吻合口的恢复。注入时患儿取半卧位，先抽吸胃内残留物，每次输注前后均用少许温开水冲净导管，防止残留在导管内的物质腐败。输注完毕后嘱患儿保持半卧位30分钟，避免剧烈活动。每次的注入量及时记录在护理记录单上。

11. 行肠造瘘者，按肠造瘘术后护理常规护理。

六、出院指导

需携带营养管出院的患儿，在院期间要帮助家长掌握注射器注入营养液的要点，要告知患儿及家属妥善固定喂养管，避免牵拉，严防脱落，注意营养液要现配现用，输注营养液前后，应用温开水冲洗营养管，输注时尽量减少空气进入，以免引起胃肠胀气，出院后注意保持造口周围皮肤清洁、干燥。指导家属合理安排饮食，给患儿进食清淡、易消化的食物，根据患儿进食后反应合理安排饮食频率和量，不必强求增加进食次数和量，以免增加胃肠负担，每周称体重，避免营养不足。

1. 术后2个月内饮食以流质为主，品种由少至多，补充蛋白质（牛奶、豆浆、稀释的蛋白粉等）、维生素（各种果汁、蔬菜汁），确保热卡和营养的供给。

2. 术后第3个月起，可进半流质饮食（粥、米糊、蒸鸡蛋、煮烂的面条等），如无不适，转为软食，半年后改普食，但仍应避免生冷、辛辣的刺激食物，3个月内避免剧烈运动，若出现腹胀、腹痛、呕吐等现象，及时就诊。

第十三节　环状胰腺

环状胰腺是小儿先天性十二指肠梗阻的病因之一，是胰腺组织异常发育成环状或钳状包绕于十二指肠降部，当环状胰腺对肠管造成压迫时引起十二指肠完全性或者不完全性梗阻，占十二指肠梗阻性疾病的10%～20%。

一、病因

对于胚胎发育过程中形成环状胰腺的确切病因目前尚不完全明了，学说很多，主要有两种解释。胰腺是由胚胎的原肠壁上若干突起逐渐发育融合而成的。背侧的胰始基是从十二指肠壁上直接发生，腹侧的胰始基则自肝突起的根部发生。以后背侧的胰始基发育成胰腺的体与尾，其蒂部成为副胰管；腹侧的胰始基的蒂部成为主胰管，末端则为胰头部。在胚胎第6周左右，随着十二指肠的转位，腹胰也转位至背胰的后下方；在第7周时，背胰和腹胰开始接触，最后两胰合并为一个胰腺，两个胰管也互相融会贯通。因此，一种理论认为，环状胰腺是由于位于十二指肠腹侧始基未能随十二指肠的旋转而与背侧始基融合所致；另一种理论则认为，由于腹侧与背侧胰始基同时肥大，因而形成环状胰腺，并将十二指肠第二段完全或部分围住，造成梗阻。

二、临床表现

临床症状主要表现为十二指肠梗阻，取决于环状胰腺对十二指肠的压迫程度，部分病例可终身无症状，文献报道40%～60%病例于新生儿期出现症状。新生儿型多在出生后1周内发病，2周以上发病者少见，主要表现为急性完全性十二指肠梗阻。患儿往往是出生后1～2天内或在第一次喂奶即出现呕吐，呕吐为持续性，呕吐物中含有胆汁，重者吐咖啡色物。由于频繁的呕吐，可继发脱水、电解质紊乱和酸碱平衡失调、营养不良。

环状胰腺压迫较轻，症状出现较晚，可于任何年龄发病。年长儿有环状胰腺者表现为十二指肠不完全性梗阻。反复发作间歇性呕吐，呕吐物为含或不含胆汁的宿食，有的伴有腹痛、腹胀、食欲减退等，常见胃型和胃蠕动波。随着年龄增长症状日趋严重，发作间歇期缩短，生长发育和营养状况均受障碍。

三、辅助检查

1. 腹部平片　见到典型的"双泡征"或"单泡征""三泡征"，是十二指肠梗阻型疾患的共同表现。卧位片可见胃和十二指肠壶腹部均扩张胀气，出现所谓双气泡征（double bubble sign）。因胃和十二指肠壶腹部常有大量空腹滞留液，故在立位片可见胃和十二指肠壶腹部各有一液平面。有时十二指肠狭窄区上方与下方肠管均胀气，从而将狭窄区衬托显影。

2. 胃肠钡剂造影 钡餐检查可显示十二指肠球部和幽门管扩张，降部呈现内陷，降部以下钡剂不能通过，可见线形狭窄或节段性狭窄，钡剂排空延迟。钡剂灌肠显示出正常结肠形态为环状胰腺特征之一。

3. 内窥镜逆行性胰胆管造影（endoscopic retrograde cholangiopancreatography，ERCP） 镜下造影能使环状胰管显影，对诊断极有帮助。由于环状胰腺引起的十二指肠狭窄常在主乳头的近侧，若内镜不能通过狭窄则无法造影，有时可因环状胰腺压迫胆总管末端出现胆总管狭窄像。

4. CT 服造影剂后十二指肠充盈，可看到与胰头相连续的围绕十二指肠降段胰腺组织。通常因环状胰腺组织薄，环状胰腺多不易直接显影，若看到胰头部肿大和十二指肠降段肥厚和狭窄等间接征象同样对诊断有帮助。

5. 磁共振成像（magnetic resonance imaging，MRI）与磁共振胰胆管成像（magnetic resonance cholangiopancreatography，MRCP） MRI可看到与胰头相连续的围绕十二指肠降段与胰腺同等信号强度的组织结构，可确认为胰腺组织。MRCP通过水成像的原理可很好地显示环状胰管影。

四、治疗要点

环状胰腺通过早期诊断，短期内积极的术前准备，选择合理的术式及术后注意保暖，持续有效的胃肠减压，良好的术后营养和水、电解质平衡，可获得满意的疗效。

环状胰腺唯一治疗方法是手术。手术不做胰腺分离及切除，应行改道手术，手术方法很多，目前公认最好，符合解剖生理的手术方法是十二指肠前壁菱形侧侧吻合术。本术式操作较容易，能完全解除十二指肠梗阻，又能保持胃的功能，而且没有损伤胰管，发生胰瘘的危险，因此比较符合生理，可作为首选的术式。手术方法：切开十二指肠外侧缘后腹膜，游离梗阻的十二指肠近端和远端；再在梗阻近端和远端的肠管前壁各做两针牵引线，然后在梗阻近端肠管前壁做横向切口，在远端前壁做纵向切口，用1号丝线作间断全层缝合，最后做浆肌层间断缝合。

五、护理措施

（一）术前准备

1. 新生儿病例伴脱水者，迅速建立有效的静脉通路，补充液体和电解质。

2. 持续胃肠减压，防止误吸。

3. 合并肺部感染者经静脉给予抗生素，注射维生素K和维生素C，预防术后出血。

4. 慢性十二指肠梗阻的患儿，应纠正营养不良和慢性脱水。可每日补充氨基酸和脂肪乳剂，低蛋白血症者输入白蛋白，待全身情况改善后手术。

5. 手术前两日给予流质饮食。

6. 术前晚及术晨用生理盐水洗胃。

（二）术后护理

1. 注意保暖，每1小时测体温1次，除保持呼吸道通畅外，密切观察呼吸、心率变化以及尿量。

2. 全麻尚未苏醒时采用头低足高位，头部偏45°侧卧，直至清醒。每2～3小时更换体位。

3. 严格掌握输液速度和量，滴速一般为15滴／分钟以下，应及时补充钙、镁离子，防止发生低血钙、低血镁。

4. 注意保持胃肠减压引流管的通畅，防止其扭曲、阻塞、脱出，观察引出物颜色、量、性质变化。

5. 加强饮食护理，一般需要5～12天的时间，新生儿待肠蠕动恢复后，应先试喂少量开水，如无不良反应再喂奶；年长儿给适量流质再逐渐增加食量，以免因一次进食过多导致吻合口瘘，进食后应注意大便量及颜色。

6. 全身情况差或营养不良者，术后给予静脉营养治疗，以促进吻合口的愈合，因此需要合理安排输液顺序，加强静脉管道的维护，保证药物的有效供应。

7. 观察腹部体征及伤口情况，污染时及时更换，警惕切口感染。

8. 术后病情稳定需早期下床活动，每日活动时间不少于6小时，以促进肠蠕动，防止肠粘连。

六、出院指导

新生儿要循序渐进增加奶量，添加辅食要注意有规律，避免进食过饱；应指导年长儿家长给予患儿进食高热量、高维生素、高蛋白、低脂食物，多食新鲜蔬菜、水果，忌食辛辣刺激性食物；3个月内避免剧烈活动，若出现呕吐、腹痛等症状，及时就诊。

第十四节　肠蛔虫症

蛔虫是儿童期消化道常见的寄生虫，是儿童期肠梗阻的主要原因之一。随着人民生活水平的不断提高，卫生保健事业的发展，蛔虫引起的外科疾病逐年减少，但在偏远山区，仍然较为多见。本病多在幼儿及儿童期发病，临床上以蛔虫性肠梗阻为主要表现。

一、病因

正常情况下蛔虫寄生于空肠和回肠，当寄生宿主机体环境和肠管功能发生紊乱，如发热、食欲缺乏、恶心、腹泻、饮食不洁及吃刺激性食物过多，驱蛔虫方法不当或药剂用量不足时，使蛔虫体受刺激，兴奋性增高，在肠道内活动加强，并相互扭曲呈团状，严重者阻塞肠腔造成梗阻。蛔虫团还可以扭转，产生绞窄。

二、临床表现

肠道蛔虫常引起反复发作的上腹部或脐周腹痛。由于虫体的机械性刺激及其分泌的毒物和代谢产物可引起消化道功能紊乱和异性蛋白反应，如食欲缺乏、恶心、腹泻和荨麻疹。儿童严重感染者，可引起营养不良、精神不安、失眠、磨牙、夜惊等。腹痛时愿意有人用手揉压。个别患儿出现偏食及异食，喜食灰渣、墙皮、土块和纸，还可出现恶心、呕吐、轻微腹泻或便秘。孩子虽然食量大，但不长肉，严重的还会发生营养不良、贫血及生长发育落后；神经系统症状表现为精神萎靡、兴奋不安、易怒、头疼、睡眠不佳、磨牙。蛔虫幼虫周游人全身时，可引起一系列症状。移行至肝脏可引起肿大，压痛及肝功异常，甚至引起肝脓肿。移行至肺可引起轻微咳嗽，常不被人注意，少数可引起过敏性肺炎。移动至其他器官还可引起脑膜炎、癫痫、视网膜炎。蛔虫毒素可导致荨麻疹、皮肤瘙痒及急性结膜炎。蛔虫在肠道内集结成团，可堵塞小肠造成蛔虫性肠梗阻，蛔虫有钻孔特性，钻入胆道形成胆道蛔虫症；钻入阑尾，表现如同急性阑尾炎。如发生胆道及阑尾穿孔还可诱发腹膜炎。蛔虫还可上窜从口腔或鼻孔钻出，再从咽部钻入气管，严重时发生窒息。

三、辅助检查

1. 腹部触诊　触及条索状或面粉团状能活动肿块，压之可变形。

2. 实验室检查　白细胞总数增高，其中嗜酸性细胞可达10%以上，大便常规镜下可找到蛔虫卵。

3. 腹部X线平片　立位可见多个液平面，同时可见到条索状和斑点状卷曲的蛔虫阴影。

4. B超　显示肠腔内蛔虫影像。

5. 胰胆管造影　有助于异味蛔虫症的诊断。

四、治疗要点

蛔虫性肠梗阻多数为不完全性肠梗阻，宜先采用非手术疗法治疗，大部分病例可获痊愈。

（一）非手术疗法

给予禁食、胃肠减压、补液纠正脱水及电解质紊乱。应用肠道解痉剂以缓解肠壁痉挛，有利蛔虫疏散，待中毒症状消退后再用驱虫药物，苯咪唑类药物是广谱、高效、低毒的抗虫药物，应用最广的有甲苯达唑和阿苯达唑，有发热及白细胞增高者，适当用抗生素。对严重感染者往往需多次治疗才能治愈。治疗中偶可出现蛔虫躁动现象，有可能发生胆道蛔虫症。

（二）手术疗法

手术指征为完全性梗阻，保守治疗不缓解，疑有肠坏死者或肠穿孔、肠扭转及绞窄性肠梗阻。

五、护理措施

（一）保守疗法

保证患儿充足的睡眠和休息，发作和并发胆道感染时应绝对卧床休息；患儿首次发作有恐惧心理，应积极关心和体贴患儿，并解释病情，使其解除顾虑；保持病区环境安静，以使患儿得到更好的休息，以恢复由于发作时大量消耗的体力；当患儿发生呕吐时，应及时清除患儿口腔内的呕吐物，并漱口，以防口腔感染；观察排便情况；禁食期间加强输液的护理；能进食后，给予易消化、高热量、高蛋白质饮食。

（二）术前、术后护理

1. 完善术前相关检查。

2. 术前30分钟至1小时接受输液及麻醉前用药。

3. 手术后去枕平卧6小时，头偏向一侧，防止呕吐、误吸，麻醉清醒后6～8小时取半卧位。

4. 术后禁饮、禁食，持续胃肠减压至肠鸣音恢复，生理盐水冲胃管3次／日，观察胃液的颜色、性质及量。

5. 肠吻合的患儿术后严密监测生命体征，必要时给予吸氧。

6. 观察腹部体征及伤口情况，污染时及时更换，警惕切口感染。

7. 术后病情稳定需早期下床活动，每日活动时间不少于6小时，以促进肠蠕动，防止肠粘连，若为肠吻合手术，下床活动时间和进食时间应适当推迟。

8. 待肠鸣音恢复后，一般术后3～5天，可开始进少量流质，逐步过渡为半流质和软食。

9. 保持各引流管的通畅，避免扭曲、受压或打折，指导家长防止患儿抓脱引流管。

六、出院指导

指导患儿养成良好的卫生习惯，饭前便后要洗手。宜给予易消化、高热量、高蛋白质饮食，如主食米饭、面条、面饼，可食用含糖分高的糕点、糖果等食物，多吃些鸡蛋、动物瘦肉、乳品、黄豆及豆制品，含维生素食物，如新鲜蔬菜、水果等。出现腹痛、食欲差等症状及时就诊。

第三章　气管疾病

第一节　气管肿瘤

气管肿瘤分原发性和继发性两大类。原发性气管肿瘤发病率低，约占呼吸系统肿瘤的1%，成人多为恶性肿瘤，婴幼儿多为良性肿瘤；继发性气管肿瘤最多见气管周围组织或邻近器官恶性肿瘤，直接侵及气管，造成气管壁破坏，或直接侵入气管腔内造成气道梗阻，少见其他部位恶性肿瘤经血液或淋巴道转移至气管形成转移瘤。

原发性气管肿瘤

一、病理

（一）原发性气管恶性肿瘤

原发性气管恶性肿瘤以癌为主，肉瘤较少见。气管癌中，以鳞癌最常见，多发生于气管下1/3段的后壁，约占原发性气管恶性肿瘤的50%；气管腺样囊性癌次之，好发于气管上1/3，预后优于鳞癌；气管类癌继之，又可分为典型和非典型两种，前者类似于良性肿瘤，后者潜在恶性，常外侵并有淋巴结转移，气管腺癌约占原发性气管恶性肿瘤的10%，常伴血行转移，预后相对较差；小细胞癌、腺鳞癌、大细胞癌等较少见，预后不佳。

肉瘤包括平滑肌肉瘤、纤维肉瘤、软骨肉瘤等，发病率低，预后不佳。

（二）原发性气管良性肿瘤

原发性气管良性肿瘤发病率较低，预后佳，种类繁多，组织来源复杂。包括乳头状瘤、腺瘤、脂肪瘤、软骨瘤、平滑肌瘤、血管瘤、错构瘤、畸胎瘤等。

二、诊断

（一）临床表现

1. 当肿瘤生长占据不到管腔的1/3时，就会出现刺激性咳嗽、活动后气促、呼吸困难；由于气道狭窄，常伴哮喘样发作。约20%的鳞癌患者可出现痰中带血丝或咯血，但较少出现大咯血；上段气管癌可侵犯、压迫喉返神经出现声音嘶哑，下段气管癌累及主支气管时，可导致单侧或双侧阻塞性肺炎，肿瘤较大压迫或侵及食管时可有吞咽困难，伴有颈部淋巴结转移时可出现肿块。

2. 气管肿瘤早期多无明显症状。当出现喘息时可于深吸气相闻及哮鸣音，而支气管哮喘则是在呼气相，这是两者鉴别的要点之一；合并感染时可出现肺部干、湿性啰音，气管严重梗阻时可出现"三凹征"及端坐呼吸、发绀、冷汗等缺氧表现，颈部淋巴结转移时，局部可触及肿大淋巴结。

（二）影像学检查

1. X线检查　胸部、颈部X线平片和气管分层摄像可以显示气管腔内肿瘤的轮廓、外侵情况及气管旁是否有肿大淋巴结。

2. CT检查　是最重要的影像学检查手段，对直径超过0.5cm者一般均能发现。不仅能确切显示肿瘤位置、大小及形态，还能了解肿瘤向气管壁外侵情况，并观察有无纵隔淋巴结肿大及肺内转移灶。并根据其表现判断病变的性质，指导手术方式的选择。圆而光滑、小于2cm伴钙化者多为良性；反之，肿瘤较大而不规则、外侵明显，与相邻器官界限不清者多为恶性。

3. 磁共振成像（magnetic resonance imaging，MRI）　可从三维空间较为精确地显示肿瘤的大小、范围、外侵情况和所在气管的长度、管腔的大小，指导手术方式的选择。

（三）纤维支气管镜检查

可在直视下观察肿瘤的位置、大小、形态、范围、气管阻塞及肿瘤基底部的情况等，并通过活检明确肿瘤的病理类型。还可经纤支镜直接对肿瘤行局部治疗，如电灼、激光、腔内放疗及套扎切除等。

（四）其他检查方法

1. 痰脱落细胞学检查　可判定良、恶性肿瘤，但应排除假阳性和假阴性。

2. 食管镜检查或食管钡餐造影　对有吞咽困难者，若考虑到食管受侵，应行食管镜检查或食管钡餐造影，以进一步了解食管壁是否受累及其程度，确定手术方案。

3. 颈部包块活检　当发现颈部包块可疑转移时，应进一步活检以明确。

三、治疗

原发性气管肿瘤一经诊断，情况许可，应首先考虑手术切除。由于气管切除长度受限，因此手术只适用于病变较局限的病例。手术切除病例的选择，主要取决于切除后是否能维持术后呼吸道畅通。肿瘤外侵明显、病变较长的病例，放疗为宜。

腺样囊性癌放疗敏感，放疗后根据情况再考虑手术。气管肿瘤侵犯食管者，手术要慎重。对肿瘤合并气管梗阻，可切除者争取切除，气管切除不允许时，可行气管开窗肿瘤切除或气管腔内置管术。术后再辅以放疗。

继发性气管肿瘤

一、病因

（一）食管癌侵及气管

在继发性气管肿瘤中最常见。食管颈段与上胸段和气管后壁膜部紧密相邻，此部位的食管癌最常累及气管、支气管膜部，不仅可引起咳嗽、呼吸困难，而且可造成食管气管瘘。

（二）支气管肺癌累及气管

支气管肺癌可沿着支气管黏膜向上侵及隆突及气管下段；或由于纵隔、隆突下转移的肿大淋巴结，压迫侵犯气管或转移至气管壁。

（三）喉癌侵犯气管

喉癌向下延伸可直接侵犯气管上段，因此，临床有时较难将两者严格区分开来。大多为鳞癌，突入管腔，引起呼吸困难。

（四）甲状腺癌侵犯气管

约21%的原发性甲状腺癌可直接侵犯气管，还有部分是由于甲状腺癌术后复发而使气管受累，侵犯气管前壁。

（五）其他

如胸腺癌、淋巴癌及颈深部淋巴结转移癌，均可压迫及侵犯气管，造成气管梗阻。

二、临床表现

1. 随着病情进展，可出现刺激性咳嗽、气促、呼吸困难。若喉返神经受累，往往有声音嘶哑、饮水呛咳；气管内肿瘤表面糜烂时可伴有咯血或痰中带血丝，肿瘤突入管腔较多时会发生气道梗阻，出现肺部感染、脓痰、发热等；食管受累时，可有吞咽困难。

2. 喉癌、甲状腺癌患者，颈部可能触及包块和肿大淋巴结，气道梗阻严重者大多不能平卧、端坐呼吸、发绀，可闻及哮鸣音；伴阻塞性肺炎或肺不张时，患侧呼吸音减弱或消失；食管癌侵及气管者，多数营养较差、消瘦，合并食管气管瘘时，饮水呛咳、痰中混有食物残渣。

三、诊断要点

1. 既往恶性肿瘤病史、症状和体征。
2. X线、CT、MRI检查同原发性气管肿瘤。
3. 内镜检查包括纤支镜和食管镜检查，其作用和方法同原发性气管肿瘤。
4. 对可疑气管食管瘘患者，口服亚甲蓝，可见痰中有蓝染，也可行食管造影以明确诊断。

四、治疗

与原发性气管肿瘤治疗原则不同的是，继发性气管肿瘤必须根据气管外原发肿瘤的控制情况，有无其他部位转移以及气道梗阻的程度来制定治疗方案。治疗原则主要是在缓解呼吸困难的基础上，控制原发和继发病变。因此，选择姑息治疗的机会将远大于原发性气管肿瘤。

食管癌侵及气管者，若病变较局限、年龄较小、全身情况可以耐受者，可同期将食管气管病变一并切除，分别重建气管和消化道。如果已经形成食管气管瘘，必须隔离消化道和呼吸道，包括手术切除病变，并用带蒂软组织瓣隔离重建的消化道和气道；及食管或气管内置入带膜支架，再酌情放、化疗等。

支气管肺癌累及气管者，应根据病变范围、组织学类型及是否远处转移来确定。若能切除重建者，可行肺、气管、隆突切除成形或重建术，术后辅以放、化疗。估计切除困难者，可先行术前放、化疗，使病变缩小后再手术。

对于喉癌侵犯气管者，应根据病变及是否能保留说话功能，确定手术切除范围。一般在喉切除的同时，选择气管节段切除，术后辅以放、化疗。切除范围较大时，需行永久性气管造口术。如局部复发，必要时可再次手术切除。

甲状腺癌恶性程度较低，进展相对缓慢，侵犯气管程度相对轻。可在甲状腺癌根治的同时行受累气管局部或节段切除，获得良好的疗效。侵犯严重者常造成高位气管梗阻，可先行低位气管切开，缓解症状，再酌情行甲状腺癌根治、气管切除，术后辅以[131]I内放射治疗。

第二节 气管狭窄

一、病因

引起气管狭窄的原因很多，主要有如下几点：

（一）先天性疾病

先天性狭窄可以表现为环状平面的隔膜；少见的还有整段气管变窄，但伴有正常的喉和主支气管；漏斗状狭窄只累及气管的上部或下部；短段的狭窄常发生在气管下段。

（二）炎症和感染

上呼吸道结核可累及气管、主支气管，病变浸润、愈合交替过程中可形成气管、主支气管狭窄。典型的病理改变为黏膜下纤维化，使管腔呈环周性狭窄。许多疾病过程可直接引起气管损伤，如肉芽肿或感染炎症瘢痕形成。

（三）直接外伤

气管创伤如锐器伤、瞬间强力伸颈都能折断或撕裂气管；颈部钝性伤可引起气道的直接创伤；胸部挤压伤可引起胸部气管膜部的横行或纵行裂开。若不能早期手术修补，可形成瘢痕性狭窄或支气管闭塞而引起肺不张。

（四）医源性损伤

医源性损伤包括气管插管损伤、手术后再狭窄等。长期机械通气，在气管导管顶端与气管壁相抵处产生糜烂。形成肉芽呈息肉样梗阻、环形狭窄。行气管、支气管、隆突切除重建术后，约50％的成人、30％～40％的儿童，由于气管切除过长、吻合口张力过大、术后感染等因素而出现再狭窄。

（五）吸入性烧伤

吸入性烧伤包括化学腐蚀伤、火焰伤等，均可造成包括喉、气管、支气管在内的上呼吸道烧伤。最初咽部、声门损伤并不严重，但逐渐可出现声门下气管瘢痕性狭窄，呈进行性加重。多数损伤局限于黏膜或黏膜下，气管软骨环尚未破坏。

（六）血管环压迫

血管环压迫是外压性气管狭窄中最常见的一种。由于主动脉、无名动脉、肺动脉、锁骨下动脉等大血管先天发育异常和畸形，在解剖上形成类环状结构，对气管或食管造成束缚和压迫，引起呼吸和吞咽困难。

（七）其他

甲状腺肿瘤、巨大食管良性肿瘤、纵隔肿瘤或淋巴结肿大等长期压迫气管，使气管软化而狭窄。对纵隔内病变做放射治疗后，也可引起气管壁纤维化而狭窄。

二、诊断

（一）临床表现

1. 气管狭窄呈上呼吸道阻塞的症状，临床表现为呼吸困难，活动后胸闷、气促，部分患者可呈哮喘样发作，梗阻较严重者可出现严重缺氧和发绀等表现。结核所致者，病程长，可有刺激性咳嗽、消瘦、低热、盗汗等结核中毒症状。

2. 气管狭窄的发病进展缓慢，气管口径小于1cm者出现症状。发病过程中往往由于感染而使病情进展加速，可在伤后1个月内发生严重气管梗阻或窒息。

3. 狭窄较轻者，一般无明显体征。严重者可闻及哮鸣音，有的甚至不用听诊器便能听到喘鸣，患者呈端坐呼吸，常伴"三凹征"。

（二）影像学检查

胸部分层X线片、螺旋CT、MRI均可显示气管腔变小、狭窄的部位及长度。尤其是

CT和MRI能清楚地显示气管及其周围脏器的病变及严重程度，指导手术方式的选择。

（三）纤维支气管镜检查

纤维支气管镜检查是必不可少的检查手段，检查过程中要注意声带的活动情况，并测量狭窄段的长度及阻塞程度。

三、诊断要点

1. 既往史，要注意有无炎症和感染史、外伤史、手术史、医源性损伤、吸入性烧伤等病史。

2. 临床症状和体征。

3. 胸部X线片、CT、MRI，尤其是CT和MRI可清楚显示气管狭窄的程度、部位及长度，并结合纤支镜检查。

四、治疗

（一）先天性气管狭窄

先天性气管狭窄的治疗应根据狭窄的类型、程度和症状来决定。轻度狭窄患儿在3岁以后予以手术矫正，成功率高，预后良好；中度狭窄者，如为全段狭窄，在婴幼儿期难以耐受复杂的气管成形手术，多数夭折；若为短段或漏斗状狭窄，症状突出，应积极行袖式切除狭窄段重建呼吸道，但病死率高；如症状轻者，可到儿童期再择期手术。

（二）结核性气管狭窄

结核性气管狭窄必须经过严格、正规抗结核治疗至少半年以上。支气管镜下见气管狭窄部位瘢痕纤维化，呈现肉芽组织老化、光滑、局部无糜烂水肿，标志着无结核浸润和破坏时，方可考虑行狭窄段气管切除、气管端端吻合重建术，术中尽量保留健康肺组织。若仍有结核活动但气道梗阻严重者，可先置入气管带膜支架，待瘢痕化固定后再酌情行气管成形术。

（三）外伤性气管狭窄

外伤性气管狭窄，伤后早期在条件允许的情况下应尽早行气管修补或重建。吻合时应外翻，避免气管对端错位形成瘢痕而导致狭窄。对于已经狭窄或有肺不张者，应根据狭窄部位和类型酌情行狭窄段袖式切除、气管重建，术中尽可能不切除肺组织。

（四）气管插管损伤所致的气管狭窄

气管插管损伤所致的气管狭窄，由于患者一般情况较差，不能耐受手术，且由于狭窄梗阻的机制不同，处理也不同。对于形成气管内息肉样梗阻或环形狭窄者，可采用微波或激光多次消融除去肉芽组织，扩大管腔。对已形成节段性气管软化者，可采用"T"形管或金属带膜支架。合并有气管食管瘘者应积极治疗原发病，争取早日脱机拔管，待全身状况改善后行气管食管瘘修补或气管、食管重建手术。烧伤所致的气管狭窄往往累及声带和声门下，早期应放置"T"形管维持通气，待半年或1年以上，到瘢痕化停止后再行气管成形或重建手术。

（五）手术后气管狭窄

手术后气管狭窄的治疗较困难。对于只经历过一次手术、狭窄局限患者，应根据狭窄程度积极行气管成形或重建，预后良好。对于多次手术、反复狭窄患者，效果不佳，手术应谨慎。

对于外压性气管狭窄的患者，应积极处理原发病，解决气管压迫，并根据气管受压的性质和程度选择手术方式。

第四章　膈肌疾病

第一节　食管裂孔疝

食管裂孔疝是指胃的一部分或其他腹腔脏器经膈肌的食管裂孔进入胸腔内，常伴有胃食管反流症，临床并不少见。

一、病因

在正常情况下，腹内压比胸膜腔内压高10～20mmHg，吸气时胸腹压差增大，形成胸腔的吸力，使胃容易从腹腔进入胸腔，如食管裂孔过大，就容易发生裂孔疝。老年人发生食管裂孔疝多半因为肥胖及裂孔肌萎缩，固定结构松弛或无力。幼儿食管裂孔疝多为先天性膈肌裂孔发育不全所致。妊娠、肥胖、腹腔积液、便秘和腹腔肿瘤等原因可使腹压增加，引起食管裂孔疝。

食管裂孔疝在国内报道的发病率低于国外。

二、病理及分型

主要病理改变为食管-胃连接部的上移。按临床、X线片及病理可分为3型。

（一）滑疝

滑疝占90%左右，食管-胃连接处和胃近侧经裂孔疝入胸腔，疝可上下滑动，因为覆盖裂孔插入食管的膈食管膜无缺损，故多无真性疝囊，多不伴有胃食管反流。

（二）食管旁疝

食管旁疝较少见，占食管裂孔疝的5%～10%，食管及贲门仍处于正常位置，而胃底或胃大弯经食管前方疝入胸腔，由于存在膈食管膜缺损，多具有完整的疝囊，可产生扭转等并发症。

（三）混合型疝

此型最少见，约占5%，是指滑动型食管裂孔疝与食管旁疝共同存在，食管-胃连接部高于膈肌，同时伴有胃底和胃大弯在食管旁疝入胸内。

三、诊断

（一）临床表现

1. 部分滑疝患者无明显临床症状，仅在X线检查时发现，多为小型疝。

2. 轻度症状　为胸骨后不适、嗳气、呃逆、胸闷、食后饱胀感和恶心等不典型症状。

3. 典型症状　多由胃食管反流引起，如胸骨后呈隐痛、胀痛、烧灼痛，甚至绞窄性疼痛，并可向肩部、下胸部及上腹部放射，多在进食或餐后发生，饱食、平卧、弯腰、用力咳嗽等可诱发，而立位和吞咽后可改善。反酸、反食及呕吐都不伴恶心感，常与疼痛同时发生。

4. 其他　尚有吞咽梗阻感（食管狭窄或胃扭转引起）、呕血（食管或胃的炎症，溃疡引起）、黑粪、消瘦、贫血及反流引起的气管炎症或肺部感染等。

（二）X线检查

1. X线平片　较大的疝在X线平片上能明显显示，于膈、心后区可见囊状阴影，其中可有液气平面。

2. 钡餐检查　典型滑疝的X线征象为膈上出现充钡的囊影（胸胃），囊内可见胃型黏膜纹，而钡剂反流入食管只能说明存在胃食管反流现象。

（三）食管胃内镜检查

可见食管-胃黏膜交界线上移，胃黏膜反入食管内，有时见食管下段有炎症改变、溃疡或瘢痕样狭窄。

（四）诊断要点

1. 中老年及女性肥胖病人出现典型的胃食管反流症状，如胸骨后烧灼痛、反酸、反食等。

2. X线检查发现"胸胃"，内镜检查见食管-胃黏膜交界线上移等。

四、治疗

（一）非手术治疗

内科治疗原则主要是消除疝形成的因素，控制胃食管反流，促进食管排空，以及减少胃酸分泌。

1. 无症状的食管裂孔疝不需治疗。

2. 减肥，不饱食，睡觉宜头高位及右侧卧位。

3. 有轻度反流症状者可行内科治疗，其目的是减轻反流、减少胃分泌物的刺激及腐蚀。可用抑酸剂如西咪替丁等H_2受体阻滞剂，奥美拉唑等质子泵抑制剂，抗酸及保护胃黏膜药如氢氧化铝等。

（二）手术治疗

手术指征：

1. 经内科治疗症状无好转者。

2. 有并发症的食管裂孔疝，如合并严重的食管炎、溃疡、出血、狭窄、贲门梗阻、十二指肠溃疡、胆石症者或肺部并发症以及出现疝内容物嵌顿、绞窄或扭转者。

3. 巨大的滑动型食管裂孔疝和食管旁疝引起呼吸循环功能障碍。

4. 食管裂孔疝不能排除合并食管恶性病变者。

手术治疗主要的目的是修复扩大的食管裂孔，另外还要加上抗反流手术。可选择开胸手术、开腹手术或腹腔镜微创手术。

五、预后

食管裂孔疝手术死亡率<1%，术后近期效果优良率达90%左右。少数病人远期发生疝复发和胃食管反流症。

第二节　创伤性膈疝

创伤性膈疝是由于创伤而导致的膈肌破裂，腹腔脏器如胃、结肠和大网膜等疝入胸内，约占胸腹部创伤的5%，左膈疝占90%左右。

一、病因与病理

创伤性膈疝可发生于锐器伤，如子弹、弹片或异物及刀剑等。也可以是闭合伤，如车祸、高处坠落、挤压伤及爆震伤等。因右侧膈下有肝保护，所以左膈疝多见，右膈疝少见，均无真性疝囊。锐性膈肌裂口较小，由于症状及X线不明显，常易漏诊；而钝性伤时膈肌裂口常较大，多位于外侧肌肉部，有时可长达10cm以上。

二、诊断

（一）临床表现

1. 疼痛可限于下胸部或腹部，性质呈隐痛或剧痛，间歇性或持续性，进食、仰卧或左侧卧时加重，呃逆、呕吐或排气后减轻。

2. 可出现胸闷、心悸、呼吸困难及咳嗽等症状。较多腹腔脏器疝入胸腔时患侧胸部膨隆，呼吸运动减弱，下胸部叩诊浊音或浊鼓音相间，听诊呼吸音减弱或消失，可闻及肠鸣音，心脏及气管向健侧移位。

3. 可出现恶心、呕吐、呕血、黑粪或不排气及便秘等情况。当较多腹腔脏器疝入胸腔后，腹部表现空虚柔软，但有腹膜炎时可出现压痛等腹膜刺激症状。

4. 危重病人可出现呼吸窘迫、发绀、休克和猝死，但大多与其他复合伤有关，如大出血、脏器坏死穿孔、感染等，膈肌破裂直接致死者极少见。

（二）X线检查

胸部X线表现：

1. 病人膈抬高，膈面不规则或模糊，活动限制。

2. 患侧下肺野异常阴影，可呈肿块状、片状模糊影、肋膈角变钝。

3. 膈下胃泡消失而膈上出现较大含水量液气平面囊影。

4. 纵隔、心脏和气管向健侧移位。延迟性膈疝多为肠梗阻表现而就诊。食管吞钡（含钡剂灌肠）X线检查可确诊膈疝。CT扫描对其确诊有帮助。

三、治疗

一经确诊或无法排除本症时，应及早行探查术。手术前应纠正休克、供氧和胃肠减压。

四、预后

单纯膈肌修补术较安全，但伴有胸、腹内脏伤者死亡率高。

第三节　膈膨升

膈膨升也称膈肌膨出症，比较少见，是指膈肌因麻痹、发育不全或萎缩所造成的膈肌位置异常升高。从病因上可分为两类：①先天性或非麻痹性；②后天性或麻痹性。

一、病因

先天性膈肌膨出是由于胚胎时期胸腹膜肌化不全或不肌化所致的膈肌薄弱引起的，膈肌的横纹肌缺乏或极度退化，特别是中心腱部分为广泛的纤维弹性组织所替代。还可进一步分为完全性、部分性和双侧性三类。膈肌膨出患儿，可伴有先天性肺发育不良、胃扭转等。后天性膈肌膨出则是由膈神经损伤或病变引起的，膈肌的横纹肌萎缩是其特征。在婴儿，产伤、先天性心脏病或纵隔肿瘤手术时的损伤是最多见的原因。在成人多因恶性肿瘤（如肺癌、胸腺瘤、恶性生殖细胞瘤、非霍奇金病）的侵犯、手术、创伤或感染等原因引起膈神经麻痹致膈膨升。

二、病理生理

膈膨升因膈肌的舒缩功能和稳定性的丧失，主要影响呼吸系统、循环系统和消化系统功能。

（一）呼吸运动的改变

膈膨升时，膈肌完全或部分丧失舒缩功能，呼吸肌的活动改变很大，且导致膈肌、腹壁的反常呼吸运动及纵隔摆动。

（二）肺功能

肺活量和肺总量减少20％～30％。根据膈肌对肺功能的影响程度，分为膈无力和膈衰竭。由于膈肌运动减弱，其他辅助呼吸肌参与呼吸运动，患者可维持一定的肺泡通气量，临床上出现气急等症状，但无呼吸衰竭，称为膈无力。当呼吸肌的能量需要超过其能量供给时，膈肌和辅助吸气肌的活动不足以维持适当的肺泡通气量，在临床上出现呼吸衰竭，此时膈肌状态称膈衰竭。

（三）腹腔脏器

膈膨升由于膈肌抬高，腹腔容积增大、压力减低，易引起腹腔活动度大的脏器扭转，如胃、小肠、结肠等脏器的扭转，其中胃的逆时针转位最常见，胃底随膈肌抬高、胃泡巨大、腹段食管成角增大，患者有餐后饱胀感、嗳气、吞咽困难及上腹部不适、疼痛等症状。

三、诊断

（一）临床表现

1. 膈肌膨出可发生于任何年龄，最常见于左侧。

2. 单侧膈肌膨出的婴儿由于膈肌的反常运动和纵隔摆动，常表现为严重呼吸困难和发绀。如果双侧受累，除非给予快速的机械呼吸支持，否则很快致命。

3. 单侧膈肌膨出的较大儿童和青年一般没有症状，但也可以有呼吸和消化系统的症状，如饭后胸闷、气短、嗳气、上腹不适等。这些症状除膈肌升高是其原因以外，个别患者还与胃旋转不良、腹段食管成角有关。

4. 成人单侧膈肌膨出，其肺活量和肺总量减少20％～30％。因此常有胸闷、气短的症状。双侧膈肌膨出，肺功能减少更加严重，特别是在仰卧位时。尽管成人可以耐受双侧膈肌膨出。但这类患者易发生慢性呼吸衰竭。

（二）X线检查

膈肌膨出症的诊断主要依靠胸部X线检查，胸部X线平片或胸部X线透视下可见一侧或双侧膈肌全部或部分升高，以左侧膈肌全部升高多见。在标准胸部平片上，病变侧膈肌异常升高，有时还可看到基底段肺不张的表现。透视时，令患者做突然的吸气动作，可清楚地看到病变侧膈肌的矛盾运动。气腹和上胃肠造影检查选择性应用。

四、治疗

婴幼儿膈肌膨出，若有严重的呼吸困难和发绀，应立即行气管内插管和呼吸机辅助呼吸，并准备进行紧急的外科治疗。

有症状的儿童和青年，应择期手术。治疗的目的是将膈肌恢复到正常的位置，以稳定纵隔和得到更多的正常换气。常用膈肌折叠术。

五、预后

（一）婴幼儿的膈肌膨出症

婴幼儿的膈肌膨出症通常可立即改善通气状况，除非并发肺发育不良，这种病例的预后由发育不良的通气量决定。先天性膈肌膨出症的手术治疗预后较好，但婴幼儿，特别是早产儿膈肌膨出症死亡率较高，原因是：①患儿术前、术后易发生严重的呼吸衰竭和肺部感染；②并存其他重要器官的畸形，如肺发育不良和心脏畸形。

（二）成人型

成人手术疗效不如婴幼儿型，术后短期疗效因膈肌恢复到正常水平，呼吸系统及其他系统症状明显缓解。但远期疗效随着膈肌的逐渐松弛、抬高，呼吸系统及消化系统症状复发，重者可出现呼吸困难等。

第四节　膈肌肿瘤

一、概述

原发性膈肌肿瘤临床上非常少见，多以邻近器官如肺、食管、胃、肝脏、肋骨、脊柱和腹膜恶性肿瘤侵犯膈肌多见。原发性膈肌肿瘤大多起源于膈肌肌腱或前方肌层，分为良性和恶性两种，以良性多见。良性肿瘤最常发生的是各种囊性肿瘤，如支气管囊肿、间皮性囊肿、囊性畸胎瘤、纤维瘤、脂肪瘤、血管瘤、神经源性瘤等，恶性肿瘤主要为纤维肉瘤、神经源性细胞肉瘤等。

二、诊断

（一）临床表现

肿瘤可发生于任何年龄，但大多数发生于40～60岁，男女发病率相等，80%的患者有症状，最常见的症状为右胸痛、腹痛、咳嗽、气促，常伴有右侧胸腔积液，可引起肺不张。

（二）检查

膈肌肿瘤的影像诊断较为困难，其生长方式以向胸腹腔双侧生长为主，极少数可向单侧生长。原发性膈肌肿瘤常被误诊，应与膈上、膈下、心脏、纵隔的疾病相鉴别，可以通过人造气腹、胸片或螺旋CT三维重建等明确诊断。膈肌肿瘤的X线特征性表现为膈表面不断增大的包块，一般位于胸（腹）膜外。

三、治疗

膈肌肿瘤良、恶性鉴别诊断困难，故膈肌肿瘤一经诊断，应积极手术治疗，良性肿瘤或界限清楚的局限恶性肿瘤应行包括附近正常膈肌和腹膜的大块切除。周边的膈肌肿瘤如侵犯胸壁，应一同切除受侵犯的胸壁，如膈肌缺损较小，可直接缝合。如果膈肌切除较多或缺损较大，可用自体或人工材料修补。

术后应注意充分引流及抗感染治疗，避免形成膈下脓肿。

四、预后

术后依据病理类型来决定是否放疗。良性膈肌肿瘤预后良好。大部分恶性肿瘤预后差，常死于恶性肿瘤复发。

第五章　肺与纵隔影像学检查

第一节　检查技术

一、X线检查

（一）透视

透视检查能够发现较为明显的病变。由于透视在胸部病变的显示和诊断上有限度，此种方法作为常规检查的应用逐渐减少。

（二）摄片

胸部摄片在呼吸系统疾病中一般作为首选的方法。胸部摄片主要适用于有呼吸系统、心脏大血管及胸部骨骼肌肉系统疾病临床表现的病人。胸部摄片也用于健康体检、某些职业和特殊需要人群的胸部检查以及肺癌的筛查。在检查方法上，采用正位与侧位摄片以全面观察病变的部位及形态。正位胸片又称后前位胸片，即胸前部靠胶片；侧位投照时病变侧靠胶片；一般采用立位。对于卧床的患者和婴幼儿可采用卧位或坐位前后位投照，即背部靠胶片；侧位可改为病侧靠片卧位或仰卧水平摄影。胸部摄片分为传统的摄片和数字X线摄片。

二、CT检查

（一）普通CT扫描

普通CT扫描（平扫）系不使用对比剂的常规扫描，扫描范围通常从肺尖至肺底，也可根据定位片所见，进行局部选层扫描。由于胸部有良好的天然对比，对多数胸部病变，平扫即能满足诊断要求。通常分别用肺窗观察肺组织，纵隔窗观察纵隔结构及软组织，骨窗观察骨性胸廓。

（二）增强CT扫描

经静脉快速注射碘对比剂后，选择适当的时段进行扫描，常采用动脉期和实质期。适用于了解胸部疾病的血供情况，鉴别肺部肿块，观察肺门、纵隔及心脏大血管结构，了解病变与上述结构的解剖关系等，帮助鉴别良、恶性病变，确定肿瘤分期等。

（三）高分辨率CT（high resolution CT，HRCT）扫描

HRCT是一种采用小的显示野（field of view，FOV）、薄层（1~2mm）扫描及高分辨力重建算法从而获得具有较高空间分辨力图像的检查技术。主要用于观察肺部病灶的微细结构，能显示次级肺小叶；对弥漫性肺间质病变、肺小结节及支气管扩张的诊断十分有效。

（四）多层螺旋CT（multi slice CT，MSCT）扫描

系X线球管一次旋转过程中同时获得4、16或64层面或更多图像数据的成像系统。MSCT扫描明显缩短胸部扫描时间，提高纵轴方向的空间分辨力。可对肺部病灶进行多平面重建、肺支气管成像、仿真内镜等多种后处理技术进行观察。

（五）动态扫描

注射对比剂后对某感兴趣区行多次快速扫描，以了解对比剂的浓度变化，主要用于明确血供丰富的病灶或血管性病变。

（六）CT灌注成像

在静脉快速团注对比剂时，对感兴趣区层面进行动态CT扫描，从而获得感兴趣区时间-密度曲线，曲线中CT值的变化，可反映组织中碘聚集量随时间的变化而变化，因此，可有效地反映局部肺组织血流灌注量的改变。

三、MRI检查

MRI对肺门部肿块与血管的鉴别、纵隔病变、肺癌具有一定的诊断价值，由于其没有辐射损伤，因此有可能成为肺癌普查的一种手段。由于肺为含气结构，质子含量很稀少，故肺组织在MRI上无信号，因而MRI对肺部其他病变显示效果差，一般不作为肺部疾病的首选检查。

第二节　正常影像学表现

一、X线检查

X线胸片的常规体位为后前位和侧位，正常X线胸片的观察内容包括胸廓、气管、支气管、肺、纵隔、胸膜和膈等结构。

（一）胸廓

正常胸部X线影像是胸腔内、外各种组织、器官包括胸壁软组织、骨骼、心脏大血管、肺、胸膜和膈肌等相互重叠的综合投影。某些胸壁软组织和骨结构可以投影于肺野

而形成能与病变混淆的阴影。

1. 胸壁软组织

（1）胸锁乳突肌：胸锁乳突肌在锁骨内1/3部上方形成带状致密阴影，位于两侧肺尖的内侧，向外上方走行，其边缘清楚，不应被认为是肺尖部病变。

（2）胸大肌：胸大肌可在两肺中野的外侧形成片状阴影，易在男性胸片显示，右侧一般较显著。胸大肌阴影向外上方可达腋部，阴影的外下方比内上方密度高，有助于与肺内病变区别。

（3）女性乳房和乳头：女性乳房在两侧肺下野形成高密度阴影，其下缘清楚、呈半圆形。发育期的乳房阴影边缘不清，易误认为肺内炎症。两侧乳房不对称或一侧乳房切除术后不应被误认为是肺内病变。乳头在两肺下野可形成两侧对称的小圆形致密阴影。男性乳头阴影一般位于第5前肋间，女性乳头位置可较低。乳头阴影的特定位置及两侧对称，可以此与肺内结节病灶鉴别。

（4）伴随阴影：为肺尖部胸膜反褶与X线呈切线位而形成，呈宽约1~2mm的线条状软组织阴影，位于第1、2肋骨后端下缘，且与肋骨平行。有时胸膜反褶还可见于两侧肋骨下缘部内侧。

（5）锁骨下动脉阴影：表现为第2后肋下方的弧形带状密度略高的阴影，长3~4cm、宽1~2mm，且凸面稍向上，以左侧较易显示。

2. 骨骼

（1）肋骨：肋骨起于胸椎两侧，后段呈水平向外下方走行，密度较高，清晰，前段自外上向内下倾斜走行与肋软骨相连，形成肋弓。肋骨前后端不在同一水平，一般第6肋骨前端相当于第10肋骨后端的高度。前段较薄，密度较淡。因肋软骨不显影，故X线片上肋骨前段游离。约于25岁以后第一对肋软骨开始钙化。其余肋软骨随年龄的增大自下而上地逐渐钙化，表现为断续或连续的片状、条状或颗粒状钙化影，勿误认为肺内的病变。肋骨的先天变异较为多见。常见的有：①颈肋：可发生于一侧或两侧，从第7颈椎处发出，常表现为发育不完全的短小较直的小肋骨；②叉状肋：常发生于第3或第4肋骨的前段，肋骨远端呈叉状，同时伴有增宽或缩短、变形；③肋骨联合：多见于第5、6后肋，表现为相应的两条肋骨局部呈骨性联合，勿误认为肺内病变。

（2）肩胛骨：肩胛骨位于胸廓的后外上方。标准后前位片，肩胛骨投影于肺野之外，如两肩前旋不足或卧位摄片，可于肺野外带见到肩胛骨内侧缘，呈带状致密阴影，不可误认为胸膜肥厚。发育中的肩胛骨，其下角的二次化骨中心偶可投影于肺野内，勿误认为骨折或肺内病变。

（3）锁骨：锁骨位于胸廓之前上方，标准后前位胸片两侧胸锁关节与中线等距。锁骨内端下缘可见边缘不整的半圆形缺损，称菱形窝，是菱形韧带的附着处。锁骨内端骨骺于18~20岁出现，呈不规则的新月形，不可误认为骨折。

（4）胸骨：胸骨由胸骨柄、胸骨体及剑突三部分构成，柄与体交界处称胸骨角。

后前位胸片，胸骨柄两侧可显影于纵隔旁肺野，不可误认为纵隔阴影增宽。当后前位胸片偏斜时，胸骨体亦可显影于肺野，其边缘的肋切迹可作为与肺内病变的鉴别。

（5）胸椎：胸椎的横突突出于纵隔影之外，似纵隔内肿大的淋巴结，应注意鉴别。

（二）纵隔

纵隔位于胸骨之后，胸椎之前，介于两肺之间。其主要结构有心脏、大血管、气管、食管、淋巴组织、胸腺、神经、脂肪及结缔组织。

纵隔的分区在纵隔病变的定位和定性诊断中具有重要意义。纵隔的分区方法有多种，现多采用六分区法。即在侧位胸片上，自胸骨柄、体交界处至第4胸椎下缘连一水平线，其上为上纵隔，其下为下纵隔；以气管、升主动脉及心脏前缘的连线作为前、中纵隔的分界，再以食管前壁及心脏后缘连线作为中、后纵隔的分界；从而将上、下纵隔各分为前、中、后三区，共6个区（图1）。

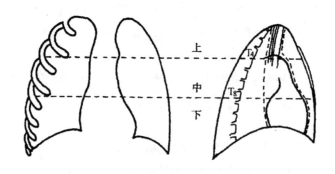

图 1　纵隔分区示意图

（三）膈

膈（diaphragm）在正位片位于两侧肺野的下缘，分为左膈及右膈。膈的上缘因肺的对比呈边缘清晰的圆顶状，最高点在膈的中点偏内侧，称为膈顶。膈与胸壁间形成肋膈角，肋膈角为锐角。膈与心脏形成心膈角。在侧位片上，膈与前胸壁形成前肋膈角，与后胸壁形成后肋膈角，后肋膈角为胸腔的最低位置。一般右膈顶在第5至第6前肋间水平，右膈通常比左侧高1～2cm。在平静呼吸状态下，膈运动幅度约为1～2.5cm，深呼吸时为3～6cm，膈的左右侧运动大致对称。正常人有的在膈的前内侧出现向上的局限性半圆形隆起，称为局限性膈膨出。此为部分膈肌较薄弱或膈肌的张力不均所致。有的膈在吸气时可见3～4个弧形凸起，呈波浪状，是因膈肌收缩不均匀引起，深吸气时明显。在深吸气时膈面可出现数个小三角形突起，或使膈呈阶梯状，此为在膈肌过度下降时附着于前肋端的膈肌受到牵拉所致。

（四）胸膜

叶间裂是肺叶之间的胸膜在X线胸片上形成的线样阴影。水平叶间裂又称横裂，正位胸片上在相当右肺门中部平面水平走行，在侧位胸片上位于肺门前方。斜裂胸膜的线形阴影在侧位胸片显示清楚，从后上向前下方走行。常见的副裂为位于右心膈角处的右下副裂及右肺上叶内部的奇副裂。

（五）肺

肺的各解剖部分的投影在X线上表现为肺野、肺门及肺纹理。

1. 肺野　肺野是含气的肺组织在X线片上所显示的透亮区域，两侧肺野的透亮相同。当肺组织发生病变时，该处肺野的透亮度发生改变。为了便于标明病变位置，人为地将一侧肺野划分为九个区域，即沿胸廓自内向外纵行分为三等份，称为内、中、外带，又分别在第2、4肋骨前端下缘各画一水平线，又将其分为上、中、下野。上野中的第1肋间内的部分称为肺炎。

2. 肺门　X线胸片的肺门阴影主要由肺动脉、肺静脉、支气管及淋巴组织构成，但主要为肺动脉和肺静脉的投影。在后前位胸片上，肺门阴影位于两肺中野的内带，左肺门比右肺门通常高约1～2cm。右肺门的上部由右上肺动脉及肺静脉组成，右肺门的下部为右下肺动脉。右肺门上下部的夹角称为右肺门角。左肺门由左肺动脉及上肺静脉的分支构成。左肺动脉弓在左主支气管及左上叶支气管之间形成半圆形影。

在侧位胸片上，两侧肺门可完全或部分重叠。一般右肺门位于前下方，左肺门位于偏后上方。侧位肺门影内有时可见气管下段、主支气管和上叶支气管的投影。

3. 肺纹理　肺纹理由肺动脉、肺静脉组成，主要成分是肺动脉分支，支气管、淋巴管及少量间质组织也参与肺纹理的形成。在正位胸片上，肺纹理自肺门向肺野中、外带延伸，逐渐变细，至肺野外围几乎不能辨认。下肺野肺纹理比上肺野多而粗，右下肺野肺纹理比左下肺野多而粗。

4. 肺叶、肺段、肺小叶　肺叶属解剖学范畴。右肺分为上、中、下三个肺叶，左肺上、下两个肺叶。肺叶与肺野的概念不同，肺叶前后重叠。肺叶由2～5个肺段组成，各有单独的段支气管。肺段常呈圆锥形，尖端指向肺门，底部朝向肺的外围，肺段间没有明确边界。各肺段的名称与其相应的支气管一致。每个肺段由许多肺小叶组成。小叶核心主要是小叶肺动脉和细支气管，其管径约1mm左右。小叶间隔由疏松结缔组织组成。每个小叶又由3～5个呼吸小叶（又称腺泡）构成。终末细支气管直径约0.6～0.8mm，在腺泡内继续分出1、2、3级呼吸细支气管，然后再分为肺泡管、肺泡囊，最后为肺泡。肺泡壁上有小孔，称为肺泡孔，空气可经肺泡孔相互沟通。呼吸细支气管、肺泡管、肺泡囊、肺泡为肺的气体交换部分。

（六）气管、支气管

气管在后前位胸片上可以显示。气管位于上纵隔的中线部位，自第6、7颈椎至5、6胸椎平面。在CR、DR片可以显示两侧主支气管，主支气管以下的分支在胸部平片上一般不能显示。

二、胸部CT正常解剖

（一）纵隔CT应用解剖

胸部CT检查最有价值之一是纵隔，它能清晰地显示纵隔的解剖细节，如血管、淋巴结、气道、胸腺、食管及椎旁组织和纵隔间隙等，而且定位准确可靠。注射造影剂增强扫描效果更佳。

1. CT的纵隔分区　一般以胸骨角和第4胸椎下缘连线的水平线分上、下纵隔。下纵隔以心包分前、中、后纵隔，气管、支气管本身属于后纵隔。也有以右肺动脉为标志来分，右肺动脉以前为前纵隔，以后为后纵隔，右肺动脉本身属于前纵隔。右肺动脉上缘以上属上纵隔，以下属下纵隔。

2. CT的纵隔间隙　此间隙属非筋膜间隙，指脂肪、淋巴结等低CT值的间隙。

（1）气管前间隙：是气管、上腔静脉和主动脉弓及其三个分支，即无名动脉，左颈总动脉和左锁骨下动脉围成的三角形间隙，内有奇静脉淋巴结。

（2）血管前间隙：位于胸骨柄后方、两肺前脑膜返折线之间、大血管平面以前的间隙。内有胸腺（30岁以下均有，50岁以上仅17%有之）、膈神经、迷走神经、喉返神经、左最上肋间静脉。

（3）气管后间隙，前：气管；后：脊柱；右：右肺；左：下部为主动脉弓，上部为左肺。内有食管，胸导管，左、右最上肋间静脉。

（4）主-肺动脉窗：上方为主动脉弓、下方为左肺动脉、右侧为气管下端和食管、左侧为左肺，其高度为1.0～1.5cm，内有动脉导管索和左喉返神经，正常还有淋巴结存在。

（5）气管隆嵴下间隙：从气管叉开始向下至右肺动脉下缘，高达2cm，内有淋巴结等。其位置，前方：右肺动脉。两侧：右上为右肺支气管、右上叶支气管；右下为中间段支气管。

左上为左肺动脉、左肺支气管；左下为左上肺静脉纵隔部、左肺支气管、左肺上叶支气管。后方：奇静脉、食管和右肺下叶上段所形成的奇静脉食管隐窝。下方：相当于横窦水平最低处，即在升主动脉、肺动脉干和左心房之间。

（6）后纵隔间隙（指气管叉以下的后纵隔）：即左心房后间隙；前为左心房、后为脊柱、右为右肺、左为降主动脉。内有食管、胸导管、奇静脉、半奇静脉、淋巴结等。

（7）膈脚后间隙：位于左右膈肌脚之间、脊柱之前。内有降主动脉、胸导管、奇静脉、半奇静脉、淋巴结等。

3. 正常纵隔的CT表现　为说明纵隔的主要CT表现，选择6个基本的纵隔层面，以说明其主要结构的关系。多数成年人纵隔内均含有较多的脂肪，在低密度脂肪组织的对比下可清晰显示各结构的轮廓，增强扫描可使纵隔内的大血管显示得更加清楚。

（1）胸廓入口层面：位于胸骨切迹水平，气管在胸椎前方中线部位，食管在其左侧。气管两旁的血管自后向前依次为锁骨下动脉、颈总动脉和头臂静脉。

（2）胸骨柄层面：血管位于气管的前方，从左到右为左锁骨下动脉、左颈总动脉、无名动脉及右头臂静脉，最前方是左头臂静脉。

（3）主动脉弓层面：气管的左侧及前方为主动脉弓，右前方为上腔静脉，左后部为食管。

（4）主动脉窗层面：气管前方为升主动脉，右前方为上腔静脉，右侧有奇静脉，左后方有降主动脉。

（5）气管分叉层面：气管分叉前方可见肺动脉主干及左、右肺动脉。左肺动脉位于左主支气管前外方，右肺动脉在升主动脉或上腔静脉与右主支气管之间。

（6）左心房层面：胸椎前方为左心房，下肺静脉干汇入其内。左心房之前为升主动脉根部。升主动脉左前和右侧分别为右心室及右心房。胸椎左前方为降主动脉。

（7）心室层面：可显示四个心腔，并可见与左心房相连的肺静脉。

（二）肺野和肺门

为观察肺门及肺野结构需采用肺窗。两肺野内可以看到由中心向外围走行的肺血管分支，由粗渐细，上下走行或斜行的血管则表现为圆形或椭圆形的断面影。两肺下叶后部血管纹理较粗，为正常表现，系因患者仰卧位扫描时肺血的坠积效应所致，勿误认为异常。正常肺门主要为支气管与肺动、静脉的轴位影像。肺叶、肺段支气管与肺门血管特别是肺动脉的相对位置、伴行关系以及管径的大小较为恒定。通常肺动脉的管径与伴行的支气管管径相近。

右肺门的上界为尖段支气管的起始部及伴随的肺动脉。左肺门的上界为尖后段支气管的起始部及伴随的肺动脉。两肺门的下界为下叶肺段支气管的起始部及伴随的肺动脉。内界为纵隔胸膜，外界为肺段支气管起始部及伴随的肺动脉。

（三）肺叶及肺段

叶间裂是识别肺叶的标志，常规CT图像上叶间裂处表现为无血管结构的透明带。由于叶间裂处实际是其两侧相邻肺叶的边缘部分，血管、支气管等结构已不能显示，所以表现为透明带。当叶间裂走行与扫描平面接近垂直或略倾斜时，则可显示为细线状影。在高分辨力CT扫描时，叶间裂可清楚显示为线状影。

肺段与所属支气管同名。右肺有10个肺段，左肺有8个肺段。肺段的基本形态为尖端指向肺门的锥体状。CT图像上不能显示肺段之间的界限，只能根据肺段支气管及血管的走行定位。当肺段内发生肺段范围内的病变时，则可显示肺段的形态。

三、正常MRI表现

正常胸部MRI图像与CT图像类似，CT图像的密度与MRI图像上信号强度有不同的表现。纵隔内的大血管结构由于血流的流空效应，均呈低信号，在T_1W_1上呈高信号的脂肪与低信号的血流形成清晰对比。

超声在诊断胸壁软组织、胸膜和胸膜腔、接近胸壁的肺内病变、纵隔病变以及肺肌和膈肌旁肺底疾病等方面有一定的价值。由于含气的肺组织和胸部骨骼可将入射超声束全部反射，致超声检查呼吸系统疾病有较大的限制。

第三节　基本病变影像学表现

胸部疾病可表现为不同形态、大小、密度或信号及数目的异常影像学表现，这些异常影像学表现是胸部病变的大体病理改变在影像学上的反映。一种疾病在发展的不同时期可出现不同的异常影像学表现，不同病变又可发生相同或类似的异常影像学表现。认识基本病变的影像学表现是进行诊断和鉴别诊断的基础。

一、支气管阻塞性改变

（一）阻塞性肺气肿

肺气肿是指肺组织过度充气而膨胀的一种病理状态。支气管不完全阻塞形成活瓣作用，吸气时管腔略扩张，空气尚可进入肺泡，呼气时肺泡内气体排出困难，致使肺泡过度充气而膨胀，随之肺泡壁受压变薄，血供障碍或继发感染，并可引起肺泡破裂，而形成阻塞性肺气肿。

1. X线检查　局限性阻塞性肺气肿表现为肺部局限性透明度增加，其范围取决于阻塞的部位。一侧肺或一个肺叶的肺气肿表现为一侧肺或一叶肺的透明度增加，肺纹理稀疏，纵隔移向健侧，病侧横膈下降。支气管异物引起者透视下可有纵隔摆动，即呼气时纵隔移向健侧，吸气时恢复正常位置。弥漫性阻塞性肺气肿表现为两肺野透明度增加，常有肺大泡出现，肺纹理稀疏。肺气肿晚期，肺组织及毛细血管床破坏加重，气肿区小血管变细减少，肺野透明度明显增加；胸廓前后径及横径均增大，肋间隙增宽，横膈低平且活动减弱；心影狭长呈垂位心形，中心肺动脉可以增粗，外围肺血管纹理变细，严重者出现肺动脉高压及肺心病。

2. CT检查　局限性阻塞性肺气肿表现为某断面上肺局限性透明度增加，肺纹理稀疏。CT对局限性肺气肿的检出比X线检查敏感，可显示阻塞的部位，甚至阻塞的原因。弥漫性阻塞性肺气肿表现为肺纹理稀疏、变细、变直。在肺的边缘部常可见大小不等的肺大泡影。高分辨力CT可显示肺小叶的结构及异常改变，可发现早期肺气肿。

（二）阻塞性肺不张

支气管完全阻塞可引起阻塞性肺不张，阻塞原因可为异物、痰液、血块、肿瘤、结核、炎性肉芽肿等。支气管完全阻塞后，肺泡内原有气体被吸收弥散，且肺泡内有一定量的液体渗出，病变部位肺组织因无气而萎陷，体积缩小。

1. X线检查

（1）一侧性肺不张：患侧肺野均匀致密，肋间隙变窄，纵隔向患侧移位，横膈升高。健侧有代偿性肺气肿表现。

（2）肺叶不张：不张肺叶缩小，密度均匀增高，相邻叶间裂呈向心性移位。纵隔及肺门可有不同程度的地向患部移位。邻近肺叶可出现代偿性肺气肿。

（3）肺段不张：单纯肺段不张较少见，后前位一般呈三角形致密影，基底向外，尖端指向肺门，肺段缩小。

（4）小叶不张：为多数终末细支气管被黏液阻塞所致，表现为多数小斑片状灶性影，与邻近的炎症不易区分，多见于支气管肺炎。

2. CT检查

（1）一侧性肺不张：不张的肺缩小，呈边界清楚、锐利的软组织密度结构，增强扫描可见明显强化，常可发现支气管阻塞的部位和原因。

（2）肺叶不张：右肺上叶不张表现为上纵隔右旁的三角形或窄带状软组织密度影，尖端指向肺门，边缘清楚。左肺上叶不张表现为三角形软组织密度影，底部与前外胸壁相连，尖端指向肺门，其后外缘向前内方凹陷。右肺中叶不张较常见，表现为右心缘旁三角形软组织密度影，其尖端指向外侧。肺下叶不张CT表现为脊柱旁的三角形软组织密度影，尖端指向肺门，其前外缘锐利。患侧横膈升高，肺门下移。

（3）肺段不张：常见于右肺中叶的内、外段，表现为右心缘旁三角形软组织密度影，边缘内凹。

（4）小叶不张：CT表现与X线表现相似。

3. MRI检查　不张肺的肺叶或肺段在T_1W_1上表现为较高信号影，T_2W_1上为略高信号影。

二、肺实变

（一）渗出与实变

渗出是急性炎症的主要表现，这些病理性的液体可以是炎性渗出液、血液及水肿液，见于肺炎、渗出性肺结核、肺出血及肺水肿等。平片和CT肺窗均表现为：

1. 片状密度增高影，密度均匀。

2. 病变范围可为小片状、大片状、一段、一叶甚至一侧肺，可为单发或多发，病灶可相互融合。

3. 在实变影中常可见含气管支气管分支的透明影，称为支气管气像。CT纵隔窗上病变可完全不显示，或显示的病变范围较肺窗所见小，病变的密度不如肺窗所见均匀。

（二）增殖性病变

肺内增殖性病变包括肉芽肿、炎性假瘤和慢性炎症。肉芽肿呈结节状，炎性假瘤多呈结节及肿块形状，慢性肺炎为肿块、肺段或肺叶实变影像。病变边缘清楚，动态变化缓慢。

（三）纤维化

纤维化是指由纤维组织构成的病灶，从增殖性病变发展而来。纤维化表现为条索、斑片、肿块、蜂窝等影像。较大的纤维化病变可为肺段及肺叶范围，纤维化病变可引起周围肺气肿，也可使气管、纵隔及肺门向患侧移位。

（四）钙化

钙化为高密度的影像，CT值一般在100Hu以上。肺结核钙化为斑点、结节或片状，表示病变愈合。肺内多发细微点状钙化见于肺泡微石症，多发小结节状钙化见于尘肺。肿瘤的钙化为瘤体成分之一。错构瘤的钙化呈爆米花样或斑片状。

（五）肿块

肺肿瘤以形成肿块为特点。良性肿瘤多有包膜，边缘锐利光滑，生长缓慢，一般不发生坏死。恶性肿瘤多无包膜，呈浸润性生长，故边缘多不锐利，并可有短细毛刺伸出。由于生长不均衡，其轮廓常呈分叶状或脐样切迹。恶性肿瘤生长快，易发生坏死。肺的转移性肿瘤常表现为多发、大小不等的球形病变，亦可呈网状和小结节状分布。

（六）空洞与空腔

空洞为部分肺组织发生坏死，坏死组织经引流支气管排出而形成，X线表现为大小与形状不同的透明区，见于肺结核发生干酪性坏死、肺脓肿、支气管肺癌及某些肺真菌病。空洞壁可由坏死组织、肉芽组织、纤维组织、肿瘤组织以及洞壁周围的薄层肺不张所形成。依病理变化可分为三种。

1. 虫蚀样空洞 又称无壁空洞，是大片坏死组织内的空洞，常多发、较小，形状不一，呈虫蚀状。洞壁由坏死组织形成，见于干酪性肺炎。

2. 薄壁空洞 洞壁薄，约为2～3mm以下，由薄层纤维组织及肉芽组织所组成，境界清晰、内壁光滑，多呈圆形，一般无液平面，周围很少有实变阴影。多为发生时间较久的空洞，常见于肺结核。

3. 厚壁空洞 洞壁厚超过3mm，形状不规则，空洞周围常有密度增高的坏死组织或实变区，内壁凹凸不平或光滑整齐，多为新形成的空洞，见于肺脓肿、肺结核及肺癌。结核性空洞多无或仅有少量液平面，而肺脓肿的空洞内多有较明显的液平面，癌瘤所形成的空洞其内壁多不规则，可有结节状突起。

空腔是肺内生理腔隙的病理性扩大，如肺大泡、肺囊肿及肺气囊等都属于空腔。

（七）肺间质病变

肺间质病变指发生在肺间质的弥漫性病变，主要分布于支气管、血管周围、小叶间隔及肺泡间隔，而肺泡内没有或仅有少许病变。

许多肺部疾病和某些全身性疾病可发生肺间质病变。如感染（包括细菌、病毒和真菌）、沿淋巴管播散的癌瘤、早期粟粒性肺结核、寄生虫病、组织细胞病、尘肺、结缔组织病、特发性间质纤维化、嗜酸性细胞增多症以及间质性肺水肿等。

肺间质病变的X线表现为条索状、网状、蜂窝状及广泛小结节状影，有时网状与小结节状影同时存在。诊断应结合临床病史及其他检查。

三、胸膜病变

（一）胸腔积液

1. X线检查　可明确积液的存在，但不能鉴别积液的性质。

少量积液液体上缘在第四肋前端以下。液体最先积聚于位置最低的后肋膈角，站立后前位胸片难以发现。液量达250mL左右时，于站立后前位检查也仅见肋膈角变钝。透视下液体可随呼吸及体位的变化而移动，以此可与轻微的胸膜粘连鉴别。随积液量增加可闭塞外侧肋膈角，进而掩盖膈顶。

中量积液上缘在第4肋前端平面以上，第2肋前端平面以下。表现为：中下肺野呈均匀的致密影，肋膈角完全消失，致密影上缘呈外高内低的弧形曲线，是胸腔积液的典型X线表现，是由于胸腔的负压、液体的重力、肺组织的弹力及液体表面张力所致。

大量积液上缘达第2肋前端以上。表现为：患侧肺野呈均匀致密影，有时仅见肺尖部透明，肋间隙增宽，膈下降，纵隔向健侧移位。

胸膜炎出现包裹性积液时，脏、壁层胸膜发生粘连使液体局限于胸膜腔的某一部位，多见于侧后胸壁。切线位片上表现为自胸壁向肺野突出的半圆形或"D"字形影，密度均匀，边缘清楚，其上下缘与胸壁的夹角呈钝角。

叶间积液局限于水平裂或斜裂内者称为叶间积液。叶间积液可单独存在，也可与胸腔游离积液并存。发生于斜裂者可局限于斜裂的上部或下部，正位X线检查多难以诊断，侧位则易于确定。在侧位胸片上，典型表现是位于叶间裂部位的梭形阴影，密度均匀，边缘清楚。游离性积液进入叶间裂时多局限于斜裂下部，表现为尖端向上的三角形密度增高影。

肺下积液位于肺底与横膈之间胸膜腔者称为肺下积液，右侧较多见。被肺下积液向上推挤的肺下缘呈圆顶形状，与"膈升高"影像相似。肺下积液所致的"膈升高"圆顶最高点位于外1/3处，肋膈角深而锐利，可与真正的膈升高鉴别。立位向一侧倾斜60°或取仰卧位检查可见其具有游离性积液的征象。

2. CT检查　少量、中等量游离性积液表现为后胸壁下弧形窄带状或新月形液体样密度影，边缘光滑整齐，俯卧位检查可见液体移至前胸壁下。大量积液则表现为整个胸腔被液体样密度影占据，肺被压缩于肺门呈软组织影，纵隔向对侧移位。包裹性积液表现为自胸壁向肺野突出的凸镜形液体样密度影，基底宽而紧贴胸壁，与胸壁的夹角多呈钝角，边缘光滑，邻近胸膜多有增厚，形成胸膜尾征。叶间积液表现为叶间片状或带状的高密度影，有时呈梭状或球状，积液量多时可形似肿瘤，易误诊为肺内实质性肿块。

3. MRI检查　一般非出血性积液在T_1W_1上多呈低信号；结核性胸膜炎及外伤等所致的积液，由于内含较高蛋白质和细胞成分，在T_1W_1上可呈中-高信号。胸腔积液不论其性质如何，在T_2W_1上均为很高信号，说明积液的性质主要影响T_1W_1的信号强度。MRI有利于胸、腹腔积液的鉴别。

4. 超声检查　胸膜的壁层和脏层之间出现异常增多的液性无回声暗区。脓胸、血性胸腔积液时，因液体黏稠，纤维素性成分增加，在无回声区内出现散在漂浮的点、团、带状较低回声。

（二）气胸与液气胸

空气进入胸膜腔内为气胸。空气进入胸腔是因脏层或壁层胸膜破裂。前者多在胸膜下肺部病变的基础上发生，称自发性气胸，如严重肺气肿、胸膜下肺大泡、肺结核及肺脓肿等，当胸膜裂口具活瓣作用时，气体只进不出或进多出少，可形成张力性气胸。后者为壁层胸膜直接损伤破裂，体外空气进入胸腔，如胸壁穿通伤、胸部手术及胸腔穿刺。胸膜腔内液体与气体同时存在为液气胸。外伤、手术后胸腔穿刺后均可产生液气胸。

1. X线检查　气胸区无肺纹理，为气体密度。少量气胸时，气胸区呈线状或带状，可见被压缩肺的边缘，呼气时显示较清楚。大量气胸时，气胸区可占据肺野的中外带，内带为压缩的肺，呈密度均匀软组织影。同侧肋间隙增宽，横膈下降，纵隔向健侧移位，对侧可见代偿性肺气肿，如脏、壁层胸膜粘连，可形成局限性或多房性液气胸。液气胸时立位片可见气液面，严重时，气液面横贯胸腔，如脏、壁层胸膜粘连，也可形成局限性或多房性液气胸。

2. CT检查　气胸CT图像上（肺窗）根据气体量的多少，可见肺外围宽窄不同的含气带，其中无肺纹理，其内缘可见压缩的肺边缘。当有胸膜粘连时，肺组织不能被充分压缩，可见肺边缘有粘连带与胸壁相连，多处粘连可形成多房性液气胸，大量气胸或张力性气胸时可致纵隔向健侧移位。胸腔积液及液气胸可以发现100mL以下的积液，表现为胸腔下后部沿胸廓内缘走行的新月形水样低密度区。中量及大量积液时，液体沿胸壁包绕肺组织。胸膜粘连可形成包裹性积液，多表现为侧后胸壁局限性梭形水样低密度区，密度均匀，液体进入叶间裂可形成叶间积液，表现为叶间裂走行区的梭形水样低密度区。增强扫描时可见胸膜强化，炎性病变多呈均匀一致的强化，恶性病变可表现为胸膜厚薄不均或呈多结节状。

液气胸在CT图像上可见胸腔内出现气-液平面。液气胸由于胸膜粘连可局限于胸腔的一部，应注意与发生在肺外围部分的薄壁脓肿相鉴别。包裹性液气胸多为梭形，与胸壁的交角为钝角，而肺脓肿多为圆形，与胸壁的交角为锐角，且周围肺内常有渗出性炎症存在。

3. 超声检查　正常胸膜回声消失，在胸壁与肺之间有不均匀的线状或局限性隆起的实质性肿块状强回声。胸膜增厚，胸壁与肺组织间有一层厚薄不一、大小不同的中等回声区，胸膜钙化可见斑片状强回声伴后方声影。

（三）胸膜肿块

胸膜肿块多见于胸膜原发或转移性肿瘤，如胸膜间皮瘤（良性及恶性），恶性胸腺瘤沿胸膜延伸，也可见于非肿瘤性病变，如机化性脓胸及石棉肺形成的胸膜斑块等。胸膜肿块可为局限性或弥漫性，可伴或不伴有胸腔积液。局限性胸膜肿块表现为胸腔周边孤立性实性肿块，多呈扁圆形或丘陵状，与胸壁呈钝角相交，边缘清楚，胸膜外脂肪层完整。弥漫性胸膜肿块多伴有弥漫性胸膜增厚，以脏层胸膜为主，表面高低不平，呈结节状或波浪状，范围较广者可累及整个一侧胸膜腔。非肿瘤性病变，如机化性脓胸或石棉肺斑块多同时伴有钙化。

1. CT检查　除X线检查所见外，有时可见肿块周边与胸膜相延续而形成胸膜尾征，增强扫描肿块多有较明显强化。弥漫性胸膜肿瘤多呈弥漫性胸膜增厚，表面高低不平，呈结节状或波浪状，范围较广者可累及整个一侧胸膜。机化性脓胸或石棉肺斑块多伴有钙化。

2. MRI检查　在T_1W_1上在肿瘤呈中等信号，T_2W_1上信号强度增高。

3. 超声检查　声像图上显示为与胸壁相邻接的圆形或椭圆形的中等回声肿块。良性病变回声多均匀，包膜完整；恶性者多回声不均匀，无完整包膜。

四、纵隔改变

（一）纵隔肿块

纵隔肿瘤及囊肿是纵隔肿块的常见原因。纵隔肿块在纵隔分区中的位置是定性诊断的基础。侧位X线胸片上的纵隔分区是肿块定位的依据。前纵隔肿瘤有胸内甲状腺肿、胸腺瘤、畸胎类肿瘤。中纵隔肿瘤有淋巴瘤、转移瘤。后纵隔肿瘤为神经源性。囊肿发生于前纵隔的有胸腺囊肿、皮样囊肿及心包囊肿。支气管囊肿及淋巴管囊肿多发生在中纵隔。食管囊肿多位于中后纵隔。纵隔增宽的原因还有结核、脓肿、出血及脂肪组织过多等。大血管病变如主动脉瘤及肺动脉瘤也可使纵隔增宽。X线检查可用于较大肿瘤和明显纵隔增宽的鉴别诊断。CT可用于纵隔肿块组织结构的显示。

（二）纵隔移位

肺不张、肺纤维化及广泛胸膜增厚使纵隔向患侧移位。胸腔积液、巨大的胸膜肿瘤和肺内肿瘤及纵隔肿瘤可使纵隔向健侧移位。一侧肺气肿时，过度膨胀肺连同纵隔同向健侧移位，可引起纵隔疝，好发生于纵隔的前上部与后下部。支气管内异物导致一侧主支气管不完全阻塞时引起纵隔摆动，呼气时纵隔向健侧移位，吸气时纵隔回复原位。

第四节　支气管扩张

支气管扩张症是由于支气管及其周围组织炎症和支气管阻塞所致的支气管壁毁损和管腔扩张、变形。支气管扩张症是常见的慢性支气管化脓性疾病，多继发于儿童和青年时期的麻疹、百日咳后的支气管炎，迁延不愈的支气管肺炎等。临床主要表现为慢性咳嗽，咳大量脓痰和（或）反复咯血。随着人民生活水平提高，百日咳、麻疹疫苗的预防接种和抗生素广泛应用，本病发病率明显减少。

支气管扩张主要因素是支气管-肺脏的反复感染和支气管阻塞，两者相互影响。感染引起管腔黏膜充血、水肿，使管腔狭小，分泌物易阻塞管腔，导致引流不畅而加重感染；支气管阻塞、引流不畅会诱发肺部感染，两者相互影响，促进支气管扩张的发生、发展。病变可以是广泛的，也可以是局部的，可分为先天性与继发性两种，继发性支气管扩张较为常见。

一、临床表现

病程多呈慢性，起病多在小儿或青年期。多数患者童年有麻疹、百日咳或支气管肺炎迁延不愈病史，以后常有反复发作的下呼吸道感染。全身性疾病伴发者，有基础疾病的临床表现，本章不再赘述。

（一）症状

1. 慢性咳嗽、大量脓痰　与体位改变有关，这是由于支气管扩张部位分泌物积储，改变体位时分泌物刺激支气管黏膜引起咳嗽和排痰。其严重程度可用痰量估计：轻度，<10mL／d；中度，10～150mL／d；重度，>150mL／d。急性感染发作时，黄绿色脓痰量每日可达数百毫升。感染时痰液收集于玻璃瓶中静置后出现分层的特征：上层为泡沫，下层悬脓性成分，中层为混浊黏液，下层为坏死组织沉淀物。引起感染的常见病原体为铜绿假单胞菌、金黄色葡萄球菌、流感嗜血杆菌、肺炎链球菌和卡他莫拉菌。

2. 反复咯血　约50%～70%的病人有咯血病史。咯血量不等，从小量咯血到大咯血。咯血量和病变程度有时不呈正相关。有些病人仅有咯血症状而无慢性咳嗽、大量脓痰病史，此类病人称为干性支气管扩张。咯血最常见的诱因为感染。

3. 全身表现　病人局部及全身抵抗力下降，易患感冒及呼吸道感染。在疾病缓解时可无明显的全身症状，病情加重时除咳嗽、咳痰、咯血加重外，还可出现发热、头痛、全身疼痛、乏力等。病程较长者可出现贫血、营养不良等，并发肺纤维化、肺气肿、肺心病者可出现气促、浮肿等相应症状。

（二）体征

早期或干性支气管扩张可无异常肺部体征，病变重或继发感染时常可闻及下胸部、背部固定而持久的局限性粗湿啰音，有时可闻及哮鸣音，部分慢性患者伴有杵状指（趾）。出现肺气肿、肺心病等并发症时有相应体征。

二、影像学表现

（一）X线平片

X线平片是最基本的X线检查，大部分平片上可有改变，除在粗乱的肺纹理中见到杵状、管状透亮影，或囊状、蜂窝状阴影为支气管扩张症较为特征性的表现外，其他如肺纹理增强、肺实质炎、肺不张等均不为支气管扩张所特有，可见于其他呼吸系统疾病。

1. 肺纹理增强　表现为病变区肺纹理增多、增粗、排列紊乱，直到肺外带仍较明显，增厚的管壁中如含气，片上可见平行的双粗线，称为"双轨证"；如有脓液潴留，则呈粗条状甚至杵状，这些表现一般不易与慢性支气管炎区别。由于支气管扩张多见于下叶及中叶，故肺纹理增强也较多见于一侧下肺野或两侧下肺野。

2. 肺实质炎　支气管扩张症都伴有肺实质性炎症，表现肺纹理聚拢、密度增高、肺裂移位，肺门阴影缩小、转位及移位，无病变区的代偿性肺气肿，吸收消退较慢。若患者有慢性咳嗽、咳痰史，且在同一区域反复出现肺炎改变，应疑有支气管扩张症的存在。左下叶是支气管扩张症好发部位，当下叶体积缩小，平片上与心脏阴影完全重叠，容易漏诊，但如有侧位片并注意左肺门及左肺纹理的改变，并不难发现病灶。

3. 胸膜改变　支气管扩张症患者常反复肺部感染，有时也波及胸膜产生炎症粘连，因此，不少胸片上见有胸膜改变。广泛严重的支气管扩张症、肺不张、肺纤维化、增厚的胸膜会使一侧肺出现致密阴影、膈肌上升、纵隔移位，在致密影中能见到支气管扩张的透亮区，成为所谓的"毁损肺"。

4. 囊状或蜂窝状阴影　扩大的支气管在断面上呈圆圈影，如多个小圆圈影聚在一起，出现蜂窝状。大的囊状扩张可见多个圆形或卵圆形透亮区，大小可自数毫米至2~3cm，其下缘壁增厚显影，似卷发，又称"卷发征"，囊腔中有时还有液平。

5. 肺不张　支气管扩张症与肺不张往往同时存在，互为因果。多见在中叶，其次在两肺下叶及舌叶，上叶少见。在儿童中，若无淋巴结结核存在，则支气管扩张是导致下叶肺不张最常见的原因。中叶综合征中往往伴有支气管扩张。不张的肺叶表现为密度增深的狭长的三角形阴影，尖端连在肺门部，体积比正常充气时的肺叶为小。侧位片上见邻近的叶间胸膜向病变区移位，并组成三角形之一边。有时在加深曝光或体层片中，可见不张的肺段或肺叶阴影中有扩张的支气管影。

（二）支气管造影

柱状支气管扩张的特征是规则的扩张支气管外观。曲张型支气管扩张表现为支气管的扩张，扩张范围明显比柱状支气管扩张明显，形状不规则，犹如下肢静脉曲张的外观。囊状支气管扩张的支气管外观犹如气球样，囊内充满造影剂，可显示出气液平面。

（三）胸部CT

胸部CT对支气管扩张的诊断、病情范围及严重程度的判断非常有用，其敏感性和特异性分别可达96%和93%。柱状支气管扩张显示出一致的扩张气道，异常增厚的支气管壁显示出"轨道征"。在横断面上，支气管扩张为环状结构，直径比伴行的肺动脉分支明显增宽，为"印戒征"。在曲张型支气管扩张，支气管的直径明显比柱状要大，扩张病变显示出病灶性，而非单独支气管的扩张。囊状支气管扩张在凹上的改变包括扩张支气管直径的显著增加，支气管中的气液像，"囊肿线"征象和"串珠征"。

（四）MRI检查

MRI显示支气管扩张也较敏感，病变区主要表现为：①肺野结构紊乱，可见条索状或蜂窝状高信号影。②扩张的支气管管壁增厚而不规则，在横断面上表现为大小不等的戒指状，在水平切面上则呈粗细不均的长柱状或串珠状影。③囊状支气管扩张可呈圆圈状高信号影，其中可见气液平面。

三、鉴别诊断

囊状支气管扩张要与多发性肺囊肿鉴别。后者多为先天性，表现为一侧或两侧布满多数的薄壁囊状透亮影，形似蜂窝，亦可有气-液平面，多发生于幼年。支气管造影检查，造影剂一般不易进入囊肿内。

第五节　气管及支气管异物

气管及支气管异物（tracheo – bronchial foreign body）多见于儿童。常见的异物为植物性异物，如花生、谷粒、瓜子等；其他异物有义齿、金属制品等。右侧支气管异物一般比左侧多见。

一、临床表现

儿童多见。有异物（金属物品、花生米、豆类、葵花子、假牙、塑料笔套等）吸入史。

（一）气管异物

气管内异物常随呼吸气流在气管内上下活动，引起阵发性咳嗽。异物撞击声门下区时，可产生拍击声。常在呼气末期或咳嗽时闻及，以听诊器在颈部气管前可清楚听到。气管内有异物时，肺部听诊两肺呼吸音相仿，但常可闻及因气流通过狭窄气道而产生的哮鸣音。如异物较大，或停留在隆嵴附近，使左右两侧主支气管口受阻时，呼吸困难明显。

（二）支气管异物

早期症状与气管异物相似。异物进入支气管后，因活动减少，咳嗽症状可略减轻。但若为植物类异物，支气管炎症多较明显，常有发热、咳嗽、痰多等症状。呼吸困难程度与异物部位及大小有关；如异物较大，因主支气管完全性阻塞，致一侧肺不张，或两侧支气管内均有异物时，呼吸困难多较严重。肺部叩诊时病侧呼吸音减弱或消失。

二、影像学表现

胸部透视及呼、吸气两相后前位X线平片可清楚显示气管、支气管异物的直接与间接征象；CT可明确诊断可透X线异物。

（一）X线平片

X线胸片可显示不透X线的异物。为了对异物准确定位需要拍正位及侧位胸片。X线可穿透的异物在X线胸片不能显示，根据气道阻塞的间接征象可以判断异物的位置。拍摄呼、吸气相的两张照片进行比较，可显示纵隔移位、肺野含气量异常等间接征象。例如支气管异物引起呼气性活瓣性阻塞时，呼气时患侧肺的气体不易呼出，含气量比健侧多，纵隔向健侧移位，吸气时纵隔位置恢复正常。合并阻塞性肺炎时肺内有斑片或大片状阴影，可有肺体积减小。支气管完全阻塞可引起肺不张。气管异物引起的呼气性活瓣性阻塞使两肺发生阻塞性肺气肿。

（二）CT检查

螺旋CT可迅速采集气道的信息，并可行多种图像重组处理，如MPR、CT内镜、透明化等，直接、形象地显示气道内的不透X线异物和大多数透X线异物，以及各种间接征象。现已作为首选的检查方法。

第六节　慢性支气管炎

慢性支气管炎（chronic bronchitis，简称慢支）是指气管、支气管黏膜及其周围组织的慢性非特异性炎症。临床上以咳嗽、咳痰或伴有喘息及反复发作的慢性过程为特征。病情若缓慢进展，常并发阻塞性肺气肿，甚至肺动脉高压、肺源性心脏病。它是一种严重危害人民健康的常见病，尤以老年人多见。

一、临床表现

（一）症状

本病发病多缓慢，病程较长。主要表现可概括为"咳""痰""喘"，但以长期反复咳嗽为最突出，并逐渐加重。冬季或气候骤变时加剧，天气转暖和夏季缓解。

1. 咳嗽 一般清晨起床后咳嗽较多，白天较少，临睡前有阵咳或排痰。

2. 咳痰 痰量以清晨为多，这是由于夜间睡眠后管腔内蓄积痰液，加以副交感神经相对兴奋，支气管分泌物增多，因而起床后或体位变动时引起刺激性排痰所致。痰液一般为白色黏液或泡沫性，偶有带血。急性发作伴有细菌感染时，则变为黏液脓性痰，咳嗽加剧，痰量增多。

3. 喘息或气短 喘息型慢性支气管炎有支气管痉挛时可引起喘息，常伴哮鸣音。早期无气短表现，反复发作数年，并发阻塞性肺气肿时，可伴有活动后气短。

（二）体征

平时缺乏明显体征。急性发作期可出现肺部干、湿性啰音或伴有哮鸣音，并发肺气肿、肺心病时，可出现相应体征。

二、影像学表现

（一）X线平片

1. 两肺纹理增粗、增多，早期可无异常。
2. 管状阴影，又称双轨征，指支气管壁增厚硬化及腔内气体衬托而成。
3. 棒状影，系支气管分泌物不易排出，常在下肺静出现长条状或棒状影。
4. 常合并肺内炎症、肺气肿及肺大疱。

（二）CT检查

CT显示支气管壁增厚，易显示"轨道征"，管腔不同程度狭窄或扩张，肺纹理扭曲。出现肺气肿者显示肺组织密度低而不均匀，小血管影稀疏、细小，胸膜下区常可见肺大疱影，气管呈刀鞘状改变。间质纤维化者可见弥漫性网状阴影。出现肺动脉高压者可见近肺门部的肺动脉扩张，而外围小动脉影明显减少，呈残根状表现。应用HRCT可显示肺间质及肺实质的微细改变。

三、诊断与鉴别诊断

慢性支气管炎影像学表现虽然无特征性，但结合临床病史、症状，一般不难做出提示诊断。出现肺气肿者表现较典型，较易作出诊断。但是引起肺纹理改变及产生肺气肿的疾患较多，在诊断时需与间质性肺炎、结缔组织疾病、尘肺、细支气管炎等鉴别。

第七节 肺炎

肺炎（pneumonia）是常见的肺部疾病。按病变的解剖分布，可分为大叶性肺炎、支气管肺炎（小叶性肺炎）及间质性肺炎。也有将肺炎按病原菌分类，但影像学检查多无法确定病原菌。影像学检查可以发现病变、确定病变部位，还可为明确病变性质、观察疗效提供重要诊断资料。

一、大叶性肺炎

大叶性肺炎（lobar pneumonia）多为肺炎双球菌或链球菌致病，形成气腔性（肺泡性）肺炎，炎症可累及整个肺叶或呈肺段性分布，病变多在两周内吸收，少数者可延缓吸收，病程达1～2个月，偶尔可演变为机化性肺炎或肺脓肿。大叶性肺炎的病理改变分四期，分别为：

1. 充血期 发病后12～24小时，肺泡壁毛细血管扩张、充血，肺泡内有少量浆液性渗出液，肺泡内仍含有气体。

2. 红肝样变期 发病2～3天后，肺泡内充满大量纤维蛋白及红细胞等渗出物，肺泡内无气体而实变，切面呈红色肝样。

3. 灰肝样变期 发病4～6天后，肺泡内大量红细胞由白细胞代替，肺组织切面呈灰色肝样。

4. 消散期 发病后7～10天，此时白细胞溶解，纤维性渗出物逐渐被吸收，肺泡重新充气而治愈。

大叶性肺炎可累及整个大叶，也可只局限于某一肺段，偶可侵及数叶。因抗生素的广泛应用，目前典型的大叶性肺炎并不多见，病变多呈局限性表现。

（一）临床表现

发病急、高热、寒战、咳嗽、胸痛、气急等为常见症状，咳铁锈色痰为本病的典型临床表现。严重者可出现休克，血白细胞总数及中性粒细胞明显增高。

（二）影像学表现

1. X线表现

（1）充血期：早期可无明显的X线征象，或仅有肺纹理增多或密度稍高的片状模糊影。

（2）实变期：表现为密度均匀的致密影，病变轮廓与肺叶或肺段形态相符合，有时在实变区中见支气管气相，病变以叶间裂为界，边界清楚，不同肺叶的大叶性实变形状各不相同。

（3）消散期：实变区密度逐渐减低，先从边缘开始，病变多表现为散在、大小不等和分布不规则的斑片状影，此时易被误诊为肺结核，病变多在两周内完全吸收或只遗留少量条索状影，偶可机化而演变为机化性肺炎。

2. CT表现　由于CT密度分辨力高，在充血期即可发现病变区呈磨玻璃样阴影，边缘模糊。病变区血管仍隐约可见。实变期时可见呈大叶或肺段分布的致密阴影，在显示空气支气管征方面CT较X线胸片更清晰。消散期随病变的吸收，实变阴影密度减低，呈散在、大小不等的斑片状阴影，最后可完全吸收。消散期的表现易与肺结核或小叶性肺炎相混淆，了解患者的发病经过和临床表现、体征与实验室检查有助于诊断。

（三）诊断与鉴别诊断

急性大叶性肺炎有典型临床表现，结合胸部X线片即可确诊。CT检查的目的：①早期肺炎（实变前期）的检出；②对不典型病例，如消散缓慢、反复发作，年龄较大患者，应与阻塞性肺炎鉴别。

二、支气管肺炎

支气管肺炎（bronchopneumonia）即小叶性肺炎，是主要发生在细支气管及肺小叶的急性化脓性炎症。病原菌主要为金黄色葡萄球菌、肺炎链球菌等，也可为革兰阴性杆菌和某些真菌。

（一）临床表现

在病理上首先发生小支气管和呼吸性细支气管的炎症，气道黏膜出现炎性水肿、化脓性渗出。病变进而累及周围的肺泡，引起两肺多发、大小不等的实变区，肺泡内有大量炎性渗出物。终末细支气管炎性狭窄引起阻塞性肺气肿或小叶肺不张，可有脓肿形成。金黄色葡萄球菌肺炎可形成肺气囊。

支气管肺炎易发生在婴幼儿、老年及免疫功能损害的患者，或为手术后并发症。患者起病急，常有高热、咳嗽、咳痰、呼吸困难、发绀及胸痛。查体可闻及湿啰音。实验室检查白细胞增多，中性粒细胞比例增高。

（二）影像学表现

1. X线表现　病变多发生于两肺中、下野的内、中带。支气管及周围间质的炎症表现为肺纹理增多、增粗和模糊。小叶性渗出性实变表现为沿肺纹理分布的斑片状模糊致密影，密度不均。密集的病变可融合成较大的片状阴影。小儿患者常见肺门影增大、模糊，并常伴有局限性肺气肿。

2. CT表现　常规CT扫描两肺中下部支气管血管束增粗，可见大小不同的结节状及片状阴影，边缘模糊，多个小片状阴影之间掺杂有含气的肺组织。有时在小片状阴影间可见1～2cm的类圆形泡状透亮阴影，系小叶支气管部分性阻塞引起的小叶性过度充气。

（三）鉴别诊断

小儿患者肺门阴影增大者需与原发性肺结核鉴别，应注意结合临床表现以及实验室检查。小片状病灶密集重叠或融合形成较大的片状阴影时，要与大叶性肺炎鉴别，但前者密度不均匀，保持多中心融合的特征。

三、间质性肺炎

间质性肺炎（interstitial pneumonia）由多种原因引起，包括感染性及非感染的病变。感染性间质性肺炎的病原主要是病毒、肺炎支原体和卡氏肺孢子虫等。

（一）临床表现

间质性肺炎的病理改变是主要发生在肺间质的水肿和炎症细胞浸润。急性感染性间质性肺炎进展较快，肺间质增厚明显，肺泡有Ⅱ型上皮细胞增生和渗出。进展较慢的病变主要为肺泡壁的淋巴细胞浸润，肺泡腔可有轻微或无明显异常改变。

病毒性肺炎患者一般先有上呼吸道感染的症状，引起高热、咳嗽、咳黏液痰和气急。病变严重者有呼吸困难，听诊肺部有水泡音，实验室检查白细胞计数可正常、略有升高或减少。卡氏肺孢子虫肺炎多见于免疫功能损害的患者，是艾滋病的较常见并发症，病人有急性感染的呼吸道及全身的症状和体征。

（二）影像学表现

1. X线表现　两肺门及中下肺野纹理增粗、模糊，并可见网状及小斑片状阴影。由于细支气管的部分阻塞，有时伴有弥漫性肺气肿。肺门周围间质内炎性浸润，可使肺门密度增高、轮廓模糊、结构不清。

2. CT表现　间质性肺炎的早期或轻症病例，高分辨力CT见两侧支气管血管束增粗，呈不规则改变，并伴有磨玻璃样阴影，代表支气管周围间质内炎性浸润并伴有肺泡内炎性浸润及少量渗出。较重者可伴有小叶性实变，表现为小斑片状阴影，肺门及纵隔淋巴结可有增大。

（三）诊断与鉴别诊断

间质性肺炎应与支气管肺炎相鉴别。支气管肺炎以两肺中下野散在小片状阴影为主要表现。

第八节　肺脓肿

肺脓肿是由多种病原菌引起的肺部化脓性、坏死性感染。本病早期为肺组织的感染性炎症，继而坏死、液化，外周有肉芽组织包围，形成脓肿。临床特征为高热、胸痛、咳嗽、咳出大量脓臭痰，X线显示含气液平的空腔，男性青壮年多见。肺脓肿可分为吸入性、血源性和继发性3种类型。自从抗生素广泛应用以来，本病的发病率已有明显地降低。

本病的发生是由病原体进入肺内，以及全身和呼吸道局部防御功能降低等综合因素的结果。病原菌为：

（1）急性吸入性肺脓肿的病原菌与口腔和上呼吸道的常存细菌基本一致，主要由厌氧菌引起。常见厌氧菌包括胨链球菌、胨球菌和脆弱类杆菌等。85%～94%的病例为数种厌氧菌的混合感染，部分为单纯厌氧菌感染，少数病例为兼性厌氧菌和需氧菌（如肺炎球菌、葡萄球菌、铜绿假单胞菌等）混合感染，偶尔合并真菌感染。

（2）血源性肺脓肿主要由金黄色葡萄球菌引起。

导致全身和呼吸道局部抵抗力减弱的因素：

（1）受凉、过度疲劳、糖尿病、长期应用糖皮质激素和恶性肿瘤等引起的全身性抵抗力降低。

（2）扁桃体炎、鼻窦炎、龋齿、牙槽溢脓和鼻咽部手术等引起的呼吸道局部抵抗力降低。

肺脓肿诱因：醉酒、全身麻醉术后、镇静剂过量、脑卒中等抑制咳嗽反射，引起口咽部感染性分泌物或呕吐物误吸。

肺脓肿早期有细支气管阻塞，肺组织发炎，小血管栓塞，肺组织化脓、坏死，形成脓肿。脓液在脓腔内积聚引起张力增高，最后破溃到支气管内形成大量脓痰咳出；空气进入脓腔，而出现液平面。合理和充分的治疗，可促进炎症吸收，脓腔缩小而消失；治疗不充分或支气管引流不畅，坏死组织残留在脓腔内，炎症持续存在，则转为慢性肺脓肿。脓腔周围纤维组织增生，脓腔壁增厚，周围细支气管受累、变形或扩张。

一、临床表现

（一）症状

吸入性肺脓肿患者多有齿、口、咽喉的感染灶，或手术、醉酒、劳累、受凉和脑血管病等病史。急性起病，畏寒、高热，体温达39℃～40℃，伴有咳嗽、咳黏液痰或黏液脓性痰。炎症累及壁层胸膜可引起胸痛，且与呼吸有关。病变范围大时，可出现气促。此外，还有精神不振、全身乏力、食欲减退等全身中毒症状。如感染不能及时控制，可于发病后10～14天，突然咳出大量脓臭痰及坏死组织，每日可达300～500mL，静置后可分成3层。约有1/3患者有不同程度的咯血，偶有中、大量咯血而突然窒息致死。一般在咳出大量脓痰后，体温明显下降，全身毒性症状随之减轻，数周内一般情况逐渐恢复正常。肺脓肿破溃到胸膜腔，可出现突发性胸痛、气急，出现脓气胸。部分患者缓慢发病，仅有一般的呼吸道感染症状。

血源性肺脓肿多先有原发病灶引起的畏寒、高热等感染中毒症状的表现。经数日或数周后才出现咳嗽、咳痰，痰量不多，极少咯血。

慢性肺脓肿患者常有咳嗽、咳脓痰、反复发热和咯血，持续数周到数月，可有贫血、消瘦等慢性消耗症状。

（二）体征

肺部体征与肺脓肿的大小和部位有关。初起时肺部可无阳性体征，或患侧可闻及湿啰音；病变继续发展，出现肺实变体征，可闻及支气管呼吸音；肺脓腔增大时，可出现空瓮音；病变累及胸膜可闻及胸膜摩擦音或呈现胸腔积液体征。慢性肺脓肿常有杵状指（趾）。

二、影像学表现

（一）X线表现

在急性化脓性肺炎阶段，肺内出现大片致密阴影，边缘模糊，密度较均匀，可侵及肺段或肺叶大部。病变中心组织发生坏死、液化后，则在致密的实变区中出现含有液平的空洞，壁内缘可光滑或略不规整。

（二）CT表现

肺脓肿早期表现为大片状致密阴影，边缘模糊。随病变发展可见其中出现多处低密度区，代表肺组织的坏死、液化，继而多个低密度融合成一个大的空洞，壁内缘略不整齐，其中可有液平。急性肺脓肿可伴有少量胸腔积液。脓肿破入胸腔可引起局限性脓胸或脓气胸。

三、诊断与鉴别诊断

肺脓肿空洞主要与肺结核空洞和肺癌空洞进行鉴别。结核性空洞多发生在肺上叶尖段、后段和下叶背段，通常较小、壁薄、壁内缘光滑、外壁也较光整与清晰，周围常有多发小斑片状或索条状卫星病灶，或有其他肺野的播散病灶。癌性空洞多见于老年，厚壁空洞，空洞常呈偏心性，空洞内壁缘高低不平，可有癌结节，空洞外壁可有分叶及毛刺征。

第九节　肺肿瘤

一、原发性支气管肺癌

原发性支气管肺癌（primary bronchogenic carcinoma）简称肺癌，是原发于各级支气管上皮的恶性肿瘤，其发病与吸烟及环境污染等因素有关。近年来世界各国肺癌的发病率和死亡率明显增高。但在吸烟率降低的芬兰、英国、美国，近年肺癌发病率趋于下降。1999年WHO报告肺癌是癌症第一位死因。在我国，肺癌占癌症死亡病因的第三位，城市占第一位，农村为第四位。由于肺癌的早期诊断目前尚缺乏有效手段，多数患者一旦被发现，已处于中、晚期，所以总的5年生存率仍然很低，约为10%。

（一）病理和分类

1. 按解剖学部位分类

（1）中央型肺癌：生长在叶、段以上的支气管，位于肺门附近，约占3／4，以鳞状上皮细胞癌和小细胞未分化癌较为常见。

（2）周围型肺癌：生长在叶、段以下的支气管，位于肺的边缘部位，约占1／4，以腺癌较常见。

2. 按组织学分类　目前国内外对肺癌的组织分类颇不一致，但大多按细胞分化程度和形成特征区分为鳞状上皮细胞癌、小细胞未分化癌、大细胞未分化癌、腺癌和细支气管-肺泡细胞癌五类。

（二）临床表现

肺癌的临床表现不一，早期可毫无症状，仅在胸部X线检查中发现，晚期症状多而复杂。一般而言，中央型肺癌出现症状较早、较多，周围型则较迟、较少。可分为局部、肺外和转移症状三种，最常见的症状有：

1. 咳嗽　是肺癌常见的首发症状，一般资料报告约55%～81.8%，由于癌灶生长部位不同，咳嗽表现亦不同，典型的咳嗽多为阵发性、刺激性呛咳，无痰或少量泡沫白痰，不易为药物控制，合并感染时痰量增多。

2. 血痰　痰中带血丝是肺癌的首发症状之一，较之咳嗽更易引起重视，约占18.9%～35.9%，常呈持续性或间断性，反复、少量、色鲜，有时血多痰少，偶有大咯血。

3. 胸痛　多为轻度隐痛，常定位，以胸痛为第一症状者约占24%～26.17%，一般不提示肿瘤侵犯到胸膜，但持续而剧烈，不能用一般止痛药物解除者，多为胸膜受侵。

4. 发热　肿瘤压迫或阻塞支气管后引起肺部感染，出现肺炎或肺不张，是中央型肺癌的主要症状，伴发热者约占21.2%～30.9%，一般38℃左右，抗感染治疗有效或微效。

5. 气急　当肿瘤在大支气管口生长时，阻塞气管，可出现气急、胸闷，以此为第一症状者约占6.6%～12.8%，晚期癌肿在肺内广泛播散，大量胸腔积液、心包积液等均可出现严重气急现象。

6. 其他症状和体征　由于癌肿侵犯和压迫邻近组织而出现癌性胸腔积液、心包积液、声带麻痹、上腔静脉压迫综合征、臂丛神经压迫、Homer综合征等，而少数病人由于癌异位内分泌作用，产生骨关节肥大和杵状指（趾）、柯兴氏综合征等肺外特殊症状。

7. 中央型与周围型肺癌的临床特点

（1）中央型肺癌：癌肿在大支气管内。症状发生早，癌肿较小时就出现支气管阻塞表现，如局限性喘鸣音、反复发生的阻塞性肺炎、肺不张或肺脓肿等。易发生肺门及纵隔淋巴结转移。痰脱落细胞检查及纤维支气管镜检阳性率高，肺部并发症较多。

（2）周围型肺癌：癌肿发生于肺段及肺段以下支气管，故常发生于肺的周边部位。易发生胸膜种植性转移，故常伴癌性胸膜腔积液，呈血性胸腔积液。脱落细胞学检查阳性率高。生长在肺尖部的癌肿称为肺上沟癌，可压迫臂丛，引起同侧肩关节及上肢内侧剧痛和感觉异常，当癌肿压迫颈交感神经时，出现霍纳（Homer）综合征（即同侧瞳孔缩小、上眼睑下垂、眼球内陷、额部少汗等）。周围型肺癌一般不发生肺不张、肺脓肿等并发症，症状出现亦较晚。痰脱落细胞学检查及纤维支气管镜检阳性率较低。

（三）影像学表现

1. X线表现

（1）中央型肺癌：

1）肿瘤X线直接征象表现为肺门肿块阴影，肿块位于一侧肺门，突向肺野，边缘清楚，可有分叶。

2）支气管阻塞征象表现为阻塞性肺气肿，一个肺叶体积增大，透明度增加，肺纹理稀疏，纵隔、膈及叶间裂推压移位。阻塞性肺炎为局限性斑片状阴影或肺段、肺叶实变阴影。阻塞性肺不张可发生于一个肺段、肺叶或一侧肺，其体积缩小、密度增高，周围结构向病变移位，包括肺门、纵隔、膈及叶间裂移位。

（2）周围型肺癌：早期较小，直径多在2cm以下，表现为密度较高、轮廓模糊的结节状或球形病变。由于生长不均衡或邻近血管及支气管的限制可形成分叶状肿块，边缘毛糙有放射状细毛刺。毛刺的形成与肿瘤沿血管及肺间质浸润有关。肿瘤的成纤维反应可使邻近胸膜皱缩向肿瘤凹陷，形成胸膜凹隐征。生长快而较大的肿块，边缘可较光滑，肿块中心可以发生坏死形成癌性空洞，表现为偏于肿块一侧的透光区，壁内缘不规则或呈结节状。

（3）肺泡癌：早期可表现为孤立的结节状或肺炎样浸润影，其中可见含气的支气管或小的透明区，系部分肺泡尚含有空气所致。晚期可表现为弥漫性病变，在一侧或两侧肺内出现多处大小不等、边缘不清的结节状或斑片状影，进一步发展可融合呈较大的片状癌性突变。

2. CT表现

（1）中央型肺癌：肿瘤直接影像。

1）管内型：表现为支气管空腔内可见软组织肿物，呈息肉状、乳头状或蕈伞状。

2）管壁型：表现为受累支气管壁不规则增厚，管腔狭窄甚至阻塞。

3）管外型：多发生肺段支气管，肿瘤组织沿气管壁蔓延并穿透其外壁，在肺内形成球形或椭圆形肿块。

支气管改变可见腔内肿块，腔外压迫及管壁增厚或造成支气管环形、鼠尾状狭窄、杯口状截断。支气管阻塞继发征象为阻塞性肺气肿、阻塞性肺炎、肺不张和支气管扩张，范围可一个肺段、肺叶、甚至一侧肺。

（2）周围型肺癌：早期周围型肺癌HRCT或薄层CT检查较X线胸片更清晰，肿瘤的密度：早期肺癌直径在3cm以下，结节或肿块内可出现空泡征及含气管支气管征，为小圆形及管状低密度含气影像，少数肿块内可见斑点状钙化，位于病灶中心或偏心，一般认为是在肉芽肿基础上发生的瘢痕癌。肿瘤边缘多有分叶、放射状毛刺及胸膜凹陷征。较大的肿瘤可发生坏死，形成壁内凹凸不平的偏心性厚壁空洞。

（3）细支气管肺泡癌：表现为肺内孤立结节，多在3cm以下，内有空泡征、含支气管征，边缘毛刺及胸膜凹陷征。病变亦可呈双肺弥漫分布的结节，其边缘模糊，伴有肺门、纵隔淋巴结肿大。少数表现为大片炎性实变，近肺门部可见空气支气管征，实变内可见高密度血管影，在CT强化扫描时表现为血管强化，或少数先周边强化后中部强化。动态CT增强肺癌的时间–密度曲线呈逐渐上升的形态。

3. MRI表现。

（1）中央型肺癌：在显示支气管壁增厚、破坏、管腔狭窄、阻塞等方面不及CT。但可做冠状、矢状及横断面扫描，对确定肺门肿块与支气管的关系较CT更为清楚。肺癌在T_1W_1呈与肌肉相似的中等均匀信号，在T_2W_1上为高信号，信号多不均匀。MRI检查对于肺门肿块、是否侵犯纵隔结构、有无淋巴结转移优于CT。

（2）周围型肺癌：周围型肺癌主要表现为肺内孤立结节或肿块，T_1W_1上呈中等信号，T_2W_1上呈中高等信号，信号多不均匀。MRI的三维成像有助于肺内结节的准确定位，如对肺上沟瘤的定位，冠状及矢状面用于判定臂丛受侵，横断面用于检查脊椎受侵及肿瘤向椎间孔扩散的形态。

（四）鉴别诊断

由于早期肺癌的诊断标准尚无定论，且很多癌肿征象并非必然显示，亦非特征性，所以早期肺癌的X线诊断和鉴别诊断目前尚有困难，需注意以下几点：

1. 对新发现的小片状病变、结节状或肿块影，特别近期内略见增大或增多者，不应视为肺炎或陈旧性病变而忽视肺癌的可能性。

2. 细小或粗细不均的毛刺，结节呈分叶状或有小切迹，局部胸膜"V"形皱缩（胸膜凹陷征）或肿块邻近支气管狭窄、阻塞，都是诊断肺癌的重要依据。

3. 肿块密度不均，其中可见充气支气管征或形似数个结节凑成，或有粗大的条索影自肿块内发出等，不应排除肺癌的可能性。

4. 肿块内小点状钙化病灶除具有良性病变的特征外，不应排除肺癌。

5. 早期肺癌在1cm左右或更小者，发展缓慢，需密切随访观察。

多数肺癌可转移至肺门及纵隔淋巴结，表现为肺门增大及纵隔旁肿块。有时与原发癌一起形成较大肿块，易误为纵隔肿瘤，纵隔淋巴结转移也可间接表现为气管、食管受压、移位及膈神经麻痹的X线表现。转移到胸膜则引起胸腔积液。当胸腔积液与肺不张并存时，纵隔移位和肋间隙改变不明显。

二、肺部转移性肿瘤

肺是转移瘤的好发脏器，很多原发恶性肿瘤容易转移到肺部。

（一）临床表现

肺外原发恶性肿瘤向肺内的转移途径主要有血行和经淋巴道转移。肿瘤经血行转移到达肺小动脉及毛细血管形成瘤栓，向肺间质及肺泡内生长，形成转移瘤灶。淋巴道转移是肿瘤在淋巴管内形成多发的小结节病灶。淋巴道转移发生在支气管、血管周围间质、小叶间隔及胸膜下间质。肺转移瘤病变较轻微时可不引起任何症状。较大及较广泛的病变引起咳嗽、呼吸困难、胸闷、咯血和胸痛等。患者一般先有原发肿瘤的临床表现，也有的病人肺转移瘤比原发肿瘤发现得更早。

（二）影像学表现

1. 血行转移　多表现为多发球形病变，大小不一，密度均匀，轮廓清晰似棉球状，以两肺中、下野外带较多。部分病例表现为两肺粟粒样阴影或孤立球形灶。少数病例表现为空洞病变。骨肉瘤的转移瘤中可以出现钙化或骨化。

2. 淋巴转移　系肺门及纵隔淋巴结转移后逆行播散至肺内，多见于胃癌及乳癌。表现为肺门及纵隔淋巴结肿大，自肺门向外呈放射状不规则条索状影，沿索条状影可见小点状或网状阴影，也可与血行播散并存。

第十节　肺结核

结核病是由结核分枝杆菌引起的严重危害人民身体健康的慢性传染病。在结核病中尤以肺结核最为常见。我国流行病学调查表明：我国肺结核患病率523／10万（593万），痰涂片结核菌阳性的肺结核病人134／10万（151万）。全国1／3的人口已感染了结核菌，受感染人数超过4亿。世界卫生组织于1993年发布"全球结核病紧急状态宣言"，之后又于1998年提出"遏止结核病行动刻不容缓"的警告。由此可见，肺结核病情之严重、防治工作之艰难、全球对本病之重视。

一、原发型肺结核（I型）

（一）临床表现

原发型肺结核为初次感染所发生的结核，多见于儿童，也见于青年。因机体缺乏免疫力，故病变具有向淋巴途径蔓延的特征。初期症状多不明显，可有低热、轻咳、食欲减退、盗汗、无力及精神不振。有时婴幼儿发病较急，体温可达39℃～40℃，以后转为低热。

（二）影像学表现

原发型肺结核的X线表现根据病变的发展过程，可分为原发综合征及胸内淋巴结结核。

1. X线表现

（1）原发综合征：

1）肺中部近胸膜处片状或类圆形实变阴影，也可呈肺段或肺叶阴影（婴幼儿多见）。

2）同侧肺门与纵隔淋巴结肿大。

3）肺内原发病灶与肺门间见数条索条状致密影，即淋巴管炎。

4）原发病灶—淋巴管炎—淋巴结炎三者组成的哑铃，又称双极现象。

5）有时原发灶较大掩盖淋巴管炎和淋巴结，易误诊为大叶性肺炎。

（2）胸内淋巴结结核（tuberculosis of intrathoracic lymphnodes）：

1）纵隔淋巴结单侧或双侧肿大，以右侧气管旁及气管支气管组淋巴结多见，纵隔外缘呈半圆形或分叶状突出。

2）一侧或双侧肺门淋巴结肿大，单侧多见，边缘清楚者称肿瘤型，边缘模糊者称炎症型。

3）婴幼儿可见淋巴结压迫引起的肺不张，以右上、中叶多见。

2. CT、MRI表现　更容易清楚显示肿大的淋巴结及其大小、部位。增强扫描环状强化具有诊断价值。MRI T_1W_1上干酪坏死灶呈短T_2信号，亦具有较大的诊断价值。

二、血行播散型肺结核（Ⅱ型）

血行播散型肺结核（hemo - disseminated pulmonary tuberculosis）为结核菌经血行播散的结核，由于结核菌的毒力不同，菌的数量以及机体免疫功能状况等因素，可分为急性、亚急性及慢性血行播散型肺结核。

（一）临床表现

1. 急性血行播散型肺结核　急性血行播散型肺结核又称急性粟粒型肺结核（acutemiliary tuberculosis）。本病是大量结核菌一次或在极短期间内多次侵入血液循环而引起的，肺内结节为结核性肉芽肿。患者起病急剧，有高热、寒战、咳嗽、呼吸困难等症状。也有的病人临床表现较为轻微。

2. 亚急性及慢性血行播散型肺结核 此型肺结核一般是少量的结核杆菌多次侵入血液循环。患者多为成人，具有一般的结核全身及呼吸道临床症状。可无显著的结核中毒表现。

（二）影像学表现

1. X线表现

（1）急性血行播散型肺结核：又称急性粟粒型肺结核（acute miliary tuberculosis），表现为两肺弥漫性粟粒状阴影，粟粒大小为1~2mm，边缘清晰。粟粒影像特点主要为三均匀，即分布均匀、大小均匀和密度均匀。

（2）亚急性血行播散型肺结核：病灶多见于两肺上、中肺野，粟粒状阴影大小不一、密度不均、分布不均；病灶可融合，或增殖、硬结和钙化，也可纤维化呈条索状阴影，甚至部分病灶可形成空洞透亮区；同时，常伴两下肺透过度增高的代偿性肺气肿，双膈降低，心影垂直，也可见胸膜增厚与粘连。

（3）慢性血行播散型肺结核：病变类似于亚急性血行播散型肺结核表现，只是大部分病变呈增殖性改变，病灶边缘基本清晰，纤维索条状影更明显，或者病灶钙化更多见，胸膜增厚和粘连更显著等。同时，两肺纹理增粗、紊乱更明显。

2. CT表现

（1）急性粟粒型肺结核：CT可早于X线平片做出诊断。CT显示双肺弥漫分布之粟粒结节与支气管走行无关，HRCT可更确切地显示病变"三均匀"特点，结节影边缘清楚。

（2）亚急性或慢性血行播散型肺结核：CT可较X线平片更确切地显示其多种性质病灶混杂存在的特点。

三、继发型肺结核（Ⅲ型）

（一）临床表现

继发型肺结核，大多见于成人。多为已静止的原发病灶的重新活动，偶为外源性再感染。此时机体已产生特异性免疫力，病变不易扩散而局限于肺的一部，多在肺尖、锁骨下区及下叶背段。由于病变性质不同，多少不一，临床症状可相差悬殊。轻者症状不明显，体检时偶然发现。一般多有低热、乏力、咳嗽、盗汗等症状。严重者可有咯血、胸痛、消瘦等临床表现。血沉快、结核菌素试验可呈强阳性，痰结核杆菌阳性率高。

（二）影像学表现

1. X线表现

（1）渗出浸润为主型好发于上叶尖后段和下叶背段，除呈斑片状或云絮状外，还可见空洞形成，空洞可为薄壁、张力、干酪、厚壁和纤维空洞等，有时还可见引流支气管。

（2）干酪型肺炎为大量结核杆菌经支气管侵入肺组织而迅速引起的干酪样坏死性肺炎。表现为肺段或肺叶实变，轮廓模糊，与大叶性肺炎相似，以上叶多见。在增加曝光条件的胸片，其内可见大小不等的不规则透明区，为急性无壁空洞形成表现。

2. CT表现 干酪为主型表现为上叶的大叶性实变，其内可见多个小空洞，下肺常可见沿支气管分布的播散病灶；空洞为主型表现为肺段或肺叶高密度阴影，其内可见一个或多个空洞，内无液平面。

3. MRI表现 主要是鉴别诊断干酪性病变，一般呈较高信号。空洞为主型肺组织大量纤维化，T_1W_1及T_2W_1上均呈较低信号，空洞内气体呈低信号。

四、结核性胸膜炎（Ⅳ型）

结核性胸膜炎或单独发生，或与肺部结核病变同时出现。病因为：胸膜下肺结核灶或胸壁结核直接侵犯，或为肺结核和肺门、纵隔淋巴结结核中结核菌经淋巴管逆流至胸膜所致，也可为结核菌的血行播散，机体变态反应增强，受结核菌与其代谢产物的刺激使胸膜产生炎症。胸膜结核可分为结核性干性胸膜炎（dry pleurisy）和结核性渗出性胸膜炎（exsudative pleurisy），后者临床多见，常为单侧胸腔渗液，偶尔两侧胸腔渗液，一般为浆液性，偶为血性。

第十一节　气胸

胸膜腔是不含空气的密闭的潜在性腔隙。任何原因气体进入胸膜腔，造成胸膜腔积气统称气胸。气胸可自发地发生，也可由疾病、外伤、手术、诊断和治疗性操作不当等引起。气体进入胸膜腔使其内压力升高，胸内负压可变为正压，使肺组织受压，静脉回心血流受阻，产生不同程度的心、肺功能障碍。

气胸最常见的原因是各种肺疾病使肺实质和脏层胸膜破裂，肺和支气管内气体逸入胸膜腔，称为自发性气胸。用人工方法将滤过的空气适量注入胸膜腔，以便诊断和治疗某些疾病，称为人工气胸。由外伤、针刺治疗等所引起的气胸，称为外伤性气胸。本章主要讨论自发性气胸。

自发性气胸是常见的内科急诊，多见于男性，男女发病比例为5:1。20~40岁和60岁以上年龄是发病的两个高峰。

按脏层胸膜破口的状况及胸膜腔内压力将自发性气胸分为以下三种类型：

1. 闭合性（单纯性）气胸 气胸发生后破损的脏层胸膜自行封闭，在呼气及吸气过程中再无空气进入胸膜腔。胸膜腔内压力增高，抽气后压力下降且留针2~3分钟观察压力无复升。胸膜腔内气体可自行吸收，压力可恢复负压，肺部随之复张。

2. 交通性（开放性）气胸 脏层胸膜破口（或支气管胸膜瘘）持续存在，呼气和吸气过程中空气持续自由进出胸膜腔。胸膜腔内测压常在0kPa左右上下波动，抽气后置针2~3分钟观察压力无变化。

3. 张力性（高压性）气胸 脏层胸膜破口形成单向活瓣，呼气时活瓣关闭，胸膜腔内空气不能经破口进入支气管内排出；吸气时活瓣开启，空气经胸膜破口进入胸膜腔，导致胸膜腔内空气不断累积，胸腔压力明显增高形成高压，影响肺气体交换和血液循环，应予紧急排气治疗。胸膜腔测压示压力明显增高，呈正压，抽气后压力可轻微下降，留至观察2~3分钟胸膜压力又复升至正压。

一、临床表现

（一）诱因

用力排便、大笑、搬举重物等为气胸发生的重要诱因。

（二）症状

症状的轻重取决于气胸发生的快慢、类型、肺脏压缩的程度及肺部原发病。多数患者起病甚急，常骤然发生胸痛、气急、咳嗽等症状。如气胸逐渐形成，胸腔积气不多，则临床症状可不典型。

1. 胸痛 常为急性起病时的首发最常见症状，由于胸膜受到牵引而产生尖锐刺痛或刀割样剧痛，咳嗽及深呼吸时加重，多位于患侧腋下、锁骨下及肩胛下等处，可向肩、颈及上腹部放射而类似心绞痛或急腹症。

2. 呼吸困难 紧跟在胸痛之后出现呼吸困难，轻者表现为胸闷、憋气，并逐渐加重。重者迅速出现明显的呼吸困难、发绀等，甚至发生休克，或出现呼吸衰竭、心力衰竭而死亡。

3. 咳嗽 多为刺激性干咳。

4. 休克 多见于张力性气胸，因心脏、肺脏严重受压，功能障碍所致。临床表现为严重呼吸困难、发绀、出冷汗、脉搏快而弱、血压下降［<10.7 / 6.67kPa（80 / 50mmHg）］、尿量减少甚至无尿、四肢湿冷等，可因循环和呼吸衰竭而死亡。

（三）体征

胸腔积气不多，体征可不明显。胸腔积气增多，则见患侧胸廓饱满，呼吸运动减弱，叩诊呈过度回响或鼓音、语颤音和呼吸音减低或消失。大量积气时，气管和心脏移向对侧。右侧气胸时肝浊音界下降，左侧气胸时心浊音界消失。

（四）并发症

自发性气胸尤其胸膜裂口短期未愈合或治疗不及时者，易发生胸腔积液；长期不愈合则可形成胸膜支气管瘘；严重胸腔感染或肺脓肿溃入胸腔可产生脓气胸；胸膜粘连带撕裂或癌浸润溃破可出现血气胸；纵隔气肿是气胸的较严重并发症，多因高压性气胸气体窜入肺间质，循血管鞘或支气管周围间隙经肺门进入纵隔，多并发于左侧气胸，严重者因纵隔内器官受压可引起呼吸、循环衰竭又称纵隔空气填塞综合征。常见颈部、前胸皮下气肿，甚至延及头面、腹部及全身，有典型握雪感，有时出现Hamman征，即在心前区或胸骨下端听到与心搏同步的爆裂音或称咬骨音，为心搏动撞击积气的纵隔组织发出的声响。X线显示纵隔内、心和大血管周围有气体透亮带。

二、影像学表现

因为近1/3的气胸患者在仰卧位X线胸片上不能显示异常改变，所以，不论何种情况，只要病情允许，对怀疑气胸的患者都应该拍摄立位X线胸片。

（一）X线表现

1. 胸腔的气体呈低密度，位于较高的部位。
2. 受压的肺组织，其密度高于正常肺组织，并向肺根方向收缩。
3. 如有胸膜粘连，可将气胸分隔为多房性局限性气胸。
4. 胸腔内液体与气体并存为液气胸。立位检查时表现为横贯一侧胸腔的气液平，其上方为空气及被压缩的肺。

（二）CT表现

1. 胸腔周边部无肺纹理的透亮区。
2. 肺不同程度压缩，膨胀不全。
3. 液气胸内可见气液平。

（三）MRI表现

气胸表现为低信号。

1. 如气体量很少，肺组织压缩不明显，则亦呈低信号。
2. 胸腔内有大量的气体，肺组织明显压缩，呈中等信号团块状，纵隔偏向健侧，诊断容易。
3. 如伴有胸腔积液，则可显示气液平，积液在MRI上呈较低信号。
4. MRI对伴发的胸腔积血非常敏感，在MRI的T_1加权图像上呈高信号。

第六章 动脉疾病

第一节 概述

主动脉是体循环的动脉主干。

一、行径

升主动脉起于左心室，至右侧第2胸肋关节高度移行为主动脉弓，弓行向左后至第4胸椎体下缘移行为降主动脉；在第12胸椎体高度穿膈的主动脉裂孔移行为腹主动脉，以上为胸主动脉，至第4腰椎体下缘分为左、右髂总动脉；髂总动脉在骶髂关节高度分为髂内、外动脉。

二、分支

1. 升主动脉 左、右冠状动脉。

2. 主动脉弓凹侧的分支 细小的支气管支和气管支。

3. 主动脉弓凸侧的分支 从右至左，三大分支——头臂干、左颈总动脉、左锁骨下动脉。其中，头臂干在右胸锁关节后分为右颈总动脉和右锁骨下动脉。

三、组成

主动脉是体循环的动脉主干，根据其行程可分为三部：主动脉升部（升主动脉）、主动脉弓和主动脉降部（降主动脉）。

1. 主动脉升部 起自左心室主动脉口，向右前上方斜行续于主动脉弓。自主动脉升部的根部发出左、右冠状动脉。

2. 主动脉弓 接续主动脉升部，于胸骨柄的后方作弓状弯向左后方，移行于主动脉降部。自主动脉弓凸侧发出3个大的分支，自右向左依此为头臂干（无名动脉）、左颈总动脉和左锁骨下动脉。头臂干向右上方斜行，到右胸锁关节后方分为右颈总动脉和右锁骨下动脉。

3. 主动脉降部 为主动脉最长的一段，上接主动脉弓，沿胸椎体前面下降穿过膈的主动脉裂孔进入腹腔。继续沿腰椎前面下降，到第4腰椎体处分为左、右髂总动脉。主动脉降部以膈的主动脉裂孔为界，在主动脉裂孔以上的一段称为主动脉胸部（胸主动脉），以下的一段称为主动脉腹部（腹主动脉）。

第二节　主动脉瓣闭锁不全

一、发病原因

风湿性心脏病主动脉瓣关闭不全是由于风湿炎反复发作，引起主动脉瓣瓣膜边缘炎症、纤维化、挛缩和变形，引起主动脉瓣残缺、增厚、纤维化、钙化、赘生物等导致瓣叶闭合不良。

二、发病机制

主动脉瓣关闭不全产生血流动力学可分为两期。

（一）左心室代偿期

主动脉瓣关闭不全使左心室在舒张期一方面接受左心房回流血液；另一方面还需接受从主动脉反流血液，引起左心室容量负荷过量。早期的舒张末期容量可正常或稍有增高，但随后进行性反流可通过心肌纤维的滑动、肌节增多和心肌肥大而引起舒张末压增高和心腔扩张。上述代偿机制促使心搏出量增多和左心室射血分数超过50%。收缩期大量心搏出量射入体循环，可引起收缩压增高。肥大心肌可保持收缩期室壁的顺应性和维持后负荷在正常范围，但心肌需氧量增加。主动脉瓣反流血液进入左心室可使主动脉舒张压进行性降低，引起冠状动脉血流减少，因而严重的慢性主动脉瓣反流可产生心内膜下心肌缺血。

（二）左心室失代偿期

慢性主动脉瓣反流的进行性容量负荷过重可持续数年后，才发生心肌收缩功能（变力）损害，使最终射血分数和变力下降，随着心腔扩张、心肌肥大机制的限度，使左室充盈压明显增高，进一步使左房压和肺静脉压增高，导致肺瘀血。

三、症状

（一）左心室代偿期

对慢性主动脉瓣反流所致容量负荷过量，由于代偿期的有效心排血量正常，左室舒张末压不高或轻度升高，因此可维持正常的循环功能，而无明显症状。即使左室舒张末压已明显增加，由于舒张期二尖瓣可提前关闭，使左房压和肺静脉压在相当长时间内无明显升高，代偿期可长达20～30年。由于左室射血量增加和心脏收缩力增强，患者可有心悸、心尖冲动感及心前区不适感。

（二）左心室失代偿期

一旦左心功能失代偿，则发生充血性心力衰竭，病情迅速恶化，若不及时治疗，常在2～3年内死于左心衰、心绞痛或猝死。

1. 心绞痛 50%以上严重的主动脉关闭不全可发生心绞痛。多在平卧位时发作，见于重度主动脉瓣反流的年轻患者，在卧床休息时发作或在夜间熟睡中痛醒，伴血压明显升高、心率加快和轻度呼吸困难。对硝酸甘油效果不好。

心绞痛的发生机制：

（1）睡眠时回心血量增加，心脏舒张期容量负荷过度，使心腔扩大，氧耗量增加，引起心肌缺血。

（2）严重主动脉瓣反流可使主动脉舒张压降低，引起冠状动脉血流减少。

（3）部分高龄患者可合并冠心病，心绞痛发作频繁者提示预后不良。

2. 左心功能不全 由于左心室收缩功能受损，在长期失代偿后，一旦出现肺静脉高压时可出现劳力性呼吸困难，也可发生夜间阵发性呼吸困难、端坐呼吸，甚至肺水肿。晚期可引起右心衰征象。

3. 猝死 主动脉关闭不全约10%可发生猝死，其发生率较主动脉瓣狭窄为少。可能与突发致命性室性心动过速（持续性室速、室颤）有关。

4. 其他 不少病人有大量出汗的症状，主要在上半身。有些病人以出汗为主诉。多汗的原因未明，可能与自主神经功能紊乱有关。偶尔病人诉周期性颈动脉痛和压痛，经5～7天自行缓解，原因未明。

四、体征

（一）左心室代偿期

1. 心尖冲动增强并向左下移位。
2. 心尖呈抬举性搏动。
3. 心浊音界向左下扩大。
4. 听诊特点：

（1）主动脉瓣区舒张期杂音：通常在胸骨左缘三、四肋间（即主动脉瓣区第二听诊区）可听到音调高、响度递减的吹风样舒张早期杂音。杂音性质通常为泼水样或哈气样，常传至心尖区。由升主动脉病变引起升主动脉明显扩张导致主动脉瓣环扩大而造成相对性主动脉瓣关闭不全或主动脉瓣叶脱垂、翻转，造成主动脉瓣关闭不全，可在胸骨右缘第二肋间最响，并沿胸骨右缘下传，呈乐音样或海鸥样舒张早期杂音。杂音与第2心音（S_2）的主动脉瓣成分同时出现，故杂音常掩盖S_2。杂音轻时，让病人取坐位并稍向前倾，同时作深呼气后暂停呼吸，用隔膜型听诊器胸件容易听到。杂音强度与反流口面积大小、压力阶差、反流束方向以及心功能情况有关，其强度并不能完全代表反流的程度。判断反流严重程度与杂音持续时间（反流时间）更为重要。轻度反流仅出现于舒张早期，严重反流可听到全舒张期杂音；极严重反流伴心功能不全时，由于舒张早期左室残留血增多，压力较高；大量主动脉瓣反流可迅速使左室舒张压增加，并与主动脉舒张压达到平衡，致反流时间缩短和（或）反流量减少，杂音反而缩短和变轻；而当左心功能改善时则杂音变响亮。

（2）奥-弗氏杂音：严重主动脉瓣关闭不全时可在心尖区听到较为低调、短促的舒张中期隆隆样杂音，常有收缩期前加强，称奥-弗氏杂音。主动脉瓣反流束冲击二尖瓣前叶使其抬起并引起振动所致；也可能左室舒张压迅速升高，迫使二尖瓣叶不能充分开放，产生血液涡流所致。

（3）主动脉瓣区收缩期杂音：重度主动脉瓣关闭不全时，可在主动脉瓣区听到2~3/Ⅵ级、音调较高、持续时间较短的吹风样喷射性收缩期杂音，杂音呈菱形，在S1后出现，延续至收缩早、中期，收缩晚期消失。通常无收缩期震颤，偶可闻收缩早期喷射音。产生机制系重度主动脉瓣反流时，左室心排血量明显增加和血流速度加快，产生相对性主动脉瓣狭窄所致。与器质性主动脉瓣狭窄的收缩期杂音比较，后者通常是响度大、粗糙、音调高、时限长的吹风样喷射性全收缩期杂音，常伴收缩期细震颤。

（4）二尖瓣区收缩期杂音：中、重度主动脉瓣反流，因左心室明显扩大，致乳头肌位置下移和二尖瓣环扩张，可产生相对性二尖瓣关闭不全，可在心尖区听到吹风样反流性收缩期杂音，此杂音在心功能减退时增强，心功能改善时则减轻，而器质性二尖瓣关闭不全则相反。

（5）心尖区S1常减弱：当主动脉瓣反流引起左室舒张期容量和压力迅速增高，尤其合并有左心功能不全时，可使二尖瓣提前关闭，故S_1常减弱。当并发相对性二尖瓣关闭不全时，心尖区反流性收缩期杂音可掩盖S_1。重度主动脉瓣反流在心尖区常可听到S3，由于扩大的左心室在舒张早期快速充盈期心室充盈量增加引起室壁振动所致。

5. 外周血管体征

（1）水冲脉（water hammer pulse）：为心脏收缩期外周动脉急速充盈，而在舒张期部分血液反流至左心室，使血管内压力又急速下降，按压桡动脉时呈骤起骤落。当举直患者手臂抬高过头时由于重力作用此征更为明显。

（2）枪击音（pistol shotsound）：用听诊器胸件放置于患者肱动脉或股动脉处，可听到动脉搏动时响亮的"嘟-嘟-"音，如枪击声音，系收缩期血流快速通过外周动脉所致。

（3）杜洛齐双重杂音：用听诊器胸件轻压腹主动脉时可听到收缩期和舒张期来回杂音，反映有严重主动脉瓣反流存在。

（4）毛细血管搏动：略加压于指甲，观察指甲床，或用玻片轻压口唇黏膜，均可见潮红和苍白交替的毛细血管搏动。重度主动脉瓣反流时收缩期周围毛细血管充盈，而舒张期血液倒流，使毛细血管缺血。

（5）点头征：重度主动脉瓣关闭不全时可见与心跳一致的规律性点头运动。

（6）脉压增大：主动脉瓣关闭不全时收缩压升高、舒张压下降，致脉压增大。当重度主动脉瓣关闭不全伴左心衰时，由于收缩压下降，左室舒张末期压（left ventricular end diastolic pressure，LVEDP）显著增高可使动脉舒张压升高，脉压可以接近正常，故必须结合临床进行分析。严重主动脉瓣反流时用水银柱血压计测量血压，发现舒张压为零时仍可听到枪击音；同样情况如用动脉内测压法发现其舒张压仍 > 30mmHg以上。

（二）左心室失代偿期

左心衰时除上述体征外，于心尖区可产生S_3奔马律。

根据病史、主动脉瓣区及主动脉瓣第二听诊区舒张期杂音和外周血管体征，即可做出主动脉瓣关闭不全的诊断，进一步根据超声心动图和心导管检查，可对主动脉瓣反流程度做出半定量诊断，以及对常见病因做出判断。

第三节　急性冠状动脉综合征

急性冠状动脉综合征（acute coronary syndrome，ACS）是以冠状动脉粥样硬化斑块破裂或侵袭，继发完全或不完全闭塞性血栓形成为病理基础的一组临床综合征，包括急性ST段抬高性心肌梗死、急性非ST段抬高性心肌梗死和不稳定型心绞痛。

ACS是一种常见的严重的心血管疾病，是冠心病的一种严重类型。常见于老年、男性及绝经后女性、吸烟、高血压、糖尿病、高脂血症、腹型肥胖及有早发冠心病家族史的患者。ACS患者常常表现为发作性胸痛、胸闷等症状，可导致心律失常、心力衰竭，甚至猝死，严重影响患者的生活质量和寿命。如及时采取恰当的治疗方式，则可大大降低死亡率，并减少并发症，改善患者的预后。

由于不同类型的ACS的治疗策略存在一定差异，根据患者发病时的心电图ST段是否抬高，可将ACS分为急性ST段抬高性心肌梗死（ST segment elevation myocardial infarction，STEMI）和非ST段抬高性急性冠状动脉综合征（non-ST segment elevation myocardial infarction，NSTE-ACS）。其中，根据心肌损伤血清生物标志物［肌酸激酶同工酶（creatine kinase，CK）-MB或心脏肌钙蛋白（Cardiactroponin，cTn）］测定结果，NSTE-ACS又包括非ST段抬高性心肌梗死（non-ST segment elevation myocardial infarction，NSTEMI）和不稳定型心绞痛。

一、病因

绝大多数ACS是冠状动脉粥样硬化斑块不稳定的结果。

极少数ACS由非动脉粥样硬化性疾病所致（如动脉炎、外伤、夹层、血栓栓塞、先天异常、滥用可卡因，或心脏介入治疗并发症。

当冠状动脉的供血与心肌的需血之间发生矛盾，冠状动脉血流量不能满足心肌代谢的需要，引起心肌急剧的、暂时的缺血缺氧时，即可发生心绞痛。

冠状动脉粥样硬化可造成一支或多支血管管腔狭窄和心肌血供不足，一旦血供急剧减少或中断，使心肌严重而持久地急性缺血达20～30分钟以上，即可发生急性心肌梗死（acute myocardial infarction，AMI）。

二、危险因素

（一）主要的危险因素

1. 年龄、性别　本病临床上多见于40岁以上的中、老年人。近年来，临床发病年龄有年轻化趋势。与男性相比，女性发病率较低，但在更年期后发病率增加。

2. 血脂异常　脂质代谢异常是动脉粥样硬化最重要的危险因素。总胆固醇（total cholestanol，TC）、甘油三酯（triglyceride，TG）、低密度脂蛋白（low density lipoprotein，LDL）或极低密度脂蛋白（very low density lipoprotein，VLDL）增高，相应的载脂蛋白B增高；高密度脂蛋白（high density lipoprotein，HDL）减低，载脂蛋白A降低都被认为是危险因素。此外脂蛋白（a）增高也可能是独立的危险因素。在临床实践中，以TC及LDL增高最受关注。

3. 高血压　血压增高与本病关系密切。60%～70%的冠状动脉粥样硬化患者有高血压，高血压患者患本病较血压正常者高3～4倍。收缩压和舒张压增高都与本病密切相关。

4. 吸烟　吸烟者与不吸烟者比较，本病的发病率和死亡率增高2～6倍，且与每日吸烟的支数呈正比。被动吸烟也是危险因素。

5. 糖尿病和糖耐量异常　糖尿病患者中不仅本病发病率较非糖尿病者高出数倍，且病变进展迅速。本病患者糖耐量减低者也十分常见。

（二）其他危险因素

1. 肥胖。

2. 从事体力活动少，脑力活动紧张，经常有工作紧迫感者。

3. 西方的饮食方式　常进较高热量，含较多动物性脂肪、胆固醇、糖和盐的食物者。

4. 遗传因素　家族中有在年龄<50岁时患本病者，其近亲得病的机会可5倍于无这种情况的家族。

5. 性情急躁、好胜心和竞争性强、不善于劳逸结合的A型性格者。

（三）新近发现的危险因素

1. 血中同型半胱氨酸增高。

2. 胰岛素抵抗增强。

3. 血中纤维蛋白原及一些凝血因子增高。

4. 病毒、衣原体感染等。

三、临床表现

（一）典型表现

发作性胸骨后闷痛，紧缩压榨感或压迫感、烧灼感，可向左上臂、下颌、颈、背、肩部或左前臂尺侧放射，呈间断性或持续性，伴有出汗、恶心、呼吸困难、窒息感，甚至晕厥，持续时间 > 10 ~ 20分钟，含硝酸甘油不能完全缓解时常提示AMI。

部分患者在AMI发病前数日有乏力、胸部不适，活动时心悸、气急、烦躁、心绞痛等前驱症状。

（二）不典型表现

牙痛、咽痛、上腹隐痛、消化不良、胸部针刺样痛或仅有呼吸困难，这些常见于老年、女性、糖尿病、慢性肾功能不全或痴呆症患者。临床缺乏典型胸痛，特别当心电图正常或临界改变时，常易被忽略和延误治疗，应注意连续观察。大多数ACS患者无明显的体征。

重症患者可出现皮肤湿冷、面色苍白、烦躁不安、颈静脉怒张等，听诊可闻肺部湿啰音、心律不齐、心脏杂音、心音分裂、第三心音、心包摩擦音和奔马律。

四、检查

（一）心肌损伤标志物

AMI时会出现心肌损伤标志物的升高，且增高水平与心肌梗死范围及预后明显相关。

1. 肌钙蛋白I（troponin I，cTnI）或肌钙蛋白T（troponin T，cTnT） 起病3 ~ 4小时后升高，cTnI于11 ~ 24小时达高峰，7 ~ 10天降至正常，cTnT于24 ~ 48小时达高峰，10 ~ 14天降至正常。肌钙蛋白增高是诊断心肌梗死的敏感指标。

2. 肌酸激酶同工酶（creatine kinase isoenzymes，CK-MB） 起病后4小时内增高，16 ~ 24小时达高峰，3 ~ 4天恢复正常。

（二）心电图

1. STEMI

（1）ST段抬高呈弓背向上型，在面向坏死区周围心肌损伤区的导联上出现。

（2）宽而深的Q波（病理性Q波），在面向透壁心肌坏死区的导联上出现。

（3）T波倒置，在面向损伤区、周围心肌缺血区的导联上出现。在背向梗死区的导联则出现相反的改变，即R波增高、ST段压低和T波直立并增高。

2. NSTE-ACSST-T波动态变化 NSTE-ACSST-T波动态变化是NSTE-ACS最有诊断

价值的心电图异常表现。症状发作时可记录到一过性ST段改变（常表现2个或以上相邻导联ST段下移≥0.1毫伏），症状缓解后，ST段缺血性改变改善，或者发作时倒置T波是"伪正常化"，发作后恢复至原倒置状态更具有诊断意义，并提示有急性心肌缺血或严重冠脉疾病。初始心电图正常或临界改变，不能排除NSTE-ACS的可能性；患者出现症状时应再次记录心电图，且与无症状时或既往心电图对比，注意ST-T波的动态变化。

（三）超声心动图

AMI及严重心肌缺血时可见室壁节段性运动异常。同时有助于了解左心室功能，诊断室壁瘤和乳头肌功能失调等。

（四）其他影像学检查

放射性核素检查、磁共振成像（magnetic resonance imaging，MRI）等。

五、诊断

当有典型的缺血性胸痛症状或心电图动态改变而无心肌坏死标志物升高时，可诊断为心绞痛。

存在下列任何一项时，可以诊断为心肌梗死。

1. 心脏生物标志物（最好是肌钙蛋白）增高或增高后降低，至少有1次数值超过正常上限，并有以下至少1项心肌缺血的证据。

（1）心肌缺血临床症状。

（2）心电图出现新的心肌缺血变化，即新的ST段改变或左束支传导阻滞（按心电图是否有ST段抬高，分为STEMI和NSTEMI）。

（3）心电图出现病理性Q波。

（4）影像学证据显示新的心肌活力丧失或区域性室壁运动异常。

2. 突发、未预料的心脏性死亡，涉及心脏停搏，常伴有提示心肌缺血的症状、推测为新的ST段抬高或左束支传导阻滞、冠状动脉造影或尸体检验显示新鲜血栓的证据，死亡发生在可取得血标本之前，或心脏生物标志物在血中出现之前。

3. 在基线肌钙蛋白正常、接受经皮冠状动脉介入治疗（percutaneous coronary intervention，PCI）的患者，心脏生物标志物升高超过正常上限提示围手术期心肌坏死。心脏生物标志物升高超过正常上限的3倍定为PCI相关的心肌梗死，其中包括1种已经证实的支架血栓形成相关的亚型。

4. 基线肌钙蛋白值正常、行冠状动脉旁路移植术（coronary artery bypass grafting，CABG）患者，心脏生物标志物升高超过正常上限，提示围手术期心肌坏死。心脏生物标志物升高超过正常上限的5倍并发生新的病理性Q波或新的左束支传导阻滞，或冠状动脉造影证实新移植的或自身的冠状动脉闭塞，或有心肌活力丧失的影像学证据，定为与CABG相关的心肌梗死。

5. 有AMI的病理学发现。

六、鉴别诊断

（一）稳定型心绞痛

胸痛常由体力劳动或情绪激动（如愤怒、焦急、过度兴奋等）所诱发，饱食、寒冷、吸烟、心动过速、休克等亦可诱发。疼痛多发生于劳力或激动的当时，而不是在一天劳累之后。典型的心绞痛常在相似的条件下重复发生，但有时同样的劳力只在早晨而不在下午引起心绞痛。疼痛出现后常逐步加重，然后在3～5分钟内渐消失。停止原来诱发症状的活动或舌下含服硝酸甘油能在几分钟内使之缓解。

（二）主动脉夹层

胸痛一开始即达高峰，常放射到背、肋、腹、腰和下肢，两上肢的血压和脉搏可有明显差别，可有主动脉瓣关闭不全的表现，偶有意识模糊和偏瘫等神经系统受损症状。但无血清心肌坏死标记物升高等可资鉴别。二维超声心动图检查、X射线或磁共振体层显像有助于诊断。

（三）急性肺动脉栓塞

可发生胸痛、咯血、呼吸困难和休克，但有右心负荷急剧增加的表现如发绀、肺动脉瓣区第二心音亢进、颈静脉充盈、肝大、下肢水肿等。心电图示I导联S波加深，Ⅲ导联Q波显著T波倒置，胸导联过渡区左移，右胸导联T波倒置等改变，可资鉴别。

（四）急腹症

急性胰腺炎、消化性溃疡穿孔、急性胆囊炎、胆石症等，均有上腹部疼痛，可能伴休克。仔细询问病史、体格检查、心电图检查、血清心肌酶和肌钙蛋白测定可协助鉴别。

（五）急性心包炎

心包炎的疼痛与发热同时出现，呼吸和咳嗽时加重，早期即有心包摩擦音，后者和疼痛在心包腔出现渗液时均消失；全身症状一般不如AMI严重；心电图除aVR外，其余导联均有ST段弓背向下的抬高，T波倒置，无异常Q波出现。

七、AMI患者并发症

（一）心律失常

见于75%～95%的AMI患者，多发生在起病1～2天，而以24小时内最多见。各种心律失常中以室性心律失常最多，尤其是室性期前收缩。室颤是AMI早期，特别是入院前主要的死因。房室传导阻滞和束支传导阻滞也较多见，室上性心律失常则较少，多发生在心力衰竭者中。

（二）低血压和休克

休克多在起病后数小时至数日内发生，见于约20%的AMI患者，主要是心源性，为心肌广泛（40%以上）坏死，心排血量急剧下降所致。

（三）心力衰竭

主要是急性左心衰竭，可在AMI起病最初几天内发生，或在疼痛、休克好转阶段出现，为梗死后心脏舒缩力显著减弱或不协调所致，发生率为32%～48%。出现呼吸困难、咳嗽、发绀、烦躁等症状，严重者可发生肺水肿，随后可有颈静脉怒张、肝大、水肿等右心衰竭表现。右心室AMI者可一开始即出现右心衰竭表现，伴血压下降。

（四）乳头肌功能失调或断裂

总发生率可高达50%，造成不同程度的二尖瓣脱垂并关闭不全，引起心力衰竭。重症者可在数日内死亡。

（五）心脏破裂

少见，常在起病1周内出现，多为心室游离壁破裂，造成猝死。偶为心室间隔破裂造成穿孔，可引起心力衰竭和休克，而在数日内死亡。心脏破裂也可为亚急性，患者能存活数月。

（六）栓塞

发生率1%～6%，见于起病后1～2周，可为左心室附壁血栓脱落所致，引起脑、肾、脾或四肢等动脉栓塞。也可因下肢静脉血栓形成部分脱落所致，则产生肺动脉栓塞。

（七）心室壁瘤

主要见于左心室，发生率5%～20%。瘤内可发生附壁血栓而导致栓塞。

（八）心肌梗死后综合征

发生率约10%。于AMI后数周至数月内出现，可反复发生，表现为心包炎、胸膜炎或肺炎，有发热、胸痛等症状。

八、治疗

急救措施：发生疑似急性缺血性胸痛症状时应立即停止活动、休息，并尽早向急救中心呼救。对无禁忌证的ACS患者应立即舌下含服硝酸甘油，每5分钟重复1次，总量不超过1.5mg。

"时间就是心肌，时间就是生命"。对于STEMI患者，采用溶栓或经皮冠状动脉介入治疗（percutaneous coronary intervention，PCI）方式尽可能早地开通梗死相关动脉，可明显降低死亡率、减少并发症、改善患者的预后。治疗方法分为药物治疗、手术治疗、介入治疗、其他治疗等。

（一）STEMI的治疗

ACS患者评估与处理流程：

1. 住院后初始处理 所有STEMI患者到院后应立即给予吸氧和心电图、血压和血氧饱和度监测，伴有严重低氧血症者，需面罩加压给氧或气管插管并机械通气，镇痛治疗。

2. 溶栓治疗 STEMI急性期行直接PCI已成为首选方法，但由于能开展直接PCI的医院不多，当前尚难以普遍应用。溶栓治疗具有快速、简便、经济、易操作的特点，静脉溶栓仍然是较好的选择。

发病3小时内行溶栓治疗，其临床疗效与直接PCI相当。发病3～12小时内行溶栓治疗，其疗效不如直接PCI，但仍能获益。发病12～24小时内，如果仍有持续或间断的缺血症状和持续ST段抬高，溶栓治疗仍然有效。STEMI发生后，血管开通时间越早，则挽救的心肌越多。目标是在救护车到达的30分钟内开始溶栓。

3. 经皮冠状动脉介入治疗（percutaneous coronary intervention, PCI）治疗 PCI可快速、有效开通梗死相关动脉，是STEMI急性期的首选治疗。

（1）直接PCI：①如果即刻可行，且能及时进行（就诊-球囊扩张时间<90分钟），对症状发病12小时内的STEMI（包括正后壁心肌梗死）或伴有新出现或可能新出现左束支传导阻滞的患者应行直接PCI。②年龄<75岁，在发病36小时内出现休克，病变适合血管重建，并能在休克发生18小时内完成者，应行直接PCI，除非因为患者拒绝、有禁忌证和（或）不适合行有创治疗。③症状发作12小时、无症状、血流动力学和心电稳定的患者不宜行直接PCI治疗。

（2）转运PCI：高危STEMI患者就诊于无直接PCI条件的医院，尤其是有溶栓禁忌证或虽无溶栓禁忌证但已发病>3小时的患者，可在抗栓（抗血小板或抗凝）治疗同时，尽快转运患者至可行PCI的医院。

4. 抗栓治疗

（1）抗血小板治疗：①阿司匹林：所有患者只要无禁忌证，均应立即口服水溶性阿司匹林或嚼服肠溶阿司匹林300mg，继以100mg/d长期维持。②噻吩并吡啶类：在首次或再次PCI之前或当时应尽快服用氯吡格雷初始负荷量300mg（拟直接PCI者最好600mg）。住院期间，所有患者继续服用氯吡格雷75mg/d。出院后，未置入支架患者，应使用氯吡格雷75mg/d至少28天，条件允许者也可用至1年。因急性冠状动脉综合征接受支架置入的患者，术后使用氯吡格雷75mg/d，至少12个月。置入药物洗脱支架的患者可考虑氯吡格雷75mg/d，15个月以上。对阿司匹林禁忌者，可长期服用氯吡格雷。③血小板膜糖蛋白GPⅡb/Ⅲa受体拮抗剂：阿昔单抗、依替非巴肽、替罗非班等，可选择性用于血栓负荷重的患者和噻吩并吡啶类药物未给予适当负荷量的患者。

（2）抗凝治疗：①普通肝素；②低分子量肝素；③磺达肝癸钠；④比伐卢定；⑤口服抗凝剂治疗：STEMI急性期后，以下情况需口服抗凝剂治疗：超声心动图提示心腔内有活动性血栓，口服华法林3~6个月；合并心房颤动者；不能耐受阿司匹林和氯吡格雷者，可长期服用华法林，维持国际标准化比值（international normalized ratio，INR）2~3。若需在阿司匹林和氯吡格雷的基础上加用华法林时，需注意出血的风险，严密监测INR，缩短监测间隔。

5. 抗心肌缺血和其他治疗

（1）硝酸酯类：如患者收缩压低于90mmHg或较基础血压降低>30%、严重心动过缓（心率分）或心动过速（心率>100次／分），拟诊右心室梗死，则不应使用硝酸酯类药物。

（2）β受体阻滞剂：缩小心肌梗死面积，减少复发性心肌缺血、再梗死、室颤及其他恶性心律失常，对降低急性期死亡率有肯定的疗效。无该药禁忌证时，应于发病后24小时内常规口服应用。

（3）血管紧张素转化酶抑制剂（angiotensin converting enzyme inhibitor，ACEI）和血管紧张素受体阻滞剂（angiotensinreceptorblockers，ARB）：可减少充盈性心力衰竭的发生，降低死亡率。如无禁忌证，所有STEMI患者均应给予ACEI长期治疗。如果患者不能耐受ACEI，可考虑换用ARB。

（4）醛固酮受体拮抗剂：对STEMI后左室射血分数≤0.4，有心功能不全或糖尿病，无明显肾功能不全［血肌酐男性小于等于221μmol／L（2.5mg／dL），女性小于等于177μmol／L（2.0mg／dL）、血钾小于等于5mmol／L］的患者，应给予醛固酮受体拮抗剂。

（5）钙拮抗剂：不推荐使用短效二氢吡啶类钙拮抗剂。

（6）他汀类药物：除调脂作用外，他汀类药物还具有抗炎、改善内皮功能、抑制血小板聚集的多效性，因此，所有无禁忌证的STEMI患者入院后应尽早开始他汀类药物治疗，且无须考虑胆固醇水平。他汀类治疗的益处不仅见于胆固醇升高患者，也见于胆固醇正常的冠心病患者。所有心肌梗死患者都应该使用他汀类药物将低密度脂蛋白胆固醇水平控制在2.6mmol／L（100mg／dL）以下。

6. 冠状动脉旁路移植术（coronary artery bypass grafting，CABG） 对少数STEMI合并心源性休克不适宜PCI者，急诊CABG可降低死亡率。机械性并发症（如心室游离壁破裂、乳头肌断裂、室间隔穿孔）引起心源性休克时，在急性期需行CABG和相应心脏手术治疗。

7. 治疗并发症。

（二）NSTE-ACS的治疗

NSTE-ACS的治疗是根据危险分层采取适当的药物治疗和冠脉血运重建策略。可使用TIMI或GRACE积分系统对NSTE-ACS患者的缺血风险进行危险分层。使用CRUSADE出血积分系统对NSTE-ACS患者的出血风险进行危险评估。

1. 抗栓治疗与STEMI相似。

2. 抗心肌缺血和其他治疗与STEMI相似。

3. 溶栓治疗由于发病机制与STEMI存在不同，NSTE-ACS不建议使用溶栓治疗。

4. PCI治疗

（1）高危患者：对高危NSTE-ACS［包括有血清cTn或心电图ST-T波变化，糖尿病、肾功能不全、心功能减退（LVEF<40%）、梗死后早期心绞痛、最近PCI、以往CABG史和中至高GRACE危险积分］的患者，主张于症状发生最初72小时内行诊断性冠脉造影，然后根据病变情况作血运重建治疗。对心肌缺血极高危患者，即难治性心绞痛伴心力衰竭，危及生命的室性心律失常或血流动力学不稳定，可行紧急侵入性策略。合并多项其他高危因素（例如cTnT或ST-T波变化）的患者，推荐早期（<24小时）侵入性策略。

（2）早期稳定患者：对发生临床事件高风险的NSTE-ACS患者，如无严重并发症或血运重建禁忌证，应及早冠脉造影或血运重建。对最初稳定的高危NSTE-ACS患者，应早期介入（入院12～24小时内）。对最初稳定且无严重并发症和血运重建禁忌证的NSTE-ACS患者，最初可考虑保守治疗，以后的治疗决策（保守或介入）由医生根据病情或患者的意愿决定。

（3）低至中危患者：对低至中危且无症状复发的NSTE-ACS患者，行无创性心肌缺血评估。心肌血运重建策略（PCI或CABG）应基于临床症状和冠脉病变严重性。

（4）严重并存疾病患者：肝功能和肺功能衰竭或癌肿患者，不主张行早期诊断性冠脉造影和血运重建。

5. CABG。

6. 治疗并发症。

九、预后

AMI患者的预后与梗死范围的大小、侧支循环产生的情况以及治疗是否及时有关。急性期住院死亡率过去一般为30%左右，采用监护治疗后降至15%左右，采用溶栓疗法后再降至8%左右，住院90分钟内施行介入治疗后进一步降至4%左右。死亡多发生在第一周内，尤其在数小时内，发生严重心律失常、休克或心力衰竭者，死亡率尤高。NSTEMI近期预后虽佳，但长期预后则较差，NSTE-ACS患者经急性期处理，病情稳定后，仍可能因冠脉粥样硬化病变持续发展，而引起心肌缺血事件复发。出院后1年内再次住院率高达20%，大于40岁患者的死亡率在男性为18%，在女性为20%。

十、预防

（一）非药物干预

1. 戒烟。

2. 运动 ACS患者出院前应做运动耐量评估，并制定个体化体力运动方案。对于所有病情稳定的患者，建议每日进行30～60分钟中等强度的有氧运动（例如快步行走等），每周至少坚持5天。此外，还可建议每周进行1～2次阻力训练。体力运动应循序渐进，并避免诱发心绞痛等不适症状。

3. 控制体重 出院前以及出院后随诊时应监测体重，并建议其通过控制饮食与增加运动将体质指数控制于24kg／m²以下。

（二）药物预防

1. 抗血小板治疗 若无禁忌证，所有ACS患者出院后均应长期服用阿司匹林（75～150mg／d）治疗。因存在禁忌证而不能应用阿司匹林者，可用氯吡格雷（75mg／d）替代。接受PCI的患者，需联合应用阿司匹林和氯吡格雷。

2. ACEI和ARB类药物 若无禁忌证，所有伴有心力衰竭（LVEF<0.45）、高血压、糖尿病或慢性肾脏疾病的STEMI患者均应长期服用ACEI。低危STEMI患者（即LVEF正常、已成功实施血运重建且各种心血管危险因素已得到满意控制者）亦可考虑ACEI治疗。具有适应证但不能耐受ACEI治疗者，可应用ARB类药物。

3. β受体阻滞剂 若无禁忌证，所有STEMI患者均应长期服用β受体阻滞剂治疗，并根据患者耐受情况确定个体化的治疗剂量。

4. 醛固酮拮抗剂 无明显肾功能损害和高血钾的心肌梗死患者，经过有效剂量的ACEI与β受体阻滞剂治疗后其LVEF<0.4者，可考虑应用醛固酮拮抗剂治疗，但须密切观察相关不良反应（特别是高钾血症）的发生。

（三）控制心血管危险因素

1. 控制血压 应将其血压控制于<140／90mmHg，合并慢性肾病者应将血压控制于<130／80mmHg。此类患者宜首选β受体阻滞剂和（或）ACEI治疗，必要时可考虑应用小剂量噻嗪类利尿剂等药物。

2. 调脂治疗 出院后应坚持使用他汀类药物，将低密度脂蛋白胆固醇（low density lipoprotein chesterol，LDL-C）控制在<2.60mmol／L（100mg／dL），并可考虑达到更低的目标值［LDL-C<2.08mmol／L（80mg／dL）］；对于合并糖尿病者，应将LDL-C控制在2.08mmol／L（80mg／dL）以下。达标后不可停药，也不宜盲目减小剂量。LDL-C未达标时，联合使用胆固醇吸收抑制剂或其他降脂药物。LDL-C达标后，若甘油三酯>2.26mmol／L，则联合使用贝特类或烟碱类药物。甘油三酯>1.70mmol／L且改善生活方式，治疗3个月后仍高时，应加用贝特类或烟酸类药物。

3. 血糖管理 若患者一般健康状况较好、糖尿病病史较短、年龄较轻，可将其糖化血红蛋白控制在7%以下；若患者一般健康状况较差、糖尿病病史较长、年龄较大时，宜将糖化血红蛋白控制于7%～8%。

4. 埋藏式心脏自动除颤器（implantable cardioverter defibrillator，ICD） 以下两类

患者置入ICD可以显著获益：①LVEF≤0.4，且伴有自发非持续性室速，和（或）电程序刺激可诱发出单形持续性室速者。②心肌梗死至少40天后患者仍存在心力衰竭症状（NYHA心功能Ⅱ～Ⅴ级），且LVEF≤0.30者。AMI后虽经最佳药物治疗仍存在轻度心力衰竭症状（NYHA心功能Ⅰ级）且LVEF≤0.35者也可考虑置入ICD。

5. 康复治疗　出院后坚持规律适度的体力锻炼，有助于控制肥胖、高血压、血脂异常以及高血糖等心血管危险因素，并增加心血管储备功能，从而对其预后产生有益影响。与一般体力运动相比，以体力活动为基础的程序化康复治疗可能具有更佳效果。荟萃分析显示，冠心病患者接受康复治疗可使总死亡率降低20%～30%，使心脏性死亡率降低约30%。

十一、护理

ACS患者应注意采用清淡易消化的饮食，急性期过后宜采用低盐、低脂饮食，如合并糖尿病还应注意控制糖分的摄入。

AMI急性期时，应以卧床休息为主。对血流动力学稳定且无并发症的患者可根据病情卧床休息1～3天，一般第2天可允许患者坐在床旁大便，病情不稳定及高危患者卧床时间可适当延长。避免过度紧张、焦虑、兴奋和劳累，注意保持大便通畅，便秘者应适当通便，切不可过度用力排便，以免诱发心肌缺血、心律失常甚至心脏破裂。

戒烟：所有ACS患者均需戒烟。

运动：ACS患者出院前应做运动耐量评估，并制定个体化体力运动方案。对于所有病情稳定的患者，建议每日进行30～60分钟中等强度的有氧运动（例如快步行走等），每周至少坚持5天。此外，还可建议每周进行1～2次阻力训练。体力运动应循序渐进，并避免诱发心绞痛等不适症状。

控制体重：应监测体重，建议通过控制饮食与增加运动将体质指数控制于24kg／m²以下。

第四节　颈动脉斑块

一、颈动脉斑块定义

临床上通过彩色多普勒超声诊断仪检查颈血管内膜中层厚度（intima-media thickness，IMT）来确定是不是有血管粥样硬化斑块形成。目前认为正常IMT值应小于1.0毫米，IMT在1.0～1.2毫米之间为内膜增厚，1.2～1.4毫米之间为斑块形成，IMT大于1.4毫米为颈血管狭窄。

如果体检报告显示颈血管内膜增厚或颈部血管斑块形成，则提示全身血管粥样硬化形成。颈部血管斑块的出现明显增加心肌梗死、卒中以及周围血管疾病，如下肢血管硬化症的危险。研究表明，颈血管内膜中层厚度每增加0.1毫米，心肌梗死危险增加10%～15%，卒中危险增加13%～18%。尤其是超声显示低回声的软斑块即不稳定斑块，更容易脱落导致脑卒中。

二、造成颈动脉斑块的原因及危害

导致血管粥样硬化的危险因素均可导致颈部血管斑块形成，如年龄、性别、家族中有心脑血管疾病患者、高总胆固醇、高低密度脂蛋白、高甘油三酯血症、肥胖、高血压、糖尿病、吸烟等。如果存在以上多项危险因素，出现颈部血管斑块的概率会明显增加。

（一）隐匿期（早期）动脉斑块的危害

1. 隐匿危害　血管斑块已形成，但尚无明显狭窄，因此没有器官受累临床表现，但血管管壁不断受到侵蚀、局部血流窝状冲击等危害持续存在而身体毫无感觉，这种身体毫无感觉而又持续存在且酝酿致命风险的危害，医学称之为隐匿危害。

2. 突发危害　表现为血管斑块易突然脱落，造成突发性事件。因为此时血管斑块的主要成分为脂质条纹，质地松软，斑块表面存在絮状或凹凸不平，同时血管斑块底部与血管壁结合较松，附壁系数较低，容易在血流冲击下造成血管斑块部分破损、脱落或血管斑块整体脱落，形成移动血管栓子，部分或全部堵塞血管，从而造成相应部位的组织器官突发缺血、缺氧、功能丧失甚至带来生命危险，比较严重和典型的有如下几种情况。

（1）腔隙性脑梗死：早期颈部血管斑块、脑血管斑块因无临床症状易被忽视，同时因斑块成分松软，附壁系数小，容易脱落，造成脑血管梗阻，出现脑梗死或腔隙性梗死，从而出现失语、失明、偏瘫等症状。

（2）心源性猝死：早期颈部血管斑块、心脏血管斑块因无临床症状而被忽视，同时因斑块成分松软，附壁系数小，容易脱落，当脱落的血管斑块堵塞心主血管时，引起心脏急剧缺血坏死，从而引发猝死。

3. 逆向刺激性生长加快原血管斑块增大　增加血管管壁通透性，促使脂蛋白渗入、积聚，从而进一步加速原有血管斑块的增生、增长；血管斑块的形成是一个长期的过程，而血管斑块一旦形成，其生长速度会远远大于形成速度；临床上有很多例子，高血压、高血糖、高血脂数十年，才形成一个微小的血管斑块，而血管斑块形成后，如果缺乏积极有效的控制和治疗，几年间就呈几何倍数增大，这种危害，称为逆向刺激性生长，这种危害，可以使血管斑块加速生长。

4. 顺向播散性生长刺激新的血管斑块形成　血管斑块一旦形成，会对血管产生系统性危害，不但对局部血管有危害，而且还会对血液黏稠度、血脂、脂蛋白、血流度等，都会产生危害，这些危害持续存在，会刺激其他部位的血管形成新的血管斑块，这在临床上也是很常见的，高血压、高血糖、高血脂数十年，才形成一个颈部血管斑块，而颈部血管斑块形成后短短几年间，就发现脑部血管或心脏血管也出现了新的血管斑块；这种现象称为血管斑块的顺向播散性生长，这种危害，可以刺激血管形成新的血管斑块。

5. 加速血管硬化　血管斑块和血管硬化，互为因果关系，血管硬化可以刺激血管斑块的形成，而血管斑块一旦形成，会反过来影响血管内壁的顺滑性，造成血管内壁受力不均衡，血管内皮细胞受损、炎症、粗糙，从而导致受累的血管逐步硬化或硬化加重。

（二）中期（缺血期）动脉斑块的危害

1. 部分堵塞血管、导致相应组织器官缺血改变　随着血管斑块的生长、增大，血管斑块会逐渐纤维化，质地由软逐渐发展为坚韧，虽然脱落的风险降低了，但会逐渐影响血管的通畅度，因此，发展到中期（纤维化期）的血管斑块，会部分堵塞血管，造成血管狭窄，从而使受累的组织器官缺血；根据累及器官不同，临床表现也不同，主要表现有下述。

（1）脑血管斑块中期，血管狭窄、组织缺血的症状：最常见的是脑功能衰退，轻者头晕、头痛、耳鸣、记忆力下降等，重者发展为认知功能障碍，直至程度不等的（血管性）痴呆等。

（2）心脏血管斑块中期，血管狭窄、组织缺血的症状：心肌缺血、冠心病，心绞痛、心律失常、心功能不全等。

（3）肾血管斑块中期，血管狭窄、组织缺血的症状：继发性顽固性高血压、肾脏萎缩、肾功能损害、肾小血管硬化，蛋白尿等。

（4）肢体血管斑块中期，血管狭窄、组织缺血的症状：缺血下肢的足背血管、腘血管搏动减弱或消失，皮肤温度降低、麻木、疼痛和下肢间歇性跛行等。

（5）肠系膜血管斑块中期，血管狭窄、组织缺血的症状：原因不明的恶心、呕吐、便秘或腹泻、餐后腹痛等，胃、十二指肠、胰腺、肠道功能失调症状和消瘦等。

2. 侵蚀血管　中期血管斑块，由于长期对血管壁的压迫，可引起血管壁慢性磨损、无菌性炎症反应、血管壁渗透性改变等，从而对血管壁造成广泛的侵蚀伤害。

（三）中晚期（坏死期）动脉斑块的危害

1. 完全堵塞血管导致相应器官组织坏死　随着血管斑块的继续增大，发展到中晚期（坏死期）的血管斑块，会完全堵塞血管，造成血管闭塞，从而使受累的组织器官因缺血而发生坏死；根据累及器官不同，临床表现也不同，主要表现有下述：

（1）脑血管斑块中晚期血管闭塞、组织坏死的症状：认知功能障碍、程度不等的（血管性）痴呆，继发脑血管瘤破裂引起脑出血、急性脑梗死、肢体偏瘫、失语等症状。

（2）心脏血管斑块中晚期血管闭塞、组织坏死的症状：心绞痛、急性心肌梗死、心律失常和心脏扩大、心功能不全、心力衰竭、心源性猝死等。

（3）肾血管斑块中晚期血管闭塞、组织坏死的症状：肾脏萎缩、肾功能衰竭、尿毒症等。

（4）肢体血管斑块中晚期血管闭塞、组织坏死的症状：典型症状是缺血下肢的足背血管、腘血管搏动消失，皮肤温度降低、麻木、疼痛；下肢间歇性跛行，甚至下肢远端足趾坏疽。

（5）肠系膜血管斑块中晚期血管闭塞、组织坏死的症状：肠系膜血管粥样硬化可表现为原因不明的恶心、呕吐、便秘或腹泻、餐后腹痛等，胃、十二指肠、胰腺、肠道功能失调症状和消瘦，也可因肠系膜血管血栓栓塞而导致肠坏死、便血等致命性症状。

2. 大血管破裂　大血管的血管斑块可以引起主血管瘤、血管壁夹层、附壁血栓、血肿，甚至破裂致命。

（四）晚期（纤维化期）动脉斑块的危害

长期缺血导致相应器官组织纤维化萎缩。主要有下述几种：

1. 脏器纤维化衰竭

（1）心包纤维化：导致心脏扩大、心功能不全、心力衰竭、心源性猝死等。

（2）肝脏纤维化：导致肝功能损伤、肝功能衰竭、急性重型肝炎等。

（3）肾脏纤维化：导致肾功能损伤、肾功能衰竭、急性尿毒症等。

2. 肢端坏死症

（1）持续性肢体剧痛、夜间痛、静息痛。

（2）下肢肢端坏死、坏疽。

（3）股骨头坏死。

（4）肢体功能受限或丧失；足、腿部皮肤营养障碍、麻木、烧灼感、肌肉萎缩以及膝关节屈曲挛缩等情况。

（五）动脉斑块的复合性损害

1. 斑块内出血　导致血管斑块突然增大、阻塞血管，从而造成相应组织器官急性缺血改变。

2. 斑块破裂　血管斑块在血流冲击、体位忽然变动等情况下，忽然破裂，形成溃疡和脱落栓子，脱落的栓子可随着移动造成其他部位的组织器官血管堵塞，从而引起急性缺血症状，甚至引发猝死。

3. 血栓形成　附壁系数较低的血管斑块，如早期的软质血管斑块，可忽然脱落，形成血栓，造成相应部位的组织器官血管堵塞，从而引起急性缺血症状甚至引发猝死。

三、现代西医治疗颈动脉斑块的方法及优缺点

（一）扩张血管

1. 优点　动脉硬化斑块造成的主要危害是使管腔变窄，影响组织器官的血液供应，所以扩张血管可以提高血液供应，恢复器官组织的正常功能。

2. 缺点

（1）药物副作用大：这类药物主要是硝酸酯制剂和钙离子通道阻滞剂，在长时间反复使用后可能产生耐药性，致使起效时间延迟或完全不起效果，并能导致头晕、头痛、脸红、心慌、血压下降等副作用。

（2）不能治疗斑块本身：扩张血管只能暂时解决斑块阻碍血液流动的问题，斑块仍在不停生长变大。

（3）效果局限：斑块不断增长，血管的堵塞也越来越大，而血管却不可能无限制的扩张，所以，长期使用扩张血管药物，并不能解决动脉斑块导致的血管堵塞、组织缺血问题。

（二）调节血脂

1. 优点　血液中的脂肪类物质含量过高，就会损伤血管内皮，并在血管内皮受损处沉积下来，形成动脉硬化斑块的脂质核。因此，调节血脂，降低血液中的甘油三酯、胆固醇含量可以预防血管内壁出现新的斑块。

2. 缺点

（1）不能减小、消除已有的动脉斑块；国外最新研究表明，他汀类等调脂药物，对预防动脉硬化、稳定动脉硬化斑块有作用，但对缩小动脉硬化斑块没有作用。

（2）不能治疗动脉斑块引起的各种损伤，如缺血、缺氧、组织损伤、功能衰退等问题。

（3）药物肝损伤副作用大，不能长期服用；调节血脂药物的代表药为非他汀类药物，而他汀类药物，可以引起肌肉无力酸疼、胃肠道症状、皮疹等不良反应，部分药物甚至可引发肝功能受损、肌肉剧烈疼痛等严重毒副作用，国家药品监督管理总局随后也发出紧急通知，命令部分毒副反应严重的他汀类药物退出市场。

（三）抗血小板凝集

1. 优点　能有效对抗动脉斑块的继发损害，防止在动脉斑块破裂后形成血栓，造成风险事件；动脉斑块一旦破裂，产生大量"垃圾"，比如脂质、包膜碎块、血管壁出血形成的微血栓等；这些"垃圾"与血小板凝结在一起，最终形成栓子。栓子随血流前进到管腔狭窄的地方，将血管完全堵塞，彻底切断血流供应，引发相应组织器官的急性缺血病变。

2. 缺点

（1）对动脉斑块没有作用。

（2）不能治疗动脉斑块引起的各种损伤，如缺血、缺氧、组织损伤、功能衰退等问题。

（3）不能解决动脉斑块引起的动脉硬化、血管狭窄等问题。

（四）斑块剥脱取出术

1. 优点　能快速取出动脉斑块，解决血管狭窄问题。

2. 缺点

（1）不但不能解决动脉斑块的再生复发问题，还会反过来刺激血管，加速形成新的动脉斑块。

（2）不能解决动脉斑块引起的动脉硬化问题。

（3）手术本身的风险，如动脉血管破裂、组织脱落形成血栓等。

（五）支架手术、搭桥手术

1. 优点　能快速疏通动脉血管，解决动脉斑块引起的血管狭窄、供血不足等问题。

2. 缺点

（1）不能治疗斑块本身；支架只能暂时解决斑块阻碍血液流动的问题，斑块仍在不停生长变大。

（2）不但不能解决动脉斑块的再生复发问题，还会反过来刺激血管，加速形成新的动脉斑块。

（3）不能解决动脉斑块导致的动脉硬化问题。

（4）手术本身的风险，如麻醉意外、血管破裂等。

四、颈动脉狭窄的检查方法

（一）多普勒-超声检查

多普勒-超声检查是将多普勒血流测定和B超的实时成像有机地结合起来，为目前首选的无创性颈动脉检查手段，具有简便、安全和费用低廉的特点。它不仅可显示颈动脉的解剖图像，进行斑块形态学检查，如区分斑块内出血和斑块溃疡，而且还可显示动脉血流量、流速、血流方向及动脉内血栓。诊断颈动脉狭窄程度的准确性在95%以上，多普勒-超声检查已被广泛地应用于颈动脉狭窄病变的筛选和随访中。

超声检查的不足之处包括：①不能检查颅内、颈内动脉的病变；②检查结果易受操作人员技术水平的影响。

（二）磁共振血管造影

磁共振血管造影（magnetic resonance angiography，MRA）是一种无创性的血管成像技术，能清晰地显示颈动脉及其分支的三维形态和结构，并且能够重建颅内动脉影像。颈部血管有着直线型的轮廓，是特别适合MRA检查的部位。MRA可以准确地显示血栓斑块，有无夹层动脉瘤及颅内动脉的情况，对诊断和确定方案极有帮助。

MRA突出缺点是缓慢的血流或复杂的血流常会造成信号缺失，夸大狭窄度，在显示硬化斑块方面亦有一定局限性。对体内有金属潴留物（如金属支架、起搏器或金属假体等）的患者属MRA禁忌。

（三）CT血管造影

CT血管造影（CT angiography，CTA）是在螺旋CT基础上发展起来的一种非损伤性血管造影技术。方法是经血管注射对比剂，当循环血中或靶血管内对比剂浓度达到最高峰期间进行容积扫描，然后再行处理，获得数字化的立体影像。颅外段颈动脉适宜CTA检查，主要原因是颈部动脉走向垂直于CT断面，从而避免螺旋CT扫描时对于水平走向的血管分辨力相对不足的缺点。CTA的优点能直接显示钙化斑块。目前三维血管重建一般采用表面遮盖显示法（surface shaded display，SSD）、最大密度投影法（maximum intensity projection MIP）。MIP重建图像可获得类似血管造影的图像，并能显示钙化和附壁血栓。

CTA技术已在诊断颈动脉狭窄中得到较多应用，但该技术尚不够成熟，需要进一步积累经验加以完善。

（四）数字减影血管造影

目前虽然非创伤性影像学手段已越来越广泛地应用颈部动脉病变的诊断，但每种方法都有肯定的优缺点。高分辨率的MRA、CTA、多普勒-超声成像对初诊、随访等具有重要的价值。虽然血管造影不再是普查、初诊和随访的方法，但在精确评价病变和确定治疗方案上，数字减影血管造影（digital subtraction angiography，DSA）仍是诊断颈动脉狭窄的"金标准"。颈动脉狭窄的DSA检查应包括主动脉弓造影、双侧颈总动脉选择性造影、颅内段颈动脉选择性造影、双侧的椎动脉选择性造影及基底动脉选择性造影。DSA可以详细地了解病变的部位、范围和程度以及侧支形成情况；帮助确定病变的性质如溃疡、钙化病变和血栓形成等；了解并存血管病变如动脉瘤、血管畸形等。DSA能为手术和介入治疗提供最有价值的影像学依据。

DSA为创伤性检查手段，且费用昂贵，文献报道有0.3%～7%并发症的发生率。主要的并发症有脑血管痉挛，斑块的脱落造成脑卒中、脑栓塞和造影剂过敏、肾功能损害、血管损伤及穿刺部位血肿、假性动脉瘤等。

（五）颈动脉狭窄度的测定方法

尽管超声、计算机X射线断层成像（computerized tomography，CT）、磁共振成像（magnetic resonance imaging，MRI）等无创性检查在颈动脉狭窄诊断中的作用日益提高，但目前DSA仍是诊断颈动脉狭窄的"金标准"。颈动脉狭窄程度的判定依据DSA结果，不同研究部门采用了不同的测量方法，国际上常用的测定方法有两种，即北美症状性颈动脉内膜切除术试验协作组（North American Symptomatic Carotid Endarterectomy Trial Collaborators，NASCET）标准和欧洲颈动脉外科试验协作组（European Carotid Surgery Trial collaborators Group，ECST）标准。

NASCET狭窄度=（1-颈内动脉最窄处血流宽度／狭窄病变远端正常颈内动脉内径）×100%

ECST狭窄度=（1-颈内动脉最窄处血流宽度／颈内动脉膨大处模拟内径）×100%

上述两种方法都将颈内动脉狭窄程度分为4级：①轻度狭窄，动脉内径缩小<30%；②中度狭窄，动脉内径缩小30%～69%；③重度狭窄，动脉内径缩小70%～99%；④完全闭塞。

（六）颈动脉彩超

随着超声设备的改善和图像质量提高，B型超声和多普勒彩色超声检查血管病变已经很普遍。它简单易行、形象直观、无创伤、无X射线辐射，患者乐于接受。超声作为筛选血管病变的首选手段，已为临床医生认可。超声可以提供动脉硬化斑块的厚度、特征和位置的信息。最近推出的三维超声技术甚至可以显示动脉硬化斑块表面溃疡及其变化情况。

随着我国人民生活水平的提高、寿命延长，人口老龄化问题日益严重，老年人血管疾病的发病率上升；同时，中年人血管疾病的发病率也有升高的趋势。采用无创性检查方法，早期发现动脉血管病变的存在并及时进行治疗，是预防和减少血管病发病的有效手段，具有重要的临床意义。颈动脉彩色多普勒超声可以无创性检测颅外动脉病变，具备操作简便、可重复性强、经济实用、容易被患者接受等特点，可为颈动脉粥样硬化性病变治疗方法的选择提供客观的血流动力学依据。

1. 检查准备

（1）检查前无须空腹。

（2）进入检查室前，将手机关闭，勿在检查室拨打手机，以避免电磁信号对仪器的干扰。

（3）刚做完相对剧烈运动的患者，需要休息5～10分钟，待呼吸及心率相对平稳后再进行检查。

2. 操作步骤 患者平卧位，颈后垫薄枕，头部稍抬高，充分暴露颈部，检查时颈部放松，头偏向检查者对侧约45°。医生将探头置于颈部，探头直接接触颈部皮肤。一般可以观察颈动脉的内径、血管壁、内-中膜的厚度、有无斑块以及斑块的形态、大小、性质及管腔是否狭窄及其程度等情况。

仔细阅读预约单上的检查时间及注意事项，携带预约单按预约的时间前来检查。

3. 检查需要的时间　完成双侧颈动脉检查一般需要10分钟。

4. 适应证

（1）什么样的症状应该进行该项检查：

1）视觉异常：短暂性黑蒙、单眼失明（部分或全部光感消失）、视物模糊或完全失明；

2）头痛；

3）短暂性意识模糊；

4）单侧肢体力弱：一侧上肢或下肢、面部和舌肌的麻木或功能障碍或出现偏身感觉障碍如麻木等；

5）语言障碍：语言表达不清，或失语（说不出话来）。

（2）什么样的患者应该进行该项检查：

1）40岁以上的中老年，特别是男性；

2）高脂血症患者；

3）高血压患者；

4）长期吸烟者；

5）糖尿病患者；

6）超标准体重的肥胖者；

7）有突然晕倒的病史，或近期内多次发生无明显诱因的摔倒伴短暂意识不清；

8）经常感到头晕者；

5. 颈动脉超声可以发现的病变及其意义：

（1）颈动脉内膜增厚：颈动脉内膜厚度>1.0mm称为内膜增厚，是动脉粥样硬化的早期改变。

（2）颈动脉硬化斑块：颈动脉内膜厚度≥1.5mm呈之为斑块，根据斑块的大小、质地、形态可造成不同程度的血管狭窄和血流动力学的改变。

（3）颈动脉狭窄：颈内动脉狭窄>70%将引起缺血性脑血管病的发生，外科治疗效果明显高于药物治疗。

（4）颈动脉闭塞：颈动脉闭塞是在颈动脉狭窄的基础上发生的，一旦发现血管狭窄在60%以上，就应积极采取有效的治疗手段。

（5）颈内动脉肌纤维发育不良：也可造成脑供血异常，是一种病因不明的非炎症性改变。

（6）颈动脉瘤：是动脉血管壁局部薄弱和结构破坏后的永久性异常或膨出。

（7）大动脉炎：又称无脉症，是一种好发于青年女性的动脉非特异性炎性改变。

（8）颈内动脉周围病变：颈动脉体瘤、颈部肿瘤等。

（9）锁骨下动脉盗血：患者表现为一侧上肢无力，或一侧上肢脉弱，或双上肢血压不一致。

第五节　主动脉缩窄

一、疾病概述

主动脉缩窄（coarctation of aorta，CoA）是指在动脉导管或动脉韧带区域的主动脉狭窄。先天性主动脉缩窄在西方国家发生率较高，在先天性心脏病中约占5%。东方国家发病率相对较低，据国内文献报道其占先天性心血管病的1.1%～3.4%。主动脉缩窄的形成机制，大多认为与胎儿期主动脉血流异常分布有关。在胚胎发育期，任何使主动脉峡部血流减少的心血管畸形均易发生主动脉缩窄。因此本病常见并发症有动脉导管未闭、室间隔缺损、主动脉瓣畸形、二尖瓣狭窄、房室隔缺损等。而法洛四联症几乎没有合并主动脉缩窄。主动脉缩窄的病理改变为主动脉管壁局限而均匀狭窄，动脉壁中层变形，内膜增厚，有部分呈膜状或纤维嵴状向腔内凸出。缩窄段的内径可小至针尖样大小，也可能仅有一些不典型的纤维嵴。缩窄处由于动脉导管或动脉韧带的牵拉而向内侧移位，导管对侧可略有凹陷。1903年Bonett将主动脉缩窄分为导管前型（婴儿型）及导管后型或近导管型（成人型），此方法无实际意义，目前被广泛接受的分型方法是将本畸形分为单纯性主动脉缩窄、主动脉缩窄合并主动脉峡部发育不良和主动脉缩窄合并主动脉弓发育不良三种类型。每一型又可以分为合并室间隔缺损或合并复杂心内畸形两种情况。

主动脉缩窄的病理生理改变主要是狭窄近心端血压增高，使左心室后负荷增加，出现左心室肥大、劳损，从而导致充血性心力衰竭。脑血管长期处于高血压状态，出现动脉硬化。缩窄远端血管血流减少，视缩窄程度不同造成病理改变不一。导管前型病人动脉导管呈开放状态，缩窄范围较广泛，可累及主动脉弓部，侧支血管不丰富，并常合并其他心内畸形，此型症状出现多见于新生儿和婴幼儿。导管后型或近导管型病人动脉导管大多已闭合，缩窄范围也较局限，侧支血管丰富，很少合并心内畸形，多见于年龄较大的儿童或成人。严重的患儿可出现下半身及肾脏血供减少，造成低氧、尿少、酸中毒。有些婴幼儿下肢血流部分依赖肺动脉供应，故下肢血的氧饱和度可低于上肢而出现差异性发绀。

主动脉缩窄患儿症状出现与缩窄程度、年龄和是否合并心内其他畸形有关。婴幼儿合并心内畸形，大多表现为充血性心力衰竭症状，如气急、多汗、喂养困难以及生长发育障碍。心脏听诊可闻及奔马律及收缩期杂音、股动脉搏动减弱、消失，有些患儿下肢皮肤较上肢略呈暗紫。若主动脉缩窄程度较轻，未合并心内畸形，患儿多无症状，仅少数主诉头痛，下肢易感疲劳、发冷和间歇性跛行。大多在体检时发现上肢血压高于下肢，股动脉搏动减弱或消失。测量上肢血压需同时测量两侧，因约有5%的病人具有锁骨下动脉从缩窄段下方发出，胸骨左上缘或左肩背即可闻及Ⅱ～Ⅲ级收缩期杂音。在婴儿期，高血压的发生率和其严重程度远不如心衰导致的心脏扩大引人注意，约90%的儿童病人有上半身高血压。

主动脉缩窄一般根据临床表现、体格检查、心电图、胸部X线片和超声心动图等检查即可明确诊断。如需手术，还需行磁共振成像（magnetic resonance imaging，MRI）或CT检查，以明确主动脉缩窄及侧支循环情况。如果诊疗过程中需要明确血流动力学数据，还需行心导管检查。主动脉缩窄需要与主动脉弓中断、大动脉炎等鉴别。

主动脉缩窄患儿一旦确诊，如果缩窄处主动脉管腔横截面积小于正常50%或压力阶差>50mmHg，一般5岁内手术，如果出现心衰等症状，则需尽早手术。由于出生2个月内主动脉缩窄有继续纤维化和发展趋势，对于无症状病人，一般不选择在此阶段手术。

二、治疗方案

（一）内科治疗

1. 主动脉缩窄的新生儿和婴幼儿常常处于严重的左心衰竭和代谢性酸中毒状态，术前需使用洋地黄类药物或儿茶酚胺药物增强心肌收缩力，以维持良好的心功能，给予碳酸氢钠纠正酸中毒。

2. 术前应用前列腺素E_1（prostaglandin E_1，PGE_1）可延迟动脉导管关闭，增加缩窄段以下的主动脉血流灌注，改善由于心内左向右分流而导致的肺充血，这在新生儿临床效果最为明显。PGE_1的用量从0.1μg／（kg·min）开始逐步降低到能维持其作用的最小剂量止。PGE_1的作用在生后数天效果逐渐减小，对年长儿童则无延迟动脉导管关闭的作用。

3. 当有左心衰竭时，静脉持续滴注多巴胺5～10μg／（kg·min），静推呋塞米0.5mg／kg，2～3次／天。

4. 并发感染性心内膜炎者，应在抗生素治疗3个月后手术；一般呼吸系统感染，应在感染治愈，体温、血象正常后手术。

5. 新生儿重度主动脉缩窄，依靠动脉导管供应下半身血液，此时禁止给患儿吸氧，因吸氧可促进患儿动脉导管关闭，加速患儿死亡。如患儿因呼吸困难，需要呼吸机辅助呼吸时，氧浓度调至21%，血气分析调整通气量，将血二氧化碳分压控制在45mmHg左右。

6. 介入治疗　目前主要是用球囊扩张加血管内支架植入。一般认为，单纯球囊扩张术治疗新生儿期的主动脉缩窄复发率很高。介入治疗用于婴儿及儿童期主动脉缩窄的治疗，其复发率与外科手术治疗相等。外科手术后主动脉缩窄复发的标准治疗方法是球囊扩张术。介入治疗的缺点包括：

（1）因介入治疗未能将动脉导管组织除去，晚期动脉瘤的发生率较高。

（2）一旦动脉瘤出现，由于没有缺血的刺激，侧支循环发育不良，再次手术的截瘫发生率高。

（二）外科治疗

1. 手术适应证　如有心力衰竭征象或血压过高，不能等待，即时手术；如果没有症状，体检发现缩窄两端的压力阶差超过50mmHg或缩窄处主动脉管腔横截面积小于正常50%就具备手术适应证，3个月后择期手术，以避免缩窄导致的并发症。大于5岁手术的病人，术后高血压的发生率明显增高。

2. 手术方法

（1）缩窄段切除，端端吻合术：

1）指征：适用于缩窄段较局限。一般缩窄段切除不超过2cm范围，否则吻合较困难。

2）注意事项：采用此法应注意几个问题：①解剖分离必须彻底，近端切口应切至管腔足够大的部位，远端切口有时需斜切，以保留肋间血管开口和使吻合口足够大。②上、下端吻合时张力不能高，如有困难，需牺牲一些肋间血管以确保吻合口张力不致过高。③吻合口后壁可连续缝合，前壁间断或连续缝合。④缝线采用4-0或5-0单丝聚丙烯缝线，也可采用可吸收缝线，以减少术后再缩窄的发生率。

（2）补片扩大成形术：

1）指征：适合较大儿童的长段型缩窄。

2）注意事项：采用此法应注意几个问题。①充分解剖分离缩窄段相邻组织，纵向切开缩窄段，切除缩窄处隔膜组织；②主动脉的上、下切口均需超过缩窄段至正常的主动脉膨胀处；③选用与主动脉切口大小相近的Gore-Tex补片，剪成圆形或椭圆形，用4-0或5-0单丝聚丙烯缝线缝合，从切口上端开始，沿左右两侧分别连续缝合，在切口下端打结，这样补片塑形较好。

（3）人造血管置换术：

指征：适用于缩窄段较长的成人，特别是原计划做切除后端端吻合，因吻合口张力过大不易直接吻合者。

（4）缩窄段切除，端侧吻合术：

1）指征：适用于新生儿以及年龄较小的患儿，缩窄段局限或合并主动脉弓发育不良者。解剖矫治彻底，复发率低。

2）注意事项：采用此法应注意几个问题。①充分游离主动脉弓，在缩窄远端切断主动脉；②纵向切开主动脉弓下壁，切口尽可能靠近无名动脉对侧；③将主动脉远侧断端与主动脉弓下壁的切口端侧吻合，吻合时注意有一定的口径，避免吻合口狭窄。

（5）左锁骨下动脉瓣翻转术：

1）指征：广泛应用于婴幼儿主动脉缩窄，尤其适合1岁以内或伴有轻度主动脉弓部发育不良的患儿。

2）注意事项：采用此法应注意几个问题。①左锁骨下动脉需完全游离，在胸顶椎动脉分支处分别结扎左锁骨下动脉和椎动脉，避免术后"窃血综合征"；②在剪开至锁骨下动脉瓣翻转作主动脉成形术时，缝合要注意先在切口下端中点固定一针，然后再分别由两侧从上往下两边连续缝合，在中点与第1针处分别打结。这样可保证缝合对称均匀，也可克服一根线连续缝合的缺点。

（6）人工管道旁路术：

1）指征：适用于成人降主动脉长段缩窄或再缩窄的二次手术者；高龄患者，一般情况差，有明显心绞痛或心电图提示严重的心肌劳损者。

2）注意事项：采用此法应注意所用血管较长，需要充分的预凝，防止术后血栓。

三、疗效观察与随访

国外报道新生儿主动脉缩窄手术，总死亡率16.5%，其中单纯主动脉缩窄死亡率11%，合并室间隔缺损者死亡率14%，合并复杂心脏畸形者死亡率高达23%。

据文献报道，在远期随访中，死亡率约有13%～15%，主要原因为细菌性心内膜炎（2%）、颅内动脉瘤破裂（6%）、急性心肌梗死（3%）、假性动脉瘤（2%）。上述情况大多出现在手术纠治年龄较大的患儿，提示可能系未纠治前动脉缩窄所导致的后遗症。另外，主动脉缩窄的患儿常合并有主动脉瓣病变，但需做主动脉瓣置换术则很少。这些均提示小儿主动脉缩窄早期治疗可减少许多并发症。

关于术后远期高血压，在婴儿组病人大多因术后再缩窄引起。据国外报道即使手术十分成功，仍有10%～20%的病人可发生远期高血压。有关远期高血压的发生机制尚不清楚，可能系多因素综合结果，如压力感受器感受性改变，肾素血管紧张素机制，交感神经冲动发放增加等。

四、指南解析

先天性主动脉缩窄是一类具有"欺骗性"的血管畸形，当患者同时有非限制性室缺合并肺动脉高压，下肢供血依靠动脉导管时，上下肢无压差甚至下肢压力高于上肢压力，且无差异性发绀，导致术前容易误诊，我们曾经遇到在处理动脉导管和室缺修补结束心脏复跳以后才发现下肢血压明显低于上肢血压，明确有缩窄存在而继续手术矫治。

严重主动脉缩窄是新生儿期心衰的主要病因，如果新生儿以心衰为主要表现，需即时做心脏超声检查以明确诊断，一旦诊断，静脉使用前列腺素E$_1$保持动脉导管开放，保证肾灌注，维持内环境稳定，即时手术治疗。

主动脉缩窄手术方式比较多，目前文献报道的以"广泛端端吻合"长期效果最佳，即完全切除导管组织，降主动脉与主动脉弓下端吻合，术后再狭窄率最低。如果吻合前发现有张力，可取一块自体肺动脉壁延长血管长度以降低张力，减少吻合口渗血，同时也能避免术后左支气管受压迫。术中应注意保护好喉返神经，术后主要并发症有高血压、再缩窄和动脉瘤。术后高血压主要与手术年龄有关，排除再缩窄的原因。

第六节　下肢动脉硬化闭塞症

随着我国人口饮食结构的改变，摄入含脂食物增多，人均寿命的延长，动脉粥样硬化成为我国中老年人常见的疾病，我国60岁以上人口发病率高达80%左右。动脉粥样硬化闭塞症是全身动脉粥样硬化在肢体局部的表现，主要表现为动脉内膜出现粥样硬化斑块，中层组织变性或钙化，腔内可继发血栓形成，破坏动脉壁，最终使管腔狭窄，甚至完全闭塞，使患肢发生急性或慢性缺血性症状，严重时可引起肢端坏死。

下肢动脉硬化闭塞症（peripheral arterial disease，PAD）是由于下肢动脉粥样硬化斑块形成，引起下肢动脉狭窄、闭塞，进而导致肢体慢性缺血。随着社会整体生活水平的提高和人口的老龄化，下肢动脉硬化闭塞症的发病率逐年提高。

一、病因

流行病学调查显示吸烟、糖尿病、高脂血症、高血压病、高同型半胱氨酸血症、高凝状态、血液黏稠度增高及高龄等是下肢动脉硬化闭塞症的危险因素。其中吸烟与糖尿病的危害最大，二者均可使周围动脉疾病的发生率增高3~4倍，合并存在危险性更高；其次是高脂血症，尤其是血低密度脂蛋白胆固醇升高，与全身多部位动脉粥样硬化的发生密切相关。及时发现导致动脉硬化的危险因素并加以控制，能够延缓动脉硬化的进程，降低下肢动脉硬化闭塞症的发生风险。

二、发病机制

动脉硬化闭塞症的主要发病机制可有下列几种学说。

（一）损伤及平滑肌细胞增殖学说

各种损伤因素，如高血压、血流动力学改变、血栓形成、激素及化学物质刺激、免疫复合物、细菌病毒、糖尿病及低氧血症等，导致内皮细胞损伤。内皮细胞损伤后分泌多种生长因子、趋化因子，刺激平滑肌细胞（smooth muscle cells，SMC）向内膜迁移、增殖、分泌细胞外基质并吞噬脂质形成SMC源性泡沫细胞，最终形成动脉硬化斑块。

（二）脂质浸润学说

该学说认为血浆中脂质在动脉内膜沉积，并刺激结缔组织增生，引起动脉粥样硬化。在该过程中，内皮细胞损伤、通透性增加及脂质转运障碍可能起主要作用。

（三）血流动力学学说

在动脉硬化的发病过程中，血流动力学因素起到一定作用，并与动脉粥样硬化斑块的部位存在相互关联。研究证实，动脉硬化斑块主要是位于血管壁的低切力区。而湍流则对斑块的破裂或血栓形成起到一定作用。

（四）遗传学说

遗传学调查显示，本病有家族史者比一般人群高2～6倍，可能是由于遗传缺陷致细胞合成胆固醇的反馈控制失常，以致胆固醇过多积聚。

三、临床表现

下肢动脉硬化闭塞症一般见于中老年人，常伴有吸烟、糖尿病、高血压、高脂血症等危险因素。下肢动脉硬化闭塞症症状的有无和严重程度，受病变进展的速度、侧支循环的多寡、个体的耐受力等多种因素影响。症状一般由轻至重逐渐发展，但在动脉硬化闭塞症基础上继发急性血栓形成时，可导致症状突然加重。

早期可无明显症状，或仅有轻微不适，如畏寒、发凉等。之后逐渐出现间歇性跛行，这是下肢动脉硬化闭塞症的特征性症状，表现为行走一段距离后，出现患肢疲劳、酸痛，被迫休息一段时间；休息后症状可完全缓解，再次行走后症状复现，每次行走的距离、休息的时间一般较为固定；另外，酸痛的部位与血管病变的位置存在相关性。病变进一步发展，则出现静息痛，即在患者休息时就存在肢端疼痛，平卧及夜间休息时容易发生。最终肢体可出现溃疡、坏疽，多由轻微的肢端损伤诱发。

对于临床表现的严重程度，可用Fontine分期或Rutherford分期进行划分，以增加临床评价的客观程度，并使各类临床治疗结果之间具有更强的可比性。目前常用的是Rutherford分期，由轻至重分为0～6共七个等级。

1. Rutherford0级　无临床症状，踏车试验或反应性充血试验正常，无动脉阻塞的血液动力学表现。

2. Rutherford1级　轻度间歇性跛行，完成踏车试验，运动后踝动脉压>50mmHg，但休息时踝动脉压低于约20mmHg。

3. Rutherford2级　中度间歇性跛行，界于1和3之间。

4. Rutherford3级　重度间歇性跛行，不能完成踏车试验，运动后踝动脉压<50mmHg。

5. Rutherford4级　缺血性静息痛，休息时踝动脉压<40mmHg，足背和胫后动脉几乎不能触及，足趾动脉压<30mmHg。

6. Rutherford5级　小块组织缺损、非愈合性溃疡，局灶性坏疽伴足底弥漫性缺血改变，休息时踝动脉压<60mmHg，足背和胫后动脉几乎不能触及，足趾动脉压<40mmHg。

7. Rutherford6级　大块组织缺损，超过跖骨平面，足部功能无法保留，其余标准同Rutherford5级。（标准踏车试验在15°斜面上，速度为每小时2英里，时间5分钟）。

四、检查

（一）一般检查

因患者多为老年人，可能存在多种伴随疾病及动脉粥样硬化危险因素，需全面检查，包括血压、血糖、血脂测定，及心、脑血管评估等。

（二）特殊检查

1. 节段性动脉收缩压测定　测量下肢动脉不同平面的压力水平并双侧对比，如动脉存在明显狭窄，则其远端压力明显降低，可初步确定动脉有无病变及其部位。

2. 踝肱指数（ankle-brachial，ABI）　应用多普勒血流仪与压力计，测算下肢踝部动脉收缩压与上肢肱动脉收缩压之比。静息状态下ABI一般在0.91～1.30之间，高于1.30提示动脉管壁僵硬不易压瘪；ABI在0.90～0.41之间提示存在轻-中度缺血；ABI≤0.40，提示存在严重缺血。另外还有趾臂指数（toe brachial index，TBI）可以了解末端动脉病变情况。

3. 经皮氧分压测定　通过测定局部组织的氧分压，可间接了解局部组织的血流灌注情况，评价缺血程度；并可用来判断肢端溃疡、伤口的愈合趋势，经皮氧分压过低，提示伤口不易愈合。

4. 彩色多普勒超声　为常用筛查手段，可见动脉硬化斑块，管腔狭窄、闭塞等。该方法无创、方便且花费较低，但对于治疗的指导意义不大。

5. CT血管成像（computer tomography angiography，CTA）　已成为下肢动脉硬化闭塞症的首选检查方法，可清楚显示动脉病变的部位、范围、程度；明确诊断，并为治疗方案的确定提供帮助。不足之处是由于需使用含碘造影剂，对肾功能可能造成影响，肾功能不全者慎用。

6. 磁共振血管成像（magnetic resonance angiography，MRA）　同CTA，亦可为下肢动脉硬化闭塞症提供明确的影像学诊断，优点是无需使用含碘造影剂，但对钙化的分辨能力差，并可能会高估病变的严重程度。

7. 数字减影血管造影（digital subtraction angiography，DSA）　为诊断下肢动脉硬化闭塞症的金标准，能确切显示病变部位、范围、程度、侧支循环情况，延迟现象可评价远端流出道情况。DSA对于病变的评估及手术方式的选择均具有重要意义，同时在有条件的医院，可在造影的同时行血管腔内治疗，同期解决动脉病变。

五、鉴别诊断

下肢动脉硬化闭塞症的典型临床表现，配合无创或有创血管检查，诊断一般不难鉴别诊断。

（一）腰椎管狭窄

可表现为间歇性跛行症状，易与下肢动脉硬化闭塞症早、中期症状相混淆，但该病的症状与体位明显相关，改变体位可使症状减轻或缓解，同时肢体动脉搏动正常，可资鉴别。

（二）血栓闭塞性脉管炎

多见于青年男性，有吸烟史，伴游走性、血栓性浅静脉炎，累及四肢中小动脉，上肢动脉累及较远动脉硬化闭塞症多见，造影的典型表现为中、小动脉节段性闭塞，而在病变的动脉之间，可见管壁光滑的正常动脉，并可见许多细小的侧支血管。

（三）动脉栓塞

表现为"5P"征，即突然出现的肢体疼痛、苍白、麻木、运动障碍及动脉搏动减弱或消失，并常具有房颤、瓣膜病等易致动脉栓塞的病史。

六、治疗

（一）一般治疗

动脉硬化是一种全身性疾病，应整体看待和治疗，包括控制血压、血糖、血脂，严格戒烟等，并积极诊治可能伴发的心脑血管疾病。在医生指导下加强锻炼，促进侧支循环形成；并注意足部护理，避免皮肤破损、烫伤等。

针对下肢动脉硬化闭塞症的药物治疗，主要用于早、中期患者，或作为手术及介入治疗的辅助。常用药物包括：抗血小板药，如阿司匹林、氯吡格雷，替格瑞洛等；他汀药，如瑞舒伐他汀钙片，阿托伐他汀钙片等；血管扩张及促进侧支循环形成的药物，如西洛他唑、安步乐克及前列腺素类药物等。

（二）手术治疗

目的是重建动脉血流通道，改善肢体血供。手术指征包括：重度间歇性跛行、静息痛、溃疡或坏疽。手术方案的选择应综合考虑血管病变的部位、范围、程度、流出道及患者的身体承受能力等。

1. 动脉旁路术　应用人工血管或自体大隐静脉，于闭塞血管近、远端正常血管之间建立旁路，分解剖内旁路与解剖外旁路。解剖内旁路按照原正常的动脉血流方向构建，符合人体的正常生理结构，为首选的方法；解剖外旁路适用于不能耐受手术，以及解剖内旁路走行区存在感染的患者。

2. 动脉内膜剥脱术　适用于短段主、髂狭窄或闭塞的患者，由于腔内治疗技术的发展，目前已较少应用，多作为动脉旁路术的辅助，以利构建良好的吻合口。

3. 经皮腔内血管成形术／支架植入术　为微创治疗方法，手术风险低，恢复快。该方法经动脉穿刺，输送球囊导管至动脉狭窄或闭塞的部位，扩张、重建动脉管腔，结合血管腔内支架的使用，可获得较好的临床效果。以往该技术仅应用于短段病变，随着技术的进步，目前对于长段闭塞性病变也可成功开通。目前是首选的一线治疗。

七、预防

该病的预防主要在于严格控制动脉粥样硬化的危险因素，如严格监测、控制血压、血糖、血脂，严格戒烟，可延缓动脉粥样硬化的进程，降低下肢动脉硬化闭塞症的发生率，并预防心脑血管不良事件的发生。

1. 对存在上述一个或数个危险因素的患者应加强监测，及时发现和诊治可能存在的动脉狭窄、闭塞性病变。

2. 对于已发生下肢动脉硬化闭塞症的患者，应早期加强锻炼、严格用药，并加强足部护理，避免皮肤破损及外伤等，以防病情加重。

3. 对于已行手术或治疗的患者，上述预防措施仍需坚持应用，以预防手术部位血管再狭窄及身体其他部位的动脉发生病变。

第七节　下肢动脉硬化闭塞症血管腔内治疗进展

下肢动脉硬化闭塞症（arteriosclerosis obliterans，ASO）是中、老年人的常见病、多发病，也是动脉粥样硬化在下肢的重要表现。据报道，人群中有12%～14%罹患ASO，75岁以上人群中，这一比例增至20%。目前ASO治疗方法主要包括药物治疗、外科手术、腔内治疗、复合手术和自体外周血干细胞移植等。下肢ASO的腔内治疗具有安全、有效、并发症少等优点，已成为下肢ASO治疗的首选。目前腔内治疗方法包括经典的经皮腔内血管成形术（percutaneous transluminal angioplasty，PTA）和新兴的腔内减容术。随着腔内器械发展的日新月异，两种方法均得到了突破性进展。

一、经皮腔内血管成形术的进展

（一）单纯PTA和金属裸支架的局限性

PTA治疗ASO操作简便，近期效果好，是一种安全有效的方法，主要适用于泛大西洋学会联盟（Trans-Atlantic Inter-Society Consensus，TASC）的TASC Ⅱ A型和TASC Ⅱ B型的患者。但Kok HK等报道称TASC Ⅱ C和TASC Ⅱ D型下肢ASO，也可以进行腔内治疗。他们对112例患者进行回顾性分析，其中TASC Ⅱ C占44%和TASC Ⅱ D占34%。整体技术成功率是75%，1年的保肢率为77%，3年的保肢率为65%。对于TASC Ⅱ C和TASC Ⅱ D型下肢ASO患者，PTA是一项微创且安全的技术，可以快速恢复下肢血流，改善下肢缺血症状，提高肢体存活率，在一定时间内有着良好的临床疗效。PTA虽然快捷有效，但扩张后再狭窄的发生率较高，术后中、长期随访再狭窄的发生率高达30%～80%，再狭窄多发生于PTA后数月至1年之内，主要由球囊扩张部位内膜增生引起。

PTA治疗下肢ASO过程中弹性回缩明显、残余狭窄 > 30%或动脉夹层形成时可考虑使用支架。PTA联合血管内支架治疗下肢ASO的临床疗效确切，可有效提高患者病变血管通畅率。目前比较常用的镍钛合金支架（Nitinol Stent）是一种金属裸支架（bare-metal stent，BMS），该支架可在接近人体体温环境下展开到设定的大小。镍钛合金支架兼有抗腐蚀、弹性强、生物相容性高以及支架内再狭窄率低等优点，是一种新型的血管内支架。支架植入虽提高了近期疗效，但远期疗效和保肢率方面与单纯PTA相比并没有明显的优势。Gokgol C等在一项研究中发现腿的反复弯曲活动可导致支架支撑功能的丧失，从而影响支架植入术的远期疗效。

（二）关于球囊的新进展

1. 切割球囊 Barath P 等在1989年发明了切割球囊（cutting balloons，CB）。这种球囊有1～4个金属刀片（刀片厚度为0.1～0.4mm）纵向排列在球囊表面。当球囊膨胀时，这些刀片直接切入与球囊接触的血管壁，将血管壁的损伤控制在一定范围内。CB-PTA与单纯PTA相比，CB-PTA可有效降低炎性反应、内皮细胞损伤、血管平滑肌细胞增殖反应，从而有效抑制支架内再狭窄。Canaudl等通过对128名患有下肢动脉闭塞疾病的患者进行前瞻性、非随机性研究，证实了CB-PTA治疗下肢动脉闭塞疾病是安全、可行的。

2. 冷冻球囊 近年来动脉腔内低温成形术（cryo-percutaneous transluminal angioplasty，C-PTA）开始试用于临床。C-PTA是在PTA的同时，将低温施加于受治动脉段的管壁和粥样斑块上，使管壁均匀的扩张，可明显减轻或消除扩张引起的弹性回缩，抑制新生内膜生成和胶原纤维合成，从而有效降低再狭窄的发生。然而Balastegui MT等在一项研究中发现C-PTA相较于传统PTA，会引起严重的血管纤维化和血管矿化。Antonopoulos CN 等对4659例患者的C-PTA与药物洗脱支架（drug-eluting stent，DES）术后随访结果进行分析后也得出相似的结论；另外在性价比方面，C-PTA 也比不上药物涂层球囊扩张（drug coated balloon angioplasty，DCBA），故如何充分发挥冷冻球囊（cryoplasty balloons，CP）的作用还需进一步探索和研究。

3. 药物涂层球囊 标准PTA对血管的刺激会引起血管平滑肌的增殖，从而导致血管的再次闭塞。而近年来发展起来的药物涂层球囊（drug-coated balloons，DCB）在解决该问题上有一定优势。其原理在于球囊表面可释放药物抑制血管平滑肌的增殖。Krishnan P等报道了300例有症状的ASO，把他们随机分为两组，一组用DCB治疗，另外一组用标准的PTA方法治疗。经过一年的观察，DCB组1个月通畅率为92.1%，1年通畅率为82.3%；而PTA组1个月通畅率为83.2%，1年通畅率为70.9%。显然DCB的疗效明显优于标准PTA。

在另外一项研究中，Krankenberg H等报道了德国五家医疗机构一项随访长达34个月的前瞻性随机研究，共119例股浅动脉支架内再狭窄与慢性肢体缺血的病例，分别采用DCBA治疗62例和普通球囊扩张（plain old balloon angioplasty，POBA）治疗57例。平均病变长度为（82.2±68.4）mm；34例（占28.6%）完全闭塞，30例（占25.2%）中度闭塞或者钙化。分别通过临床和多普勒超声对其随访6和12个月。经过6个月被超声检出支架内再狭窄（instent restenosis，ISR）并出组的，DCBA组占15.4%，POBA组占44.7%。经过12个月，卢瑟福等级较前改善超过1级而不需要靶血管重建的，在DCBA占77.8%，在POBA组占52.3%。结论是DCBA对股浅动脉支架内再狭窄的相关性较POBA小，临床疗效优于POBA。

（三）关于支架的新进展

1. 生物可降解支架 生物可降解支架由可吸收材料制成，既可在短时间内提供支撑力，避免球囊扩张后弹性回缩；又可在体内环境下降解，从而避免了普通支架带来的一系列并发症。同时，由于吸收后的支架在管腔内没有残留物，可在一定程度上为靶血管的重建创造条件。另外，具有药物涂层的生物可降解支架可安全、有效地避免支架内血栓的形成。

2. 血管内覆膜支架 血管内覆膜支架（stent-graft，SG）由一个支架平台覆盖织物（涤纶）或聚四氟乙烯（polytetrafluoroethylene，PTFE）组成。SG可以作为一个屏障，阻止新生内膜侵犯血管腔。SG种类主要有viabahn、Fluency以及Wallgraft等。以viabahn为例，这是一种具有弹性的自膨式腔内SG，由膨体聚四氟乙烯（expanded polytetrafluoroethylene，ePTFE）内衬和沿其整个长度延伸的外部镍钛合金支架组成。Bosiers M等在一项前瞻性随机研究中，分别使用Viabahn与POBA治疗股浅动脉ISR来评估viabahn的短期和中期疗效。在这项研究中，Viabahn组的技术成功率为100%，POBA组的技术成功率为81.8%；术后12月靶动脉通畅率在viabahn组为74.8%，POBA组为28%。故Viabahn在治疗股浅动脉ISR时，效果明显好于POBA。在另外一项研究中，Lammer J等对141例患有股浅动脉闭塞的患者的术后随访进行分析，其中对照组采用BMS而实验组采用Viabahn覆膜支架疗法。12个月内血管通畅率在Viabahn组为71.3%而在BMS组为36.8%。显然，对患有股浅动脉闭塞的患者采取覆膜支架治疗，比BMS疗效好。SG使用时应避免覆盖重要的分支动脉开口。

3. 药物洗脱支架 与DCB相似，药物洗脱支架（drug-eluting stents，DES）依靠支架上缓慢释放的药物来抑制血管平滑肌的增殖，从而抑制ISR的发生。Canaud L等对26项研究进行meta分析，比较分析了在股腘动脉血管成形术中，DES与BMS分别在预防靶血管再狭窄方面的作用。分析结果显示DES在短期内在预防靶血管再狭窄方面比BMS更有效，但长期作用有待通过进一步大型随机对照试验以及更长的随访时间去验证。

二、腔内减容术的新进展

腔内减容术（Debulking Atherectomy）包括经皮腔内机械性斑块切除术、准分子激光血管成形术等。

（一）经皮腔内机械性斑块切除术

目前经皮腔内机械性斑块切除术（Percutaneous Atherectomy）主要包括定向粥样硬化斑块切除术（Directional Atherectomy）、粥样硬化斑块旋切术（Rotational Atherectomy）和轨道粥样硬化斑块切除术（Orbital Atherectomy）。其中，定向粥样硬化斑块切除术适用于偏心钙化斑块的切除，但耗时长，不能同时吸出斑块碎片；粥样硬化斑块旋切术可快速切除严重钙化的粥样硬化斑块，但不好控制切除的深度；轨道粥样硬化斑块切除术可通过调节转速来达到控制切除深度的效果，但不适用于ISR。Shammas NW等在一项研究中证实：经皮腔内机械性斑块切除术可减少支架植入术的使用，但在预防靶血管再狭窄方面，与单纯PTA相比没有统计学上的差别。经皮腔内机械性斑块切除术也可以和DCB同时使用，但在一项长达12个月的回顾性分析中，经皮腔内机械性斑块切除术联合使用DCB与单独使用DCB的疗效没有明显差别。

（二）准分子激光血管成形术

准分子激光血管成形术（excimer laser angioplasty，ELA）是通过紫外线激光的光化学效应而不是光热机制来汽化组织，所发射的紫外线被病变组织吸收后，内膜斑块可直接气化，早期通畅率高，但远期疗效不甚乐观。

Shammas NW等在一项研究中，将接受ELA治疗股腘动脉ISR的40例患者进行五年的随访调查，分析后发现ELA术后五年的靶血管增生导致血管再次闭塞的发生率为62.5%。ELA通常作为其他治疗的辅助手段，可取得比较让人满意的效果。Dippel EJ等对美国40个中心用ELA治疗ISR的病例进行了多中心、前瞻性和随机对照研究。患者为卢瑟福分级中1到4等级，目标病变长度为4cm，血管直径为5～7mm；患者被随机分为ELA＋PTA联合治疗组，以及对照的单纯PTA治疗组。两组人数之比为2∶1。主要疗效终点为六个月的随访中靶血管再生。主要安全终点为术后30天发生的主要不良事件（死亡、截肢或靶血管再生）。在六个月的随访中，ELA＋PTA联合治疗组中免于靶血管再生的概率较单纯PTA组为73.5%∶51.8%。ELA＋PTA联合治疗组和单纯PTA组在术后30天发生的主要不良事件中概率之比为5.8%∶20.5%。结论是ELA＋PTA比单纯PTA治疗更有效和安全。

三、小结

综上所述，腔内治疗是下肢ASO的主要治疗方法。在经皮腔内血管成形术中，切割球囊与药物涂层球囊的出现克服了单纯PTA治疗的局限性，通过不同机制，有效抑制了血管腔内平滑肌细胞的增生。然而，冷冻球囊的治疗效果在一些研究中并没有得到充分的肯定，如何充分发挥其作用还有待进一步探索。闭塞的动脉经球囊扩张后，会不可避免地出现弹性回缩，各种新型支架如生物可降解支架、覆膜支架以及药物洗脱支架可有效对抗动脉的弹性回缩；同时通过生物降解、物理阻隔以及药物抑制等途径有效地减少支架内再狭窄的发生。腔内减容术通常与PTA联用，其中经皮腔内机械性斑块切除术可清除钙化的斑块，为PTA等其他腔内治疗创造条件。准分子激光血管成形术远期疗效不佳，但与PTA联用可达到比较理想的效果。针对ASO的病情，选择合适的腔内治疗方法，可在改善患肢血流的同时，降低或减少各种并发症的发生。

第八节　急性主动脉疾病的处理

急性主动脉疾病是危及生命的一组严重主动脉疾病，主要表现为典型的"主动脉性疼痛"，包括典型主动脉夹层（aortic dissection，AD）、主动脉壁间血肿（intramural aortic hematoma，IMH）、主动脉穿透性溃疡（penetrating aortic ulcer，PAU）、创伤性主动脉离断和主动脉瘤破裂。经典的AD指各种原因导致的主动脉内膜撕裂，血液通过内膜破口进入中膜，并沿血管壁向近端或远端剥离，形成内膜片及真假腔。IMH主要由于主动脉滋养血管自发破裂或动脉粥样硬化斑块、溃疡出血延展导致主动脉内膜、中膜之间血肿形成，与AD的区别主要是IMH缺乏明显的内膜破口，真假腔之间无血流沟通。PAU是指主动脉粥样硬化斑块穿透内弹力板，破入中膜，其周围常伴有局限或广泛的壁内血肿，多见于60岁以上的老年患者，常伴有高血压及弥漫性动脉粥样硬化和广泛钙化。创伤性主动脉夹层或离断多见于交通事故或减速性损伤，常伴有身体其他部位的多发性创伤，死亡率高，主动脉创伤多见于主动脉峡部，其次见于升主动脉、降主动脉。急性主动脉疾病之间尽管临床症状相似，但病因、病理和生理学机制却不尽相同，不同疾病之间可以合并存在或相互转换，易发生肢体器官缺血或主动脉破裂，及时、有效的诊断及治疗可显著改善急性主动脉疾病的预后，提高患者生存率。

一、急性主动脉疾病的分型分期

主动脉疾病的分型、分期是选择何种处理方式的关键。

（一）解剖分型

1. DeBakey分型

（1）Ⅰ型：AD内膜裂口位于升主动脉，夹层累及范围自升主动脉到降主动脉甚至到腹主动脉。

（2）Ⅱ型：AD内膜裂口在升主动脉且夹层累及范围限于升主动脉。

（3）Ⅲ型：AD内膜裂口在降主动脉，夹层累及降主动脉，如向下未累及腹主动脉者为Ⅲa型；向下累及腹主动脉者为Ⅲb型。

2. Stanford分型

（1）Stanford A型：相当于DeBakey Ⅰ型和DeBakey Ⅱ型。

（2）Stanford B型：相当于DeBakey Ⅲ型。

（二）临床分型

1. 复杂型（complicated）　临床表现不稳定，包括出现肢体或器官灌注不良、主动脉破裂或濒临破裂，血压控制不良或反复出现疼痛，AD假腔或瘤体进行性增大。

2. 非复杂型（uncomplicated）　临床表现相对稳定，无上述不稳定表现。

（三）分期

1. 急性期　发病14天以内为急性期，因14天以内AD的并发症发生率，尤其破裂率远远高于14天以上的夹层。

2. 慢性期　发病14天后或体检偶然发现的无症状AD为慢性期。DeBakey等根据主动脉壁结构炎症程度，又将慢性期中2周到2个月之间定义为亚急性期。

3. 急性主动脉疾病的预后　急性主动脉疾病的预后与分型及是否合并并发症有关。如果患者出现心包填塞，冠脉受累出现心肌缺血或心肌梗死、脑灌注不足等情况，死亡率明显增加，另外年龄超过70岁、低血压、肾功能衰竭或脉搏缺失也是院内死亡的危险因素。医源性夹层较非医源性夹层死亡率增加。Stanford A型夹层预后差，单纯药物治疗24h大约20%，48h约30%，7d约40%，1月约50%；A型夹层出现死亡，即便外科治疗，24h的死亡率可高达10%，7d 13%，30d可达20%。最常见的死亡原因是主动脉破裂、中风、内脏缺血、心包填塞以及循环衰竭。Stanford B型夹层预后相对较好，30天死亡率约10%，但如果合并肾功能衰竭、内脏缺血或主动脉濒临破裂等需紧急主动脉修复治疗的患者，2天死亡率可高达20%，30天达25%。

二、急性主动脉疾病的治疗

急性主动脉疾病的治疗包括药物治疗、外科手术治疗及介入治疗，选择何种治疗方案主要取决于急性主动脉疾病的分型、分期、并发症及患者的全身情况。

（一）药物治疗

药物保守治疗主要包括重症监护室密切监护，严格血压、心率控制及缓解疼痛，总体目标是减轻主动脉壁压力，减低破裂风险。指南建议将心率控制在60次／分以下，收缩压控制在100～120mmHg以下或平均动脉压在60～76mmHg以下。如无禁忌，β-受体阻滞剂是首选药物，β-受体阻滞剂可以减轻主动脉壁压力，也有研究表明血管紧张素转换酶抑制剂可以改善血管壁的重构。但药物治疗并不能阻止血液在真、假腔间的流动，因此药物治疗可使部分病人度过急性期，但在其后的1～5年间易发生主动脉扩张或动脉瘤形成，甚至发生主动脉破裂。

（二）外科治疗

外科治疗AD始于20世纪60年代末期，由于Stanford A型主动脉疾病单纯药物治疗预后差，外科治疗急性主动脉疾病主要应用于升主动脉。外科治疗的主要方法包括人造血管主动脉置换、外科血管旁路及内膜造口术。近年来，外科治疗已与介入治疗联合治疗A型夹层，对于累及至降主动脉的A型夹层，在未修复的降主动脉植入支架可减少夹层并发症的发生。近来亦有以覆膜支架覆盖第一破口治疗逆行A型夹层成功的报道。如果A型夹层存在器官或肢体灌注不良，也有人通过外科血管旁路或内膜造口术解决缺血，或采用介入方法解决远端灌注问题后，再行升主动脉置换。将来分支支架可以对A型夹层进行完全腔内治疗，但目前尚无合适的器械。由于非复杂型急性主动脉疾病药物治疗预后较好，因此外科早期主要治疗复杂型急性主动脉疾病及假腔进行性瘤样扩张的病人，以预防主动脉破裂。由于B型急性主动脉疾病的外科手术死亡率较高，目前对解剖条件适合的B型急性主动脉疾病主要采用介入治疗方法及药物治疗。

与典型AD相比，IMH及PAU发病率相对较低，疾病机理尚不完全清楚，因此对累及升主动脉的IMH或PAU，多采取外科治疗，除非溃疡解剖位置适合介入修复。B型血肿或溃疡如果未合并不稳定情况，建议药物保守治疗，如果出现持续疼痛、血压控制不良、器官缺血表现，或血肿累及主动脉直径超过50mm、血肿厚度超过11mm，或者溃疡直径大于20mm、深度超过10mm，建议早期外科手术或介入治疗。

（三）介入治疗

介入治疗改变了主动脉疾病的治疗格局，尽管目前尚无前瞻性随机对照研究比较介入治疗与外科治疗的区别，大量的报道已经表明，介入治疗手术成功率高，并发症及死亡率低。与传统的外科技术相比，介入治疗对B型夹层具有明显的优势。目前介入治疗主动脉疾病的方法主要包括覆膜支架、内膜片造口或开窗、分支支架植入、裸支架技术以及上述几种技术的联合应用。

覆膜支架是目前主动脉腔内治疗的主要技术。覆膜支架可以封堵夹层破口、减少进入假腔的血流、恢复真腔供血、恢复阻塞分支血管的血流灌注、防止主动脉破裂。覆膜支架应覆盖距第一破口近、远端均超过20~40mm，保留足够的锚定区，以防止内漏。远端破口常常未被覆盖，主要是由于远端破口通常较小，对真腔造成的压力较小，主动脉破裂的风险较低，由假腔供血的器官亦不会受到影响，而且减少覆膜支架的长度可减少截瘫的发生率。如果随访过程中，假腔不能血栓化或假腔扩大，后期可再植入另外的覆膜支架或裸支架。覆膜支架由于外径较大（18~24F），受到入路血管的限制，如果股动脉、髂动脉过于迂曲、钙化、狭窄，可能需通过髂动脉人造血管植入支架或放弃覆膜支架治疗。

虽然目前尚无研究对比覆膜支架与主动脉内膜片造口或开窗术的疗效，但覆膜支架更受青睐，因为覆膜支架操作相对简单，手术时间短，介入医师对材料更为熟悉。尽管缺乏头对头研究，血流动力学模型已经表明覆膜支架较开窗术可减少假腔血流，促进假腔血栓化，改善主动脉重构。因此有人建议，对于复杂型夹层，如果破口位置适宜覆膜支架，建议覆膜支架治疗，如果无合适的破口，建议开窗治疗。

内膜片造口或开窗术是在AD造成器官缺血时，为了平衡真假腔的压力，缓解动力性阻塞而采取的方法。当假腔明显影响真腔血运造成器官缺血或假腔流出道差造成假腔持续扩大有破裂危险时，可以在夹层假腔远端应用穿刺技术将导丝自真腔引入到假腔，然后进行球囊扩张或放置支架，从而在假腔远端部位内膜形成人为破口，建立连接真腔与假腔的通道，以降低假腔的血液压力从而达到防止破裂、缓解缺血的目的。为了保持真腔的开放，也可同时在主动脉真腔内植入支架。内膜片造口或开窗术不受AD第一破口位置的限制，但技术上要求较高，手术时间长，不利于广泛开展，而且开窗术后假腔不易血栓化，晚期可能会出现动脉瘤形成或主动脉破裂。

分支支架植入可以用于治疗由于夹层内膜片或血肿造成的主动脉分支静止型阻塞，在采用了覆膜支架或开窗方法改善了动力型阻塞后，如果分支血管血流仍不理想，也可采用分支支架植入。如果肠系膜上动脉与肾动脉或髂动脉缺血同时存在，应优先解决肠系膜上动脉，因为肠道的缺血耐受性差。分支支架植入时，支架边缘应较处理动脉粥样硬化性血管开口病变时多突出于主动脉壁，一般应突出主动脉壁5~6mm。

裸支架植入在真腔被假腔压迫时，或破口位于主动脉主要分支附近时，在主动脉腔内置入裸支架可以恢复真腔压力及血流，促进假腔血栓形成。PETTICOAT（provisional extension to induce complete attachment）技术即是在覆膜支架远端植入裸支架以改善远端器官的血供。近来已有多个关于多层支架治疗夹层的报道。多层支架是由几层裸支架缠绕在一起的一种3D结构的支架，最初用于外周动脉瘤的治疗，近来也应用于胸腹主动脉瘤及AD的治疗，多层支架可以减少支架外瘤腔内或假腔内的血流速度90%以上，改善瘤腔或假腔内的涡流，减轻血流对瘤腔、假腔的压力，促进假腔或瘤腔血栓化，但同时可以保留分支血管的血流供应。因此目前多层支架主要应用于夹层破口或瘤腔接近主动脉主要分支的患者，以保证腔内治疗后器官的血流灌注，但目前尚缺乏大规模临床资料。

已有研究证明了限制性裸支架在急性主动脉疾病治疗中的有效性。急性主动脉疾病覆膜支架治疗的并发症之一为支架远端再发夹层或破裂，这一并发症的发生主要是由于支架远端主动脉真腔小，支架直径与支架远端主动脉直径不匹配，或者覆膜支架短，覆膜支架与支架远端主动脉成角。限制性裸支架技术是在预计放置覆膜支架远端的位置预先植入一枚裸支架，然后将覆膜支架远端释放在裸支架内，从而改善支架整体与主动脉的柔顺性，预防支架远端夹层或破裂的发生。在真腔被假腔压迫时或是破口位于主动脉主要分支附近时，在主动脉真腔内置入裸支架也可以恢复真腔压力及血流，促进假腔血栓化。

目前介入联合药物治疗已经公认为B型复杂型夹层的首选治疗。但对于非复杂型夹层，介入治疗的地位尚未确定。已有证据表明，对于非复杂型夹层，药物治疗较外科手术治疗更有优势，但接受药物治疗的患者中约25~50%会发生晚期主动脉并发症。INSTEAD研究是第一个比较介入治疗与药物治疗在亚急性或慢性非复杂型夹层中疗效的随机对照研究，研究发现，药物治疗组死亡率比预期的要低，介入治疗组在全因死亡及主动脉相关性死亡率方面较药物治疗组并无优势，但介入治疗组假腔血栓化较药物治疗明显（91% vs19%）。尽管介入治疗在非复杂型慢性B型夹层中并未表现出优势，但在急性非复杂型夹层的治疗中，介入治疗的作用可能不同。ADSORB研究自2008年起开始入选急性非复杂型B型夹层，随机分配至介入治疗组及药物治疗组，评价介入治疗在急性非复杂型夹层中的地位，结论尚未揭晓。

有研究表明，将B型夹层简单地分为复杂型及非复杂型夹层并不能确定B型夹层介入治疗的指征，部分非复杂型夹层晚期会发生主动脉瘤样扩张。Song等人以CT随访了59例保守治疗的B型夹层患者，发现29例患者发生主动脉瘤样扩张（直径>6cm），然而主动脉瘤样扩张的直径与最初主动脉的直径并无明显相关，而与降主动脉起始部假腔的直径有关，假腔直径>22mm的患者将来发生主动脉扩张的概率明显增加。这一研究表明，如果非复杂型夹层假腔直径扩大，建议早期介入治疗。

IMH的发病年龄多较大，易合并其他疾病，与夹层相比，IMH相对局限，因此IMH多采取介入治疗。IMH发病源于两种机制，一是滋养血管的自发破裂；二是小的主动脉粥样硬化斑块溃疡或内膜破口出血的延展。有人建议仅对由主动脉斑块破口出血引起的IMH进行介入处理，建议采用短覆膜支架（100～170mm），仅覆盖斑块破口附近血肿，对于内膜斑块破口位于降主动脉引起的A型IMH，也有人建议采用介入方法处理。另外有人不同意上述观点，认为不需对IMH进行机制上的细分，建议采用长支架尽量完全覆盖血肿累及的部位。

PAU发病年龄较大，溃疡累及的主动脉区域较局限，但往往容易合并广泛的主动脉粥样硬化，因此PAU更适合介入治疗。由于范围局限，所需的覆膜支架常常较短，但容易发生入路血管损伤及动脉粥样斑块栓塞并发症，因此需仔细评估入路血管情况，轻柔操作导丝及输送系统。

近年来杂交技术应用广泛，主要应用于破口距主动脉主要分支较近，锚定区不够或夹层已累及分支时，通过外科技术先对分支血管进行旁路重建，再行腔内治疗。另外对分支的保护也可采取覆膜支架开窗、烟囱技术或分支覆膜支架。近年来也有人采用封堵器治疗夹层破口或封堵Ⅱ型内漏，取得良好效果。究竟选择何种治疗方法主要取决于介入治疗的指征、夹层及分支的解剖特点以及真假腔的血流动力学特征。夹层的紧急治疗是要恢复缺血器官的血流灌注及防止夹层破裂，另外介入治疗可以预防夹层远期并发症，如晚期破裂及主动脉瘤形成。

目前，急性主动脉疾病尚缺乏理想的治疗，结合主动脉疾病的临床特征及解剖结构，A型及B型复杂型主动脉疾病传统治疗方法主要是外科手术治疗，B型非复杂型主动脉疾病主要采取药物治疗。介入治疗与传统的外科技术相比，手术成功率高，并发症及死亡率低，具有明显的优势。介入治疗改变了主动脉疾病治疗的格局，随着介入技术的提高，介入器械的进一步更新及发展，介入治疗应用的范围将越来越广泛。但同时要意识到介入治疗也有其并发症，根据患者的全身情况、夹层的解剖特征，选择适宜的介入治疗器械及规范的介入技术进行个体化治疗是保证治疗成功率，降低并发症的关键。进一步的研究及临床观察将有助于确立介入治疗在急性主动脉疾病中的地位。

第九节　大动脉炎诊断及治疗指南

一、概述

大动脉炎（Takayasu arterifis，TA）是指主动脉及其主要分支的慢性、进行性、非特异性炎性疾病。病变多见于主动脉弓及其分支，其次为降主动脉、腹主动脉和肾主动脉。主动脉的二级分支，如肺动脉、冠状动脉也可受累，受累的血管可为全层动脉炎。早期血管壁为淋巴细胞、浆细胞浸润，偶见多形核中性粒细胞及多核巨细胞。由于血管内膜增厚，导致管腔狭窄或闭塞，少数患者因炎症破坏动脉壁中层，弹力纤维及平滑肌纤维坏死，而致动脉扩张、假性动脉瘤或夹层动脉瘤。本病多发于年轻女性，30岁以前发病约占90%，40岁以后较少发病，国外资料患病率2.6/百万人。病因迄今尚不明确，可能与感染引起的免疫损伤等因素有关。

二、临床表现

（一）全身症状

在局部症状或体征出现前，少数患者可有全身不适，易疲劳、发热、食欲不振、恶心、出汗、体质量下降、肌痛、关节炎和结节红斑等症状，可急性发作，也可隐匿起病。当局部症状或体征出现后，全身症状可逐渐减轻或消失，部分患者则无上述症状。

（二）局部症状与体征

按受累血管不同，出现相应器官缺血的症状与体征，如头痛、头晕、晕厥、卒中、视力减退、四肢间歇性活动疲劳，肱动脉或股动脉搏动减弱或消失，颈部、锁骨上下区、上腹部、肾区出现血管杂音，两上肢收缩压差>10mmHg。

（三）临床分型

根据病变部位可分为4种类型：头臂动脉型（主动脉弓综合征）、胸-腹主动脉型、广泛型和肺动脉型。

1. 头臂动脉型（主动脉弓综合征）　颈动脉和椎动脉狭窄和闭塞，可引起脑部不同程度的缺血，出现头昏、眩晕、头痛、记忆力减退，单侧或双侧视物有黑点，视力减退，视野缩小甚至失明、咀嚼肌无力和咀嚼疼痛。少数患者因局部缺血产生鼻中隔穿孔，上腭及耳郭溃疡，牙齿脱落和面肌萎缩。脑缺血严重者可有反复晕厥、抽搐、失语、偏瘫或昏迷。上肢缺血可出现单侧或双侧上肢无力、发凉、酸痛、麻木，甚至肌肉萎缩。颈动脉、桡动脉和肱动脉搏动减弱或消失（无脉征）。约半数患者于颈部或锁骨上部可听到Ⅱ级以上收缩期血管杂音，少数伴有震颤，但杂音响度与狭窄程度之间并非完全成比例，轻度狭窄或完全闭塞的动脉，杂音不明显。血流经过扩大弯曲的侧支循环时，可以产生连续性血管杂音。

2. 胸-腹主动脉型　由于缺血，下肢出现无力、酸痛、皮肤发凉和间歇性跛行等症状，特别是髂动脉受累时症状最明显。肾动脉受累出现高血压，可有头痛、头晕、心悸。高血压为本型的一项重要临床表现，尤以舒张压升高明显，主要是肾动脉狭窄引起的肾血管性高血压；此外胸降主动脉严重狭窄，使心排出血液大部分流向上肢，可引起上肢血压升高；主动脉瓣关闭不全导致收缩期高血压等。部分患者胸骨旁或背部脊柱两侧可闻及收缩期血管杂音，其杂音部位有助于判定主动脉狭窄的部位及范围。如胸主动脉严重狭窄，于胸壁可见浅表动脉搏动，血压上肢高于下肢。大约80%患者于上腹部可闻及Ⅱ级以上高调收缩期血管杂音，在主动脉瓣区可闻及舒张期杂音。

3. 广泛型　具有上述2种类型的特征，属多发性病变，多数患者病情较重。

4. 肺动脉型　本病合并肺动脉受累并不少见，约占50%，上述三种类型均可合并肺动脉受累，单纯肺动脉受累者罕见。肺动脉高压大多为一种晚期并发症，约占1/4，多为轻度或中度，重度则少见。临床上出现心悸、气短，重者心功能衰竭，肺动脉瓣区可闻及收缩期杂音和肺动脉瓣第2心音亢进。

（四）实验室检查

无特异性实验室指标。

1. 红细胞沉降率（erythrocyte sedimentation rate，ESR）　ESR是反映本病疾病活动的一项重要指标。疾病活动时ESR可增快，病情稳定后ESR恢复正常。

2. C反应蛋白　其临床意义与ESR相同，为本病疾病活动的指标之一。

3. 抗结核菌素试验　如发现活动性结核灶应抗结核治疗。对结核菌素强阳性反应的患者，在经过仔细检查后，仍不能除外结核感染者，可试验性抗结核治疗。

4. 其他　少数患者在疾病活动期白细胞增高或血小板增高，也为炎症活动的一种反应。可出现慢性轻度贫血，高免疫球蛋白血症比较少见。

（五）影像学检查

1. 彩色多普勒超声检查　可探查主动脉及其主要分支狭窄或闭塞（颈动脉、锁骨下动脉、肾动脉等），但对其远端分支探查较困难。

2. 造影检查

（1）血管造影：可直接显示受累血管管腔变化、管径大小、管壁是否光滑，受累血管的范围和长度，但不能观察血管壁厚度的改变。

（2）DSA：是一种数字图像处理系统，为一项较好的筛选方法，本法优点为操作较简便，反差分辨率高，对低反差区域病变也可显示。对头颅部动脉、颈动脉、胸腹主动脉、肾动脉、四肢动脉、肺动脉及心腔等均可进行此项检查。缺点是对脏器内小动脉，如肾内小动脉分支显示不清。

（3）CT和MRI：增强CT可显示部分受累血管的病变，发现管壁强化和环状低密度影提示为病变活动期，MRI还能显示出受累血管壁的水肿情况，有助于判断疾病是否活动。

三、诊断要点

（一）临床诊断

40岁以下女性，具有下列表现1项以上者，应怀疑本病。

1. 单侧或双侧肢体出现缺血症状，表现为动脉搏动减弱或消失，血压降低或测不出。

2. 脑动脉缺血症状，表现为单侧或双侧颈动脉搏动减弱或消失，以及颈部血管杂音。

3. 近期出现的高血压或顽固性高血压，伴有上腹部Ⅱ级以上高调血管杂音。

4. 不明原因低热，闻及背部脊柱两侧或胸骨旁、脐旁等部位或肾区的血管杂音，脉搏有异常改变者。

5. 无脉及有眼底病变者。

（二）诊断标准

1. 发病年龄≤40岁　40岁前出现症状或体征。

2. 肢体间歇性运动障碍　活动时1个或多个肢体出现逐渐加重的乏力和肌肉不适，尤以上肢明显。

3. 肱动脉搏动减弱　一侧或双侧肱动脉搏动减弱。

4. 血压差>10mmHg　双侧上肢收缩压差>10mmHg。

5. 锁骨下动脉或主动脉杂音　一侧或双侧锁骨下动脉或腹主动脉闻及杂音。

6. 血管造影异常　主动脉一级分支或上下肢近端的大动脉狭窄或闭塞，病变常为局灶或节段性，且不是由动脉硬化、纤维肌发育不良或类似原因引起。

符合上述6项中的一项者可诊断本病。此诊断标准的敏感性和特异性分别是90.5%和97.8%。

（三）鉴别诊断

大动脉炎主要与以下疾病鉴别。

1. 先天性主动脉缩窄　多见于男性，血管杂音位置较高，限于心前区及背部，全身无炎症活动表现，胸主动脉造影见特定部位狭窄（婴儿在主动脉峡部，成人位于动脉导管相接处）。

2. 动脉粥样硬化　常在50岁后发病，伴动脉硬化的其他临床表现，血管造影有助于鉴别。

3. 肾动脉纤维肌发育不良　多见于女性，肾动脉造影显示其远端2/3及分支狭窄，无大动脉炎的表现，病理检查显示血管壁中层发育不良。

4. 血栓闭塞性脉管炎（Buerger病）　好发于有吸烟史的年轻男性，为周围慢性血管闭塞性炎症；主要累及四肢中小动脉和静脉，下肢较常见；表现为肢体缺血、剧痛、间歇性跛行，足背动脉搏动减弱或消失。游走性浅表静脉炎重症可有肢端溃疡或坏死等，与大动脉炎鉴别一般并不困难。

5. 白塞病　可出现主动脉瓣及其他血管的病变，但白塞病常有口腔溃疡、外阴溃疡、葡萄膜炎、结节红斑等，针刺反应阳性。

6. 结节性多动脉炎　主要累及内脏中小动脉，与大动脉炎表现不同。

四、治疗方案及原则

本病约20%为自限性，在发现时疾病已稳定，对这类患者，如无并发症可随访观察。对发病早期有上呼吸道、肺部或其他脏器感染因素存在，应有效地控制感染，对防止病情的发展有一定意义。高度怀疑有结核菌感染者，应同时抗结核治疗，常用的药物有糖皮质激素和免疫抑制剂。

（一）糖皮质激素

激素对本病活动仍是主要的治疗药物，及时用药可有效改善症状，缓解病情。一般口服泼尼松每日1mg/kg，维持3～4周后逐渐减量，每10～15天减总量的5%～10%，通常以ESR和C反应蛋白下降趋于正常为减量的指标，剂量减至每日5～10mg时，应长期维持一段时间。活动性重症者可试用大剂量甲泼尼龙静脉冲击治疗。但要注意激素引起的库欣综合征、感染、高血压、糖尿病、精神症状和胃肠道出血等不良反应，长期使用要防治骨质疏松。

（二）免疫抑制剂

免疫抑制剂联合糖皮质激素能增强疗效。常用的免疫抑制剂为环磷酰胺、氨甲蝶呤和硫唑嘌呤等。环磷酰胺可每日口服2mg/kg或冲击治疗，每3～4周0.5～1.0mg，病情稳定后逐渐减量。氨甲蝶呤每周5～25mg静脉注射、肌肉注射或口服。硫唑嘌呤每日口服2mg/kg。有报道环孢素A、霉酚酸酯、来氟米特等有效。在免疫抑制剂使用中应注意查血、尿常规和肝功能、肾功能，以监测不良反应的发生。

（三）生物制剂

近年来有报道，使用抗肿瘤坏死因子（tumor necrosis factors，TNF）拮抗剂可使大动脉炎患者症状改善、炎症指标好转，但缺乏大样本的临床验证资料。TNF-α单克隆抗体及TNF受体-抗体融合蛋白均可试用，具体用法参见药物说明书。

（四）扩血管、抗凝，改善血循环

使用扩血管、抗凝药物治疗，能部分改善因血管狭窄所致的一些临床症状，如地巴唑20mg，每日3次；阿司匹林75～100 mg，每日1次；双嘧达莫（潘生丁）50 mg，每日3次等。对高血压患者应积极控制血压。

（五）经皮腔内血管成形术

经皮腔内血管成形术为大动脉炎的治疗开辟了一条新的途径，目前已应用治疗肾动脉狭窄及腹主动脉、锁骨下动脉狭窄等，获得较好的疗效。

（六）外科手术治疗

手术目的主要是解决肾血管性高血压及脑缺血。

1. 单侧或双侧颈动脉狭窄引起的脑部严重缺血或视力明显障碍者，可行主动脉及颈动脉人工血管重建术、内膜血栓摘除术或颈部交感神经切除术。

2. 胸或腹主动脉严重狭窄者，可行人工血管重建术。

3. 单侧或双侧肾动脉狭窄者，可行肾脏自身移植术、血管重建术和支架置入术，患侧肾脏明显萎缩者可行肾切除术。

4. 颈动脉窦反射亢进引起反复晕厥发作者，可行颈动脉体摘除术及颈动脉窦神经切除术。

5. 冠状动脉狭窄可行冠状动脉搭桥术或支架置入术。

本病为慢性进行性血管病变，如病情稳定，预后好。预后主要取决于高血压的程度及脑供血情况，早期糖皮质激素联合免疫抑制剂积极治疗可改善预后。其并发症有脑出血、脑血栓、心力衰竭、肾功能衰竭、心肌梗死、主动脉瓣关闭不全、失明等。死亡原因主要为脑出血、肾功能衰竭。

第七章　脑血管疾病

第一节　短暂性脑缺血发作

一、短暂性脑缺血发作的定义

短暂性脑缺血发作（transient ischemic attack，TIA）是指颅内血管病变引起的一过性或短暂性、局灶性或视网膜障碍，症状一般持续10～15分钟，多在1小时内恢复，最长不超过24小时，可反复发作，不遗留神经功能缺损的症状和体征。

二、短暂性脑缺血发作的病因

1. 供应脑血循环的动脉粥样硬化　是短暂性脑缺血发作的最常见原因。最多见的是颈动、静脉粥样硬化血栓形成，导致管腔狭窄，造成供应脑的血流减少。

2. 动脉-动脉血栓栓塞　栓子来源于颈部动脉或椎动脉的动脉粥样硬化斑块的溃疡面，或较少地来自心脏内的附壁血栓；心源性栓子最多见的原因为心房纤颤、瓣膜疾病和左心室血栓形成等。

3. 其他

（1）夹层动脉瘤、动脉炎及血液成分异常；

（2）血流动力学的改变，血流有短暂的降低，如任何原因的低血压、心律不齐、锁骨下动脉盗血综合征和药物的不良反应；

（3）心脏介入和手术治疗的并发症；

（4）高血压、动脉粥样硬化、心脏疾病、糖尿病以及红细胞增多都易促使短性脑缺血发作的。

三、短暂性脑缺血发作的临床表现

1. TIA　发作好发于老年人，男性多于女性。

2. 临床特征

（1）发作突然。

（2）历时短暂，一般为10分钟左右，多在1小时恢复，最长不超过24小时。

（3）局灶性脑或视网膜障碍症状。

（4）完全恢复，不留神经功能缺损体征。

（5）常有反复发作的病史。

3. TIA的症状

（1）颈动脉系统TIA：常表现为单眼或大脑半球症状。视觉症状表现为一过性黑蒙、雾视、视野中有黑点等，大脑半球症状多为一侧面部或肢体的无力麻木。一过性单眼盲是颈内动脉分支眼动脉缺血的特征性症状，优势半球缺血可有失语。

（2）椎-基底动脉系统TIA：通常表现为眩晕、头晕、构音障碍、发作性跌倒、共济失调、复视、眼球震颤、交叉性运动或感觉障碍、偏盲或双视力障碍。一侧脑神经麻痹，对侧肢体瘫痪或感觉障碍为椎-基底动脉系统TIA的典型表现。

四、短暂性脑缺血发作的护理

（一）安全指导

无论颈内动脉系统TIA还是基底动脉系统TIA，发病时病人因一过性失明眩晕，容易跌倒和受伤，应指导病人合理休息与运动，并采取适当的防护措施。发作时卧床休息，注意枕头不宜太高，以免影响头部的血液供应；仰头或头部转动时应缓慢、动作轻柔，转动幅度不要太大，防止因颈部活动过度或过急导致发作跌伤。

（二）运动指导

规律的体育锻炼可以改善心脏功能、增加脑血流量、改善微循环，也可以降低已升高的血压，控制血糖水平和降低体重。因此应鼓励病人增加及保持适当的体育运动，如散步、慢跑等，指导病人注意运动量和运动方式，选择适合个体的文体活动，做到劳逸结合。

（三）用药护理

指导病人遵医嘱正确服药，不能随意更改、终止或自行购药服用。告知病人药物的作用机制、不良反应及用药注意事项。如肝素抗凝治疗时可出现皮肤出血点及青紫斑，个别病人甚至可诱发消化道出血，应密切观察有出血倾向；使用阿司匹林、氯吡格雷或奥扎格雷等抗血小板聚集剂治疗时，可出现食欲不振、皮疹或白细胞减少等不良反应，发现异常情况及时报告医生处理。

（四）病情观察

频繁发作的病人应注意观察和记录每次发作的持续时间、间隔时间和伴随症状，观察病人肢体无力或麻木是否减轻或加重，有无头痛、头晕或其他脑功能受损的表现，警惕完全性缺血性脑卒中的发生。

五、短暂性脑缺血发作的紧急护理要点

短暂性脑缺血发作起病突然，通常表现为突然眩晕、跌倒、共济失调、复视。交

叉性运动或感觉障碍、偏盲或双侧视力丧失、一侧面部或肢体无力麻木、失语、认知及行为功能改变等。

突然起病时，首先保护好患者，防止突然跌倒或由高空坠下，造成意外伤害；协助患者平卧，头偏向一侧，眩晕可引起呕吐，防止呕吐物误入气道，保持呼吸道通畅，必要时做好吸痰准备；给予氧气吸入，改善脑缺氧状态；做好生命体征及意识变化的监护；配合医师做好抢救工作。

六、短暂性脑缺血发作预后

短暂性脑缺血发作患者作为一个群体，存在着较高的缺血性脑卒中、心脏病及其他严重血管性疾病发生率，但就某一个患者而言，其预后差异很大。有研究显示第1次脑卒中的患者，其中15%的患者有TIA病史。TIA 5年后35%将发生脑梗死，30%将继续发作TIA，首次TIA发作后1年内发生脑梗死的危险可达7%～8%。还发现TIA后第一年的死亡率比无TIA者高2.6倍，影响其预后有很多，一般认为年轻人较老年人有较好的预后，因为他们有较好的健康状态，脑萎缩少，脑有较好的恢复潜力。TIA的症状持续时间和发作频率的增加影响TIA的预后情况。患者颈动脉内径的狭窄程度与脑卒中有关，并认为粥样硬化厚度是预示TIA是否会发展为完全性脑卒中的独立危险因素。并且还有研究发现药物治疗可显著减少TIA和心肌梗死及脑梗死的发生。

第二节 脑梗死

一、脑梗死的定义

脑梗死（cerebral infarction，CI）又称缺血性脑卒中，包括脑血栓形成、腔隙性梗死和脑栓塞等，是指因脑部血液循环障碍，缺血、缺氧所致的局限性脑组织的缺血性坏死或软化。

二、脑梗死的主要原因

引起脑梗死的主要原因是供应脑部血液的颅内或颅外动脉发生闭塞性病变而未能得到及时、充分的侧支循环供血，使局部脑组织发生缺血、缺氧现象所致。临床上最常见的有脑血栓形成和脑栓塞。

三、动脉粥样硬化血栓形成性脑梗死的主要病因

1. 动脉粥样硬化。
2. 血流动力学异常。
3. 血流流变学异常。

四、腔隙脑梗死的病因

1. 高血压病。
2. 动脉粥样硬化。
3. 糖尿病。
4. 微小栓子。
5. 血流流动学及血液流变学异常。
6. 全身其他疾病，如血液病、尿毒症等。

五、分水岭脑梗死的病因

1. 体循环低血压及低血容量。
2. 各种微栓子栓塞。
3. 血黏稠性增高。

六、引起栓塞性脑梗死的常见栓子

1. 心源性栓子。
2. 动脉粥样硬化性栓子。
3. 细菌性栓子。
4. 脂肪栓子。
5. 空气栓子。

七、脑血栓形成和脑栓塞

1. 脑血栓形成 是指颅内、外供应脑组织的动脉血管壁发生病理改变，血管腔变狭窄或在此基础上形成血栓，造成脑局部急性血流中断，脑组织缺血、缺氧、软化坏死出现相应的神经系统症状和体征，常出现偏瘫、失语。

2. 脑栓塞 是有各种栓子（血流中异常的固体、液体、气体）沿血液循环进入脑动脉，引起急性血流中断而出现相应的供应区脑组织缺血、坏死及脑功能障碍。

八、脑血栓形成的脑梗死的临床分型

根据梗死的部位不同可分为前循环梗死、后循环梗死和腔隙性梗死；根据起病形式可分为以下几种：

（一）可逆性缺血性神经功能缺失

此型病人的症状和体征持续时间超过24小时，但在3周内完全恢复，不留任何后遗症。可能是缺血未导致不可逆的神经细胞损害，侧支循环迅速而充分地代偿，发生的血栓不牢固，伴发的血管痉挛及时解除等。

（二）完全型

起病6小时内病情达高峰，为完全性偏瘫，病情重，甚至出现昏迷。

（三）进展型

局灶性脑缺血症状逐渐进展，阶梯式加重，可持续6小时至数日。临床症状因血栓形成部位不同而出现相应动脉支配区的神经功能障碍。可出现对侧偏瘫、偏身感觉障碍、失语等，严重者可引起颅内压增高、昏迷、死亡。

（四）缓慢进展型

病人症状在起病2周以后仍逐渐发展，多见于颈内动脉颅外段血栓形成，但颅内动脉逆行血栓形成亦可见，多于全身或局部因素所致的脑灌流量减少有关。此型病例应与颅内肿瘤、硬膜下血肿相鉴别。

九、脑梗死急性期的治疗原则

一旦发生脑梗死，应积极治疗，脑梗死急性期治疗原则为改善脑循环，防止血栓进展，挽救缺血半暗带，减少梗死范围，减少脑水肿，防止并发症。

十、脑梗死患者抗凝治疗时的注意事项

脑梗死患者抗凝治疗应注意大面积脑梗死不可抗凝，以免增加出血的危险。

抗凝治疗不能作为急性缺血性脑卒中急性期的单一治疗，没有足够的证据证明抗凝治疗可以防止早期脑卒中再次发作，阻止神经症状恶化，降低患者的死亡率与致残率，或提高神经功能的恢复。相反的，抗凝治疗伴随着并发出血的危险性增高，包括梗死部位的出血。应注意以下几点：

1. 一般急性脑梗死患者不推荐常规立即使用抗凝剂。

2. 使用溶栓治疗的患者，一般不推荐在24小时内使用抗凝剂。

3. 如果无出血倾向、严重肝肾疾病、血压>180／100mmHg等禁忌证时，下列情况可考虑选择性使用抗凝剂：

（1）心源性梗死患者，容易复发卒中；

（2）缺血性脑卒中伴有蛋白C缺乏、蛋白S缺乏、活性蛋白C抵抗等易栓症患者；

（3）卧床的脑梗死患者，可使用低剂量肝素或相应剂量低分子肝素预防深静脉血栓形成和脑栓塞。

十一、脑血栓形成的脑梗死的护理措施

（一）用药护理

脑血栓病人常联合应用溶栓、抗凝、血管扩张药及脑代谢活化剂等治疗，护士应耐心解释各类药物的作用。

1. 使用溶栓抗凝药物时应严格把握药物剂量，密切观察意识和血压变化，定期进行神经功能评估，监测出凝血时间、凝血酶原时间，观察有无皮肤及消化道出血倾向，如黑便、牙龈出血、皮肤青紫等。

2. 使用扩血管药尤其是尼莫地平等钙通道阻滞剂时，因能产生明显的扩张作用，松弛血管平滑肌，使脑血流量增加可导致病人头部胀痛、颜面部发红、血压降低等，应监测血压变化、减慢输液滴速。

3. 使用低分子右旋糖酐改善微循环治疗时，可出现发热、皮疹甚至过敏性休克，应密切观察。

（二）心理护理

脑卒中后因大脑左半球受损可以导致抑郁，加之由于沟通障碍，肢体功能恢复的过程很长，速度较慢，日常生活依赖他人照顾等原因，如果缺少家庭和社会支持，病人发生焦虑、抑郁的可能性会加大，而焦虑与抑郁情绪阻碍了病人的有效康复，因此应重视对精神情绪的变化的监控，提高对抑郁、焦虑状态的认识。

（三）饮食护理

鼓励能吞咽的病人进食，每天总热量在6300KJ左右。进食高蛋白、高维生素的食物，选择软饭、半流质或糊状、胶状的黏稠食物，忌食粗糙、干硬、辛辣等刺激性食物。

（四）防止窒息

进食前应注意休息，因为疲劳有可能增加误吸的危险；注意保持进餐环境的安静、舒适，告诉病人进餐时不要讲话，减少进餐时环境中分散注意力的干扰因素，如关闭电视、收音机，停止护理活动等；如果用杯子饮水，杯中的水至少保留半杯，因为水过少时，病人需要低头饮水的体位会增加误吸的危险；床旁备吸引装置。

十二、脑栓塞的病因

（一）心源性

为脑栓塞最常见的病因。在发生脑栓塞的病人中约一半以上为风湿性二尖瓣狭窄并发心房颤动。在风湿性心脏病病人中有三分之一的病人发生脑栓塞。细菌性心内膜炎心瓣膜上的炎性赘生物易脱落，心肌梗死或心肌病时心内膜病变形成的附壁血栓脱落，均可成为栓子。

（二）非心源性

主动脉弓及其发生的大血管动脉粥样硬化斑块与附着物及肺静脉血栓脱落，也是脑栓塞的重要原因。其他如肺部感染、败血症引起的感染性脓栓；长骨骨折的脂肪栓子；寄生虫栓子等。

（三）来源不明性

有些脑栓塞虽经现代先进设备、方法进行仔细检查仍未找到栓子的来源。

十三、脑栓塞的诊断要点

突起偏瘫，一过性意识障碍伴有抽搐或其他部位栓塞，有心脏病史，诊断不难。若无心脏病史者，临床表现像脑栓塞者，应注意查找非心源性栓子的来源，以明确诊断。

十四、腔隙性脑梗死的预后

腔隙性脑梗死是我国最常见的一种脑卒中临床类型，占脑卒中的40%～50%，而在西方人只占15%～28%。其次，腔隙性脑梗死是一种轻型脑卒中，不用特殊治疗，大多恢复良好。最后，腔隙性脑梗死是高血压脑动脉硬化的标志，是更大、更多次脑卒中的前兆。正确诊断有利于医生和患者对二级预防的重视。

十五、脑血栓形成性脑梗死预后

脑血栓形成性脑梗死是脑梗死最常见的类型，约占全部脑梗死的60%。本病的死亡率约为10%，致残率达50%以上，存活者中40%以上可复发，且复发次数越多，死亡率和致残率越高。

十六、栓塞性脑梗死的预后

脑栓塞是指各种栓子随血流进入颅内动脉使血管腔急性闭塞，引起相应供血区脑组织缺血坏死及功能障碍，占脑梗死的15%～20%，其中心源性栓子造成的脑栓塞占60%～70%。脑栓塞预后与被栓塞血管大小、栓子数目及栓子性质有关，脑栓塞急性死亡率为5%～15%，多死于严重脑水肿、脑疝、肺部感染和心力衰竭。心源性脑栓塞预后较差，存活的脑栓塞患者多遗留严重后遗症。

第三节　脑出血

一、脑出血的定义

脑出血（intracerebral hemorrhage，ICH）是指原发性、非外伤性脑实质内自发性出血，占全部脑卒中的三分之一左右，疾病死亡率30%左右。

二、脑出血的临床表现

脑出血发病前多数患者无预感，绝大部分患者突然发病，数分钟或数十分钟病情达到高峰。发病后表现剧烈头痛、呕吐、意识障碍、呼吸深有鼾声、脉搏慢有力、血压高、大小便失禁、偏瘫、病理征阳性等共性症状。

（一）基底节区出血

基底节区出血是最常见的脑出血部位，其典型临床表现为对侧"三偏"（偏瘫、偏深感觉障碍、偏盲）症状。出血量大时很快昏迷，在数小时内迅速恶化。

（二）丘脑出血

最突出的表现是偏身感觉障碍，可伴有偏身自发性疼痛和感觉过度，尚可有偏瘫失语、精神障碍等。

（三）脑叶出血

临床表现为头痛、呕吐等，较少昏迷。根据累及脑叶不同，出现局灶性定位征象，如额叶的偏瘫、运动性失语、遗尿便等，顶叶的偏深感觉障碍，颞叶的感觉性失语、精神症状等，枕叶的视野缺损等。

（四）脑桥出血

脑桥是脑干出血的好发部位。早期表现病灶侧面瘫痪、对侧肢体瘫痪，成为交叉性瘫，如果出血量大则出现四肢瘫、瞳孔成针尖样、中枢性高热、昏迷等症状；如果血液破入脑室则出现抽搐、去皮质强直、呼吸不规则等严重症状，预后多数较差。

（五）小脑出血

临床表现常先出现头晕、枕部头痛、频繁呕吐、走路不稳、说话不清、颈部强直等，如果出血量大，压迫延髓生命中枢可突然死亡。

（六）脑室出血

临床表现为剧烈头痛、频繁呕吐、颈强直。出血量大时，很快进入昏迷或昏迷逐渐加深，双侧瞳孔缩小成针尖样，病理反射阳性，早期呈现去大脑强直发作、上消化道出血、中枢性高热、大汗、血糖升高、尿崩症等。

三、脑出血的主要病因

脑出血的最主要病因是高血压病和动脉粥样硬化，两者往往同时存在，互相促进，此类脑出血属于高血压病最严重也是最高级别的并发症之一，可在短时间内出现极为严重的症状，甚至短时间内影响患者呼吸、心跳等基本生理活动，造成患者死亡。仅有少数为其他原因所致，如先天性脑血管畸形、颅脑动脉瘤、脑动脉炎、血液病等。

（一）外界因素

如气候变化。临床发现，脑血管病的发生在季节变化时尤为多见，如春夏、秋冬交界，现代医学认为，季节的变化以及外界温度的变化可以影响人体神经内分泌的正常代谢，改变血液黏稠度，使毛细血管痉挛性收缩和脆性增加。短时间内颅内血管不能适应如此明显的变化，即出现血压波动，最终导致脑出血的发生。

（二）情绪改变

情绪改变是脑出血的又一重要诱因，包括极度的悲伤、兴奋、恐惧等。临床发现，多数脑出血患者发病之前有情绪激动病史，其原因主要是由于短时间内情绪变化时出现交感神经兴奋、心跳加快、血压突然升高，使原本脆弱的血管破裂所致。

（三）用力

用力排便或用力提物等因素可导致血压突然升高，使原本薄弱的动脉壁破裂出血，豆纹动脉是脑出血最常见的好发部位。

（四）不良生活习惯

长期吸烟可以使血管脆性增加，对血压波动的承受能力下降，导致脑血管破裂；而长期饮酒可引起血管收缩舒张调节障碍，并出现血管内皮损伤，使血管条件变差，易发生脑出血。此外，经常过度疲劳、缺少体育锻炼，也会使血液黏稠度增加，破坏血管条件，导致脑出血的发生。

四、脑出血的护理重点

1. 保证患者安静休息，头部抬高，避免不必要的搬动，一般应卧床休息3周左右。

2. 患者意识不清或不合作，应加用床栏防止坠床。

3. 严密观察生命体征：观察意识、瞳孔、体温、脉搏、呼吸、血压并记录，以了解病情的变化，如呼吸浅慢、高热、咳嗽提示呼吸道感染，如患者瞳孔不等大，病侧瞳孔缩小，对光反射不灵敏，可能是脑疝早期，应及时用高渗透利尿剂脱水治疗控制脑疝的发生。

4. 保持呼吸道的通畅：昏迷患者应将头歪向一侧，以利于口腔、气道分泌物及呕吐物流出，并可防止舌根后坠阻塞呼吸道；随时吸出口腔内分泌物和呕吐物，必要时行气管切开。

5. 给予低流量持续吸氧。

6. 预防压疮，定时翻身，翻身时特别注意保护头部，动作要轻、慢、稳，避免剧烈活动。

7. 昏迷或有吞咽困难者在发病后2～3天给予鼻饲。

8. 保持大小便通畅，便秘者可选用缓泻药。

9. 保持肢体的功能位，有利于瘫痪肢体关节功能康复。

10. 被动活动肢体，如病情稳定，生命体征平稳，可以及早帮助患者活动肢体被动训练。

五、脑出血的护理危机症

呼吸困难、脑疝、高热、高血压、上消化道大出血、电解质失衡

六、脑出血的预防

1. 提倡健康的生活方式　控制体重，饮食限制盐和脂肪摄入量；坚持适当的体力

活动；保持乐观心态和提高应激能力；戒除烟酒；合理用药，认识各种降压药物的特点和适应证、禁忌证等。

2. 对于使用抗凝药物的患者，一定要注意凝血时间的复查，防止抗凝过度导致颅内出血。

3. 对于已患可能引起出血的内科疾病者，如血液病、结缔组织病，加强疾病的治疗，以免并发出血，造成严重后果。

4. 定期体格检查，尤其是平时有头痛等症状时，头颅CT或MRI检查可能发现颅内动脉瘤、脑血管畸形等。

概括起来就是四句话：了解自己的血压，改变不健康的生活方式，克服不良习惯，定期检查。

七、脑出血患者再出血预防

脑出血患者预防再次发生脑出血，通过查找出血发生的病因，纠正所有可干预的因素，达到预防或降低再次发生脑卒中的危险。首次发生脑出血的病因学机制分为高血压性出血和非高血压性出血，而反复发生的脑实质出血需要高度怀疑血管瘤、血管淀粉样变等。

第四节　蛛网膜下腔出血

一、蛛网膜下腔出血的定义

蛛网膜下腔出血（subarachnoid hemorrhage，SAH）是指脑表面血管破裂后大量血液直接流入蛛网膜下腔。SHA占脑卒中的7％左右。

二、蛛网膜下腔的解剖位置

蛛网膜是位于软脑膜与硬脑膜之间的一层透明膜，蛛网膜与软脑膜之间有一腔隙，称蛛网膜下腔。

三、蛛网膜下腔出血的临床表现及体征

蛛网膜下腔出血起病急骤，各个年龄组均可发病，年轻人以先天性动脉瘤破裂多见，老年人则以动脉硬化多见。当体力劳动、情绪变化、血压突然升高、饮酒或酗酒时，突然出现剧烈头痛、呕吐、面色苍白、全身冷汗等，数分钟内可发展至最严重的程度；有些患者可伴有局灶性或全身性癫痫发作。少数患者可出现精神症状，头昏、眩晕及颈、背、下肢疼痛等。出血量较多者，血液进入蛛网膜下腔，可引起颅内压增高，甚至因脑组织推移压迫脑干而猝死。老年人蛛网膜下腔出血临床表现常不典型，头痛、呕

吐、脑膜刺激征等可不明显，而精神症状及意识障碍较重。

蛛网膜下腔出血最有特征性的体征为颈项强直等脑膜刺激征。后交通动脉的动脉瘤破裂可出现一侧动眼神经麻痹，个别重症患者可很快进入深昏迷，出现去大脑强直，因脑疝形成而迅速死亡。

四、蛛网膜下腔出血常见病因

动脉瘤；颅内动脉畸形；血管病变；动脉夹层；外伤；肿瘤、感染性动脉瘤；其他促发因素：吸烟和酗酒。

五、蛛网膜下腔出血易发生再出血的原因

蛛网膜下腔出血的常见病因是动脉瘤、脑血管畸形、脑底异常血管网病、血液病等，由于动脉瘤、脑血管畸形、脑底异常血管网病等的血管壁发育不全、厚薄不一。在血压突然增高、大量血流冲击时极易破裂出血。

六、蛛网膜下腔出血后脑血管痉挛和再出血的预防

（一）预防脑血管痉挛

1. 维持正常的血容量和血压。

2. 早期使用钙通道阻滞剂，如尼莫地平等。

3. 早期手术，通过去除动脉瘤，移除血凝块，避免血凝块释放致动脉痉挛的物质，从而防止脑动脉痉挛。

（二）预防再出血

1. 安静休息，绝对卧床5周左右，减少探视，保持环境安静和避光，保持大便通畅，避免用力，避免情绪波动。

2. 抗纤溶药物，如6-氨基己酸、氨甲苯酸。

3. 外科手术，可选择手术夹闭动脉瘤或介入栓塞动脉瘤，是防止动脉瘤性SAH再出血的最好方法。

七、蛛网膜下腔出血患者腰穿时脑积液的性质

蛛网膜下腔出血患者如果出血量少或者距起病时间较长，CT检查可无阳性发现，而临床可疑蛛网膜下腔出血需要进行腰穿检查脑脊液（cerebrospinal fluid，CSF）。均匀一致的血性脑脊液是蛛网膜下腔出血的特征表现，也是本病最可靠的诊断依据。

八、蛛网膜下腔出血的预后

蛛网膜下腔出血具有极高的死亡率和致残率，其总死亡率在50%左右，其中10%~15%的患者死于家中或转院的途中，1/3的存活者不能自理，严重影响患者的生活质量。脑血管痉挛常发生在蛛网膜下腔出血发病后3~14天，5~7天为高峰期，痉挛血管供应区局部脑组织血流量可随痉挛程度加重而下降；再出血使死亡率明显增加，其

第一次出血的死亡率约为12%，首次出血后的生存者中69%发生再出血，再出血死亡率为72%。研究表明症状性脑血管痉挛和再出血是蛛网膜下腔出血预后不良的重要独立危险因素，故积极预防和治疗症状性脑血管痉挛和再出血对降低蛛网膜下腔出血死亡率和致残率具有极其重要的意义。

第五节　脑卒中

一、脑卒中的主要病因

1. 血管壁病变　脑动脉粥样硬化；高血压脑小动脉硬化；血管的先天发育异常和遗传性疾病；各种感染和非感染性动、静脉炎；中毒、代谢及全身性疾病导致的血管壁病变。

2. 心脏病。

3. 侧支循环发育先天缺陷。

二、脑卒中的危险因素

高血压、吸烟和饮酒、心脏病、高脂血症、饮食与肥胖、糖尿病、遗传因素。

三、脑卒中的诱发因素

1. 各种疾病因素，如糖尿病、高血压、高血脂、血友病、心脏病、血黏度高、心动过缓、血管硬化。

2. 过度劳累、用力过猛、超量运动、突然坐起和起床等体位改变。

3. 气候变化、妊娠、大便干结、看电视过久、用脑不当等。

4. 饮食不节。

5. 情绪不佳。

四、高血压引起脑卒中的原因

因为血压长期升高，可造成脑动脉内皮细胞损害，易诱发脑动脉硬化。另外，由于高血压血流的冲击，使动脉管壁扩张，一些脂质积聚在血管壁，使血管壁增厚，弹性降低，当血压变化时，易发生破裂出血。

五、出血性脑卒中的危险因素

1. 家族因素　高血压的易感性确有一部分是由遗传决定的。

2. 高血压　高血压与出血性脑卒中有肯定关系。

3. 吸烟　吸烟可使血压增高。

4. 饮酒　饮酒与出血性脑卒中有密切关系。

5. 结缔组织病 因为结缔组织病多继发血管脆性增加，有学者报告5%～10%的系统性红斑狼疮患者并发脑内出血、蛛网膜下腔出血等。

6. 大脑淀粉样血管病 近年来的研究发现，大脑淀粉样血管病是老年人脑叶出血的一种常见原因，发病率为2%～9.3%。

六、缺血性脑卒中的危险因素

1. 短暂性脑缺血发作。

2. 血液流变学的异常变化，表明具有脑血栓形成的倾向。

3. 潜在的慢性病，如高血压、糖尿病、脑动脉硬化、风湿性心脏病、冠心病、高脂血症，或属于中医的血瘀证者，以及结缔组织病、痛风等。在诸多疾病中，以高血压、糖尿病、脑动脉硬化、风湿性心脏病等容易发生脑卒中。

4. 具有脑卒中素质的人较正常人容易患脑卒中，如肥胖、喜欢吃肥肉、脾气急躁、有烟酒嗜好、体力活动少脑力劳动多及有先天性脑动脉畸形等。

5. 血管及血液循环变化，如甲皱微循环障碍、眼球结膜血管粗细不均、眼底动脉明显狭窄变细、眼底动静脉交叉压迹明显和紫舌或舌下静脉曲张。

6. 妇女生育多胎亦是危险因素。妊娠期血液凝固性增高，可以诱发缺血性脑卒中。

七、血压不高的人发生脑卒中的原因

1. 脑血管硬化、血管内膜深层的脂肪变性、胆固醇沉积，也会使血管狭窄以致闭塞，有的动脉变得粗细不匀、血管弯曲、阻力增加、血流缓慢。

2. 血液黏度增加，常使这个区域的脑组织供血不足，造成脑组织软化、坏死、水肿，一旦脑血管阻塞，患者会突然出现偏瘫、失语与神经症状，脑卒中也就这样发生了。

3. 有低血压以及脑动脉粥样硬化的老年人，晚间睡眠时血流缓慢，血液中的血小板与纤维蛋白容易沉积，睡眠时的血压又较白天低，脑供血不足，也可以引起脑血管阻塞，这就是清晨醒来突然发现肢体偏瘫的缘由，这种现象叫"半夜卒中"。

4. 心脏功能不全，冠状动脉供血不足，如心肌梗死或心律失常，特别是心房纤颤，使心脏不能有效地搏血，以致脑供血不足。

八、血压过低引起脑卒中的原因

血压在范围内才能发挥作用。血压过低时，脑血管不仅不扩张，反而会发生痉挛，从而造成脑组织缺血、缺氧、梗死。此外，血压过低时，脑血液循环缓慢，血液中的血小板、胆固醇与纤维蛋白容易沉积，使血液黏度增高，形成血栓而发生脑卒中。

九、心脏病患者易发生脑卒中的原因

当心功能不全、心肌缺血、频繁期前收缩、心房纤颤、方式传导阻滞时，均可使脑循环血流量减少，加上脑动脉硬化，增加了脑卒中发生的危险性。

十、糖尿病患者易发生脑卒中的原因

1. 糖尿病患者胰岛B细胞分泌胰岛素绝对或相对不足，引起糖、脂肪和蛋白质代谢紊乱，其中以糖代谢紊乱为主。胰岛素不足使葡萄糖转化为脂肪而使葡萄糖的贮存量减少，大量脂肪被分解成甘油三酯和游离脂肪酸，尤以胆固醇增加更显著，以致造成高血压症，加速糖尿病患者动脉硬化。

2. 糖尿病患者的血液常呈高凝状态，血小板凝聚功能亢进，血液有不同程度的凝固现象。

3. 糖尿病时，激素调节能力异常，生长激素增多使血小板凝集黏附性增高，胰高血糖素分泌增多使纤维蛋白原增加，血液黏稠度增加，局部血流相对缓慢。

所以，糖尿病患者并发高血压、高脂血症、血液黏稠度增高等，是糖尿病患者易发生脑卒中的重要原因。

十一、吸烟、饮酒与脑卒中的关系

1. 吸烟　产生两种主要有毒成分——一氧化碳和尼古丁，一氧化碳会使动脉内皮细胞肌球蛋白收缩，使血管壁通透性增加，促使脂蛋白沉积于血管壁上，易形成动脉硬化。尼古丁有收缩血管的作用，可使血浆中的肾上腺素含量增加，使心跳加速、血压升高，导致动脉硬化。烟瘾大、时间长、烟量大者比一般人发生脑卒中的概率高2.5倍。

2. 饮酒　会使人智力减退，胆固醇增高，促进动脉硬化，还会引起血管反应性变化，如心跳加快、血压升高。酗酒会引起心律失常，如心房纤颤，易导致脑栓塞。此外，饮酒引起的血压升高也易诱发脑卒中；饮酒激活凝血系统并促进血小板聚集使血液黏度增高、血流缓慢；饮酒刺激血管平滑肌使脑血管痉挛，产生脑缺血。每天饮酒的人特别是饮用酒精浓度高的人，发生脑卒中的可能性要比不饮酒者大一倍。

十二、气候变化引起脑卒中的原因

1. 寒冷刺激使交感神经兴奋，肾上腺素分泌增多，血管收缩，血压骤然升高，诱发脑卒中。

2. 寒冷使血管舒张与收缩功能失调，血液流动缓慢，也可诱发脑卒中。

十三、不良情绪诱发脑卒中的原因

不良情绪可促使体内儿茶酚胺释放，引起心跳加快、血压升高、血糖和血脂升高，继之发生的是血黏度增高，血流动力学和血管舒缩功能紊乱，最终极易诱发脑卒中。

十四、用力过猛诱发脑卒中的原因

因为过度用力会引起心脏收缩加强，心跳加快，心排血量增加，血压上升。对于患有高血压病者或老年人来说，突然过度用力或用力过猛可以导致血压突然升高，致使颅内血管破裂，引发脑出血，出现脑卒中。

十五、过劳诱发脑卒中的原因

过劳可能导致体力和精力过度消耗，使机体处于精疲力尽的虚弱和被动状态，引起全身不适，还会发生情绪的变化，如精神紧张、烦躁易怒、心神不宁或精神萎靡等，容易诱发脑卒中。

十六、脑动、静脉畸形是年轻人出血性脑卒中的主要病因

由于大量血液通过畸形脑动、静脉时，血流冲击可进一步破坏结构异常的血管壁，造成无论是动脉端还是静脉端都可发生出血；脑动脉畸形血管团周围扩张的动脉，亦可破裂出血。在剧烈运动、突然用力过猛、情绪激动或高度紧张时极易引起脑动、静脉畸形血管破裂出血。脑动、静脉畸形发病年龄以20～40岁多见，平均25岁，所以脑动、静脉畸形是年轻人出血性脑卒中的主要病因。

十七、判断脑卒中患者的意识

脑卒中患者出现不同程度的意识障碍；意识障碍越重，说明病情越重，预后越差。护士在不同时间段，通过对患者呼吸、按压甲床、按压眶上神经出口处，观察患者的应答情况，有无面部表情、肢体活动或翻身动作；以及瞳孔对光反应、角膜反射、吞咽和咳嗽反射等方面的检查来判定。临床上用嗜睡、昏睡、昏迷等名称来描述意识障碍程度。

十八、瞳孔检查

1. 瞳孔检查　包括瞳孔外观以及瞳孔反射的检查，外观检查瞳孔大小是否等大，形状是否等圆，位置是否居中，以及边缘是否整齐；瞳孔直接对光反射及间接反射情况。

2. 正常瞳孔　呈圆形，双侧等大，位置居中，边缘整齐，直径为3～4mm。

十九、瞳孔变化的临床意义及瞳孔异常

（一）检查瞳孔

1. 看大小　观察两侧瞳孔是否相等、形状是否等圆、边缘是否整齐、位置是否居中及光反应的敏度。瞳孔正常为3～4mm，小于2mm为瞳孔缩小，大于5mm为瞳孔散大。

2. 对光反射

（1）直接对光反射：被检查者面对检查者而坐，双眼注视远方。在暗光照明环境中，检查者用手电筒光从侧方照向一眼，同时观察被照眼瞳孔的反应情况。正常时瞳孔被光照后即缩小，停止照射即散大。分别检查两眼，比较双侧瞳孔反应的程度和速度。

（2）间接对光反射：在暗光照明环境中，用手半遮盖右眼使盖眼不受手电筒光照射，但能被检查者观察到瞳孔的活动，手电筒直接照射一眼瞳孔时，另一眼瞳孔也迅速缩小。分别检查两眼，比较双侧瞳孔反应的程度和速度。

（二）瞳孔异常情况

1. 一侧或两侧瞳孔大小不等，对光反射迟钝或者消失，提示患者可能发生脑疝。

2. 动眼神经麻痹患者出现上眼睑下垂，有外斜视、复视、瞳孔散大、对光反射及调节反射消失，眼球不能向上，向内、向下也受到很大限制。

3. 滑车神经麻痹时患者患眼向下、向外运动减弱，出现复视。

二十、缺血性脑卒中血压的危急值

1. 缺血性脑卒中血压的危急值　大于220／110mmHg或小于100／60mmHg。

2. 紧急处理　及时报告医生，密切观察患者的神志、意识、血压及神经系统体征变化情况。警惕有无颅内再出血、低灌注或高灌注，遵医嘱降压时注意要平稳降压。

二十一、缺血性脑卒中的血压管理

1. 急性脑梗死急性期的血压不主张快速降至正常，而是应在1周内维持在相对较高的水平，保持足够的灌流，直到侧支循环建立。

2. 急性脑梗死后血压往往升高，若大于220／110mmHg应给予降压治疗，但要注意降压宜缓慢，待发病1周后病情平稳时方可将血压维持在160／90mmHg以下。

二十二、出血性脑卒中的血压危急值

1. 高血压脑出血血压的危急值　大于160／100mmHg或小于100／60mmHg。

2. 紧急处理　及时报告医生，密切观察患者神志、意识、血压及神经系统体征变化情况，遵医嘱予以静脉泵入降压药，注意平稳降压。

二十三、出血性脑卒中的血压管理

1. 宜逐渐降压。对无并发症的患者，要求将血压降至140／90mmHg左右。如收缩压低于90mmHg，应暂停降压，必要时应给予升压，过度降压可使脑、心、肾供血不足，导致进一步缺血，轻者头晕，重者导致缺血性脑卒中和心肌梗死。

2. 有高血压病史的患者，血压水平应控制平均动脉压在130mmHg以下。

3. 收缩压＞180mmHg，舒张压＞105mmHg，结合患者的神志、瞳孔、情绪等考虑，患者存在颅内压增高时应暂不降血压，给予降颅压治疗，否则会引起颅内低灌注。

二十四、脑卒中患者发热的常见原因

（一）脑卒中患者出现发热的常见原因

可能是病变部位影响体温调节中枢，使机体产热和散热失衡，还有可能是机体存在炎症引起发热，像吞咽、呛咳引起的坠积性肺炎，小便困难引起的泌尿系统感染，长期卧床压疮引起的感染等均可导致发热，因此要找出病因，才能从根本上解决发热问题。

（二）中枢性高热

突然高热，体温可直线上升，达40～41℃，持续高热，躯干温度高，肢体温度次之。可用酒精擦拭，在体表大血管处放冰袋敷。戴冰帽等物理降温。

（三）合并感染高热

颜面及躯体皮肤潮红等反应，全身发汗、发热，一般伴有随体温升高而出现的脉搏和呼吸增快。应积极抗感染治疗，去除病因，如吞咽困难可行胃管插管，鼓励患者自行排尿，给患者勤翻身拍背，以利于痰液的排出，减少感染机会。

二十五、脑卒中急性期血糖升高的处理

1. 原因　脑卒中本身是一种强烈的应激因素，可引起肾上腺素活性增强，儿茶酚胺大量分泌，导致应激性高血糖的发生。

2. 处理　详细询问患者饮食、服药、运动情况，了解分析血糖升高原因，报告医生，按医嘱皮下注射胰岛素；提醒医生是否出血化验生化验生化、酮体。

二十六、脑卒中患者易发生颅内压增高的原因

1. 颅高压综合征典型表现　头痛、呕吐与视盘水肿的"三主征"。

2. 最易发生颅内压增高的情况　脑水肿、脑积水、颅内炎症、呼吸不畅或者呼吸抑制造成脑组织缺氧和碳酸增多，可继发脑血管扩张和脑水肿，导致颅内压增高。

3. 颅内压增高的症状　头痛、呕吐与视盘水肿的"三主征"，此外还可引起复视，黑蒙，头晕，猝倒，大、小便失禁，意识障碍，脉搏徐缓及血压升高等临床表现。

二十七、颅内压增高护理措施

1. 观察生命体征，掌握病情发展动态。

2. 饮食　频繁呕吐者暂禁食。

3. 补液　注意出入液量平衡；注意电解质及酸碱平衡。

4. 降颅内压　应用脱水剂和利尿剂以降低脑水肿。保持大便通畅，避免用力及高位灌肠。

5. 避免用力及高位灌肠。

6. 保持呼吸道通畅。

7. 吸氧。

8. 检查病因。

二十八、颅内压增高的处理

1. 病因治疗　是处理颅内压增高最理想的方法。

2. 病变切除　如及时切除颅内肿瘤，清除颅内血肿，摘除脑脓肿等。

3. 对于梗阻性或交通性脑积水可采用V-P分流术解除颅内高压。

4. 去骨瓣减压。

二十九、脑疝症状

1. 当颅腔内某一部分有占位性病变时，该分腔的压力比邻近分腔的压力高，脑组织从高压区向低压区移位，导致脑组织、血管及神经等重要组织结构受压和移位，有时被挤入硬脑膜的间隙或孔道中，从而引起一系列严重的临床症状和体征，称为脑疝。

2. 患者出现头痛、呕吐、视盘水肿，意识障碍加重、心跳减慢、血压增高、瞳孔不等大或散大。

三十、脑疝紧急处理

1. 脑疝一旦发生，时间就是关键，应立即进行脱水、降颅压治疗，积极抢救生命。

2. 脱水降颅内压　快速静脉滴注或静脉推注20%甘露醇125～250mL，已迅速提高血浆晶体渗透压，使脑组织水分向血浆转移，产生脱水作用，降低颅内压。

3. 高流量充足吸氧　通过吸氧改善脑组织的血氧供应，从而减轻脑缺氧及脑水肿。吸入氧流量为4～6L／min，同时保持呼吸道畅通，头偏向一侧防止分泌物、呕吐物进入呼吸道引起呼吸道梗阻。对于呼吸骤停者，立即挤压胸廓行人工呼吸，并同时通知麻醉科气管内插管行机械通气。

4. 协助脑室穿刺　脑疝患者往往伴有梗阻性脑积水，脑室穿刺放出一部分脑脊液，可解除或减轻颅内压增高，应立即准备穿刺物并协助医生穿刺，以快速引流脑脊液迅速降低颅内压。

5. 协助紧急进行CT检查。

6. 若需要手术治疗

（1）遵医嘱完善术前准备。

（2）完善术前准备后，送往手术室行急诊手术。

三十一、轻偏瘫、偏瘫的定义

偏瘫，又叫半身不遂，是指一侧上下肢、面肌和舌肌下部的运动障碍，是急性脑血管病的一个常见症状。不同程度的肌力减退可以分为完全瘫痪、不完全瘫痪和轻瘫。全瘫患者肌力0～1级，瘫痪肢体完全不能活动，严重者卧床不起，丧失生活能力；轻度偏瘫患者肌力有轻微下降，虽然尚能活动，但走起路来，往往上肢屈曲，下肢伸直，瘫痪的下肢走一步半个圈，这种特殊的走路姿势，叫作偏瘫步态；不完全瘫痪较轻瘫重，范围较大，肌力2～4级。

三十二、肢体瘫痪程度

通过患者的主动运动或随意运动来实现肌力的检查。嘱患者上下肢依次做关节的屈伸运动，观察肌力是否正常。

肌力检查方法：检查时令患者做肢体伸缩动作，检查者从相反方向给予阻力，测试患者克服阻力的力量，并注意两侧比较。

根据肌力情况，将肌力分为0~5级，共六个级别。

有时对于轻度偏瘫用一种不能确定时，可行轻瘫试验以帮助诊断。上肢轻瘫试验包括上肢平伸试验、轻偏瘫小指征、数指试验、手指肌力试验等，下肢轻瘫试验包括外旋征、膝下垂试验、足跟抵臀试验等。

三十三、肢体功能位

肢体功能位是指防止或对抗痉挛姿势出现、保护肩关节及早期诱发分离运动而设计的一种治疗体位。早期注意并保持床上的正确体位，有助于预防或减轻上述痉挛姿势的出现和加重。

（一）仰卧位

发病初期不能耐受其他体位时应用。头部由枕头给予足够的支撑，但枕头不应过高，以避免引起胸椎屈曲，诱发上肢的屈肌。下肢的伸肌处于优势的倾向。患侧肩胛下、盆骨下垫高2~3cm，以使肩胛和骨盆前伸并防止肩胛回缩和关节外旋。膝关节屈曲，患臂放在体旁的枕头上，肩关节前伸，手臂外展、外旋稍抬高。为避免刺激足底的阳性支撑反射，不应在足底处放支撑物试图抵抗踝跖屈。

（二）健侧卧位

躯干的横轴要基本保持与平面平行，避免半仰卧或半俯卧，在胸前放枕头支撑患侧上肢保持肩屈80°~100°为宜。患侧下肢也要用枕头支撑，以保持髋、膝关节微屈，踝关节于中间位，患肢应保持肩关节前伸90°，左右的各关节伸展位。健侧肢体放在任何舒适体位即可。

（三）患侧卧位

头于舒适的体位，躯干稍后仰，腰背部放枕头支撑以确保肩胛前伸，肩关节屈曲80°~100°，肘伸展、前臂旋后，从背部看肩胛内缘紧贴胸壁，患者无不适感。健侧上肢放在身体上或后边的枕头上，患侧下肢可置于屈髋、屈膝和背屈、外翻踝的体位，健侧下肢放在舒适体位。

注意事项：床应放平，不主张抬高床头及半坐卧位，此体位受迷路反射的影响，使下肢伸肌张力增高。患手内不放任何物体，避免引起抓握反射使指屈肌痉挛。强调变换任何舒适的体位均不超过2小时，以防发生压疮。

三十四、肩手综合征

肩手综合征是指脑血管疾病患者手突然水肿、疼痛以及患侧肩部疼痛，并使手的运动功能受到限制，是脑血管病常见的并发症，据报告发生率为12.5%。一般在发病后1~3个月发生，约占74.1%，最早可能在发病后3天发生，最迟在6个月后发生。如果不及时治疗，会导致患手变形，手的功能全部消失。

三十五、肩手综合征的常见原因

1. 腕关节异常屈曲　脑卒中后，上肢异常协同模式中屈腕、屈指是典型症状，在强制性过度掌屈时，屈收的静脉回流受到严重阻断。如发生在痉挛明显的患者，会进一步压迫腕关节而使静脉回流更为受阻。

2. 腕关节过度伸展　在康复治疗中，有时治疗者无意识地超越患者关节活动范围，过度的强制性活动，使关节和周围组织损伤。

3. 静脉输液　反复使用患手静脉输液引起水肿。

4. 患手外伤　如跌倒患手着地受损伤、接触过热的容器受损伤，均可引起患手的水肿。

三十六、肩手综合征的预防和治疗

肩手综合征预防的关键在于消除所有引起水肿的原因。要注意使患者腕部不处于过屈位或患臂不悬垂在轮椅外，以手受损伤；进行患侧上肢练习时要小心控制运动幅度；在进行患侧上肢负重练习或其他形式的被动活动时，若有疼痛，应立即停止活动；应尽量避免在偏瘫手上进行静脉输液；避免手的小损伤。

肩手综合征的治疗原则是早期发现，早期治疗，一旦慢性化，没有任何有效治疗，特别是发病3个月内为治疗最佳时期。目前尚无特效治疗方法，可采用的方法有：①防止腕关节掌屈；②向心性缠绕压迫手指；③冰水浸泡法；④冷水-温水交替浸泡法；⑤主动和被动运动。

三十七、脑卒中患者尽早进行肢体锻炼的原因

早期康复的介入，能加速脑侧支循环的建立，促进病灶组织或健侧脑组织的重组或代偿，尽可能发挥脑的可塑性。多数学者认为，康复介入越早，患者功能恢复及整体疗效越好。对于急性脑卒中患者，在其生命体征稳定后进行早期系统的康复治疗是安全而有效的，不要错过最佳的康复时期。

三十八、肢体功能锻炼基本原则

1. 掌握好适应证和禁忌证，注意安全，避免损伤。

2. 主动性康复训练应尽早进行。

3. 分阶段进行，循序渐进。

4. 按一定的康复程序进行。

5. 进行全面的康复管理。

三十九、脑卒中患者吞咽困难的病因

脑神经患者发生吞咽困难是由于脑卒中使支配吞咽肌群的运动神经元和神经传导组织受到损害。

延髓麻痹也称为延髓性麻痹，是常见的咽喉肌和舌肌麻痹综合征之一，表现为声音嘶哑、饮水呛咳、吞咽困难和构音障碍等一组症状。根据损害部位和症状的不同可将延髓性麻痹分为真性延髓性麻痹和假性延髓性麻痹。

1. 真性延髓性麻痹 伴咽部感觉缺失，咽反射消失，舌肌萎缩及震颤等。为延髓运动神经核如疑核，舌下神经，舌咽，迷走和舌下神经等下运动神经元损害所致。

2. 假性延髓性麻痹 咽部感觉及咽反射存在，无舌肌萎缩及震颤，常有下颌反射（+），强哭、强笑等；为双侧大脑皮质上运动神经元或皮质延髓束损害所致。常见的病因是脑血管疾病，以及炎症、脱髓鞘病和变性病等。

四十、脑卒中患者吞咽能力的评估

1. 首先评估患者的意识状态、智能、肺部感染、营养状况。

2. 评估患者下颌、口唇、舌、软腭及颊肌运动，流涎及咽反射的情况。

3. 初步床边吞咽功能筛查 嘱患者坐起，依次给患者喝1mL、3mL、5mL三勺水，评估者将手指放在患者颈部中线喉上下方感觉吞咽动作，观察每勺水的吞咽是否存在以下征象，如缺乏吞咽、咳嗽、声音改变。若无，再进行洼田饮水试验评估。

4. 床边吞咽功能筛查注意事项

（1）进行本评估时要注意准确评估患者的意识水平，只有能保持15分钟以上清醒的患者才能进行评估，患者神志不清时，往往注意力、理解力皆有所减退，对此类患者进行评估会增加误吸的风险。

（2）在患者饮用30mL水的评估中，参照洼田饮水试验评估的判断标准，如患者评级在3级以上，进行鼻饲饮食。如患者或家属拒绝鼻饲饮食的，轻言治疗师会诊后给出相关的饮食指导意见。洼田饮水试验分级如下所示。

分级	表现	评价
Ⅰ级	一次饮完，无呛咳、停顿，5s内	正常
Ⅱ级	两次饮完，无呛咳、停顿，5～10s	可疑
Ⅲ级	一次饮完，但有呛咳，5～10s	异常
Ⅳ级	两次饮完，但有呛咳，5～10s	异常
Ⅴ级	全部饮完有困难，屡屡呛咳，10s以上	异常

此类评估方法要求患者意识清楚并能按照指令完成试验，意识障碍或由于气管插管等原因不能配合者，不能进行此项评估。

（3）对于入院时带有胃管的患者，评估之前要注意判断患者的吞咽反射是否存在，让患者多做几次空咽动作，如患者没有出现缺乏吞咽、咳嗽或声音改变时方能进行饮水试验。

（4）初步床边吞咽功能筛查评定内容较为粗略，只用于临床进行吞咽功能筛查，如可疑吞咽障碍，还应由专业康复医生进一步进行评定。急性期患者需每天评估。若病情加重，则应及时通知医师，达到标准者，需及时留置胃管。

四十一、脑卒中患者的口舌歪斜的判断

让患者龇牙，看两侧鼻唇沟是否对称。让患者伸舌，看伸舌是否居中。对于难以判断的患者，可以将棉签放在与人中正中线平行位置以做比较。

四十二、脑卒中后吞咽困难患者进食

动态对患者进行吞咽功能筛查和评定，以此决定进食途径，选择经口进食或管饲饮食。经口进食患者的安全进食护理措施如下。

1. 评估患者的意识、病情、合作程度及口腔、舌功能。

2. 提供良好的进餐环境　为患者提供清洁、整齐、安静、空气清新的进餐环境。

3. 食物选择　根据医嘱和患者的吞咽状况选择合适的食物。口咽期吞咽困难患者避免食用流质和纤维较多的食物，建议给予半流质和黏稠性食物，如米粥、鸡蛋羹、面汤、混沌、肉末、菜泥、豆腐等；咽喉期吞咽困难患者避免食用流质，建议给予黏稠半流质饮食，如米糊；食管期吞咽困难者避免食用太干、大块食物，建议给予流质饮食，如米汤、藕粉、麦片、蛋花汤、牛奶、豆浆、菜汁、果汁、肉汁等，以及各种要素饮食、非要素饮食、组件膳食等。

4. 进食姿势　能坐立的患者取90°正中坐位，头颈稍前倾；需绝对卧床的患者，协助其侧卧或头偏向一侧的仰卧位。

5. 喂饲者姿势　喂饲患者时，喂饲者应坐在患者身旁，面对着患者，坐在与患者同高或较低于患者的视线水平，以便有良好的视线接触。

6. 喂饲方法　每次应以一茶匙为准，量约5mL，观察或触摸患者已吞咽后，要继续下一茶匙的食物或液体。

7. 进餐后漱口　要立即清除口腔内的食物残渣，给予漱口。重症患者予以口腔护理。

8. 进餐后姿势　喂饲后，切勿太快让患者躺下，应让患者直坐0.5～1小时。如果是卧床患者，稍调低床头至60°，避免刚吞咽的食物反流到咽部。

9. 做好文件记录　记录所有重要观察，如突发事件、相关进食情况。如患者进食的分量少于一半，应记录所进食食物或液体的分量。

四十三、脑卒中患者进食观察内容

（一）观察吞咽困难障碍的症状和体征

1. 食物或液体从口中漏出。

2. 吞咽后食物或液体仍在口中滞留。

3. 食物或液体填充于颊部。

4. 当食物或液体仍在口中时，吞咽之前患者出现咳嗽。

5. 进水或饮食之后咳嗽。

6. 进水或饮食之后清嗓子。

7. 进水或饮食之后窒息。

8. 吞咽食物或液体时患者面部表情显示吞咽费力。

9. 吞咽食物或液体时患者口中粘液增多，填塞口腔。

10. 患者诉食物或液体梗在喉咙；患者诉吞咽时喉部疼痛；吞咽食物或液体后患者嗓音"湿"或发出"咕咕"音；患者发热。

（二）观察患者有无误吸：提示误吸的症状和体征

1. 湿性或嘶哑发音。

2. 患者出现咳嗽、气促或痰声增加。

3. 自主咳嗽减弱。

4. 意识水平下降。

5. 呼吸困难、面色口唇发绀等。

（三）观察患者进食量、速度。

四十四、误吸和吸入性肺炎

1. 误吸　是指将液体、固体、口咽部分泌物或胃内容物吸入声门以下呼吸道的情况。

2. 吸入性肺炎　是指口咽部分泌物或胃内容物被吸入下呼吸道后所导致的肺部炎症。严重者可发生呼吸衰竭和急性呼吸衰竭综合征。

四十五、脑卒中患者预防误吸

（一）误吸的预防措施

1. 为患者提供安静、舒适的进餐环境。

2. 进餐时确保注意力集中，禁止进餐时说话、大笑、看电视等。

3. 为患者取适当的进食体位，能坐立的患者取90°正中坐位，头颈稍前倾；需绝对卧床的患者协助其侧卧或头偏向一侧的仰卧位。

4. 根据患者的吞咽功能选择安全的食物状态，口咽期吞咽困难的患者，避免食用流质和纤维较多的食物；咽喉期吞咽困难的患者避免食用流质饮食，建议给予黏稠、半流质；食管期吞咽困难者，避免食用太干、大块的食物。

5. 控制进餐的速度和每口的进餐量。进餐时速度宜慢，让患者有足够的时间咀嚼及吞咽食物，患者吞咽完一口再喂下一口；选用小勺进餐，每次量约5mL。

6. 为患者提供适当的食具，用饮管进食时要小心，必要时使用细匙取代饮管；为偏瘫患者选用合适的辅助工具。

7. 每次吞咽后，鼓励患者咳嗽几下，以喷出残留在咽喉部的食物残渣。

8. 留意患者在进食时或进食后，有否咳嗽、清喉咙、呼吸困难等情况。如患者在进食时或进食后咳嗽或呕吐，应立即停止喂食，尽量鼓励患者经食物咳出。必要时，请医护人员为患者吸痰，并通知医生。

（二）误吸后采取的措施

患者出现误吸症状，如呛咳、口唇发绀、呼吸困难等，立即停止进食（喂食），协助患者仰卧，头偏向一侧，有假牙的取出假牙，解开第一颗衣扣，保持呼吸道通畅。

1. 清除空腔内的食物残渣。

2. 立即予拍背刺激咳嗽，必要时予以电动吸痰，清除呼吸道异物。高流量吸氧（4~6L／min）。

3. 如已昏迷，放平体位，用仰头抬颌法或拖颌法打开气道，两手重叠，将掌根靠近伤员的脐部向上推出5次。

4. 如心跳、呼吸心跳，建立静脉通道，按医嘱执行治疗，通知麻醉师行气管插管或心肺复苏术，进行心电监护、血氧监护，密切观察生命体征的变化。抢救成功，记录抢救经过、禁食、卧床休息，观察患者有无肺部感染的征象。

四十六、失语症

失语症是指脑损害导致的语言交流障碍，包括各种语言符号表达或理解能力受损或缺失。患者意识清楚、无精神障碍及严重认知障碍，无视觉、听觉损伤和口、咽、喉、舌等发音器官肌肉瘫痪及共济失调，却听不懂别人及自己讲的话，也不能表达，不理解或写不出病前会读、会写的字句等。

失语的分类如下：

（一）Broca失语

又称运动性失语或表达性失语，口语表达障碍为其突出的临床特点。由语言运动中枢病变引起，为优势半球额下回后端盖部及三角部皮质受损。表现为不能说话、语量少、讲话费力、发音障碍、语调障碍和找词困难等。对别人的语言能理解，对书写的词语、句子也能理解，但读出来有困难，也不能流利地诵诗、唱歌。

（二）Wernicke失语

又称感觉性失语或听觉性失语，口语理解严重障碍为其突出特点。系优势半球颞上回后部病变引起。患者发音清晰，语言流畅，但内容不正常；无听力障碍，却不能理解别人和自己所说的话。在用词方面错误，严重时说出的话，别人完全听不懂。

（三）传导性失语

复述不成比例受损为其最大特点。病变部位位于优势半球边缘上回皮质或深部白质内弓状纤维。表现为口语清晰，能自发讲出语义完整、语法结构正常的句子，听理解正常，但却不能复述自发讲话时轻易说出的词或句，或以错语复述；自发谈话常因找词困难有较多的语言错误而出现中断。命名和朗读中出现明显的语音错语，伴不同程度的书写障碍。

（四）命名性失语

又称遗忘性失语，以命名不能为突出特点。病变位于优势半球颞中回及颞下回后部。患者不能说出物件名称时，能辨别是否正确。

（五）完全性失语

又称为混合性失语。病变为优势半球大脑中动脉分布区大面积病灶。特点是所有语言功能均有明显障碍。口语表达障碍明显，多表现为刻板性语言；听、理解、复述、命名、阅读和书写均严重障碍、预后差。

四十七、与失语患者沟通

和失语患者沟通时，要注意维护患者的自尊。讲话时注意语速要慢，使患者充分理解，同时给患者充足的时间表达，耐心倾听患者表达，对疑惑的地方可通过复述加以确认；通过写字板、图画或手语等途径和患者建立有效的沟通渠道，鼓励患者主动表达自己需要，并尽可能使其需要得到满足。

四十八、失语患者语言训练

（一）语言肌运动功能的康复护理

1. 舌肌、咀嚼肌运动 在患者未出现吞咽反射的情况下，先进行舌肌、咀嚼肌按摩。嘱患者张口，将舌尽力向外伸出，先舔下唇及左右口角，转至舔上唇及硬腭部，然后将舌缩回，闭口做上下齿互叩及咀嚼运动10次；也可由护士用纱布轻轻地把持舌，进行上下左右运动，将舌放回原处；磨牙咬动10次，分别于早、中、晚饭前进行，每次5分钟。

2. 颊肌、喉部内收肌运动 嘱患者轻张口闭上，使双颊部充满气体、鼓起腮，随呼气轻轻吐出；也可将患者手洗净后，做吮吸动作，以收缩颊部及轮匝肌，每天上、下各做5次。

3. 颌关节功能锻炼 患者呈间断性牙关紧闭，鼓励患者放松颌关节，做张口运动，牙关紧闭时，可按摩颌关节，做被动下颌活动，用力要适中。

4. 唇肌锻炼 对于完全语言障碍不能发音者，开始时让其发"啊"音，或用咳嗽、吹蜡烛、剪纸片诱发发音，锻炼嘴唇肌肉。

5. 软腭抬高 构音障碍常由于软腭运动无力或软腭运动不协调造成共鸣异常和鼻音重。为了提高软腭的运动能力，可以采取以下方法：用力叹气可促进软腭抬高；发"啊"音，每次发音之后休息3~5秒，重复发爆破音与开元音"pa，da"；用冰块快速擦软腭，可增强肌张力，刺激后立即发元音。

（二）语言功能的康复护理

1. 语言训练的理论基础　对于失语症，何种程度的词理解缺损能被其他神经元网络区域弥补，涉及冗余恢复。国外研究者对完全性失语患者词义理解的恢复进行功能磁共振研究，观察到患者尽管有广泛的左半球损伤，但冗余恢复机制可接受以前不相关的区域作为词理解恢复的基础，因而推断在词汇-语义系统范围内，冗余恢复对严重语言障碍患者的理解恢复有重要作用。

2. 语言训练的时间　语言障碍恢复有明显的时间，轻度在病后2周内；重度在6周内；重度在10周内；1年后语言功能的自然改善已近消失。

3. 语言训练的注意事项　应首先评估患者语言障碍的类型及程度，提出训练方案，在尊重患者的前提下，应由简到繁、循序渐进地与患者交谈。

4. 语言训练的方法

（1）听力理解障碍的康复：观察训练者发音时口唇动作与声音的联系，并配以物或图，以达到理解的目的。连续性训练是听力理解障碍锻炼的一种形式，其方法就是让患者听前半句，再说出后半句。护士应多与患者进行日常生活语言交流，对患者多表扬，使患者树立战胜疾病的信心。

（2）文字理解力的康复训练：让患者看物或画，或以指字复述的方式进行朗读训练。如患者吃饭时，患者听不懂"吃饭"两字的意思，这时可出示"吃饭"的卡片让患者看，并给患者做吃饭的动作，然后把饭给患者。

（3）言语表达训练：进行文字理解之后，开始语言表达能力的训练。护士用词卡或图片教会患者正确的语法结构，然后让患者说出完整的语句，教导的语句多为日常用语，逐渐增加文字的长度和复杂性，同时要进行声调和语调的训练。

（4）书写训练：书写训练包括抄写、默写、听写训练。护士先安排患者做抄写训练，继而增加语句的长度和难度。默写前先让患者看卡片数秒，然后翻转卡片，让患者根据记忆将其写出，接着默写词组和句子。使患者有随意书写过渡到自发书写训练。

（5）计算能力训练：患者可根据患者现有的计算能力，结合其日常生活中熟悉的内容，由加、减、乘、除逐渐增加计算难度。

（6）复述训练：复述单词是先进性听觉训练，图片与对应文字的卡片相配，然后出示一组卡片，边听、边看图、边识字，反复听10次，然后复述。复述句子和短文时可用已熟悉的单词，同其他词语组合成简单的句子和短文反复练习。

总之，语言功能训练是一个艰难而复杂的锻炼过程。因此，患者要有耐心和毅力，持之以恒，反复练习，还可同时运用促进胆碱和兴奋性氨基酸释放的药物，以改善患者的学习和记忆功能，使语言障碍患者得到更快的恢复。

四十九、失语患者易发生脑卒中后抑郁的原因

失语患者脑卒中后抑郁的发生率远高于无失语表现的患者，原因可能是失语使患

者表达和社交受限，容易产生孤独感；同时，患者失语后常处于被动的心理封闭状态，不愿意开口说话，不愿意同家人和外界交流，导致患者更易发生抑郁。

为了防止失语患者出现脑卒中后抑郁，应注意一下几个方面。

1. 和患者沟通时，要注意维护患者的自尊。讲话时注意语速要慢，使患者充分理解，同时给患者充足的时间表达，耐心倾听。

2. 通过写字板、图画或手语等途径和患者建立有效的沟通渠道，鼓励患者主动表达自己的需求，并尽可能使需求得到满足。

3. 鼓励家属多陪伴患者，多和患者交流，为患者创造表达自我和语言锻炼的机会。

4. 根据失语类型和程度制定语言康复计划，对患者在训练中的进步及时表扬，提高患者的信心。

五十、脑卒中患者出现深静脉血栓形成的原因

一侧肢体突然发生肿胀，伴有胀痛、浅静脉扩张、肤温改变，都应怀疑有下肢深静脉血栓形成。

五十一、深静脉血栓的高危人群

瘫痪、年老、意识障碍、卧床时间长及心房纤颤的患者是深静脉血栓的高危人群。

五十二、Homans征阳性

小腿深静脉血栓形成的患者，嘱其下肢伸直，将踝关节过度背屈时，由于腓肠肌和比目鱼肌被动拉长而刺激小腿肌肉内病变的静脉，引起小腿剧痛，即为Homans征阳性。

五十三、判断肢体"肿胀"程度

每天用卷带尺精确测量肢体周径，并与健侧下肢对照。

五十四、"疼痛尺评分"的方法

疼痛尺上的刻度0~10代表不同程度的疼痛，0为无痛，10为剧痛，让患者自己圈出一个最能代表疼痛程度的数字。疼痛程度分级标准为0，无痛；1~3，轻度疼痛；4~6，中度疼痛；7~10，重度疼痛。

五十五、"小腿周径"测量

小腿周径应测量双侧小腿肌腹最粗的地方，并进行双侧比较。压力袜，又名弹力袜，是一种具有促进静脉血液回流心脏进而预防下肢静脉疾病的产品。压力袜在脚踝部建立最高支撑压力，顺着腿部向上逐渐递减，在小腿肚减到最大压力值的70%~90%，在大腿处减到最大压力值的25%~45%。压力的这种递减变化可使下肢静脉回流，有效地缓解或改善下肢静脉和静脉瓣膜所承受的压力。

五十六、尿失禁

尿失禁是指排尿失去意识控制或不受意识控制，尿液不自主地流出。临床上常见的尿失禁分为三种类型。

（一）高张力性膀胱性膀胱尿失禁

高张力性膀胱性尿失禁为旁中央小叶合扣带回等排尿中枢病变所致，常见于大脑动脉和矢状窦血栓形成患者。脑卒中破坏了神经排尿通路，排尿反射弧失去皮层排尿中枢的控制，导致膀胱逼尿肌肌张力增高，容量减少，有尿液即排出，故尿频、尿急而失禁，亦称为急迫性尿失禁。

（二）低张力性尿失禁

多见于昏迷患者，排尿反射弧受到抑制，膀胱逼尿肌肌张力降低，收缩无力导致膀胱容量增大，尿液外溢，亦称充盈性失禁。

（三）正常张力性膀胱尿失禁

虽然膀胱功能正常，因脑卒中导致的认知和语言障碍，患者不能很好地表达排尿需要及正确地使用排尿器具而导致尿失禁。

五十七、脑卒中患者尿失禁的评估

（一）病史询问

询问患者或护理者，患者有无尿频、尿急、尿失禁的情况；既往排尿情况及外科手术史，如有无腹部手术、盆腔或经尿道手术及下肢手术等。

（二）药物治疗

服用镇静药、催眠药、抗胆碱能药、抗抑郁药、抗精神病药物、抗组胺药、解痉药、阿片制剂、肾上腺素制剂和钙通道阻滞剂等药物情况。

（三）其他临床问题

是否有认知疾病、内分泌疾病，有无泌尿系统感染，了解24小时出入量，日常生活活动情况，有无焦虑或抑郁，与家庭和亲属的关系等。

（四）尿流动力学测定

了解排尿时的膀胱内压、尿道内压、尿流率、括约肌肌电图情况。

五十八、帮助尿失禁患者恢复正常排尿的措施

根据患者尿失禁的原因采用针对性的措施。

1. 对于尿道括约肌松弛的患者，指导患者进行增强尿道括约肌的肌力体操。
2. 对于不能识别尿意的患者，定期给予便盆或提醒，指导患者排尿。
3. 对于能识别尿意但因认知障碍或行动障碍不能去厕所的患者，要及时询问患者

"是否想小便"，如果认为患者有尿意时，应尽早引导患者去厕所或提供小便的环境。

4. 对于尿失禁患者，非必要的情况下避免持续使用尿布，防止长期使用尿布导致患者尿意和臀部周围皮肤感觉减退。

5. 对于尿失禁留置尿管患者，要注意夹闭尿管训练膀胱功能，并每2~4小时开放一次或患者尿急时开放。

五十九、尿失禁患者尿路感染的预防

1. 患者应穿宽松、透气及吸湿性能良好的棉布内裤。因为紧身的化纤质地内裤易因局部受化纤的刺激而出现尿频、尿急、排尿不适等症状。

2. 养成多喝水的良好习惯，每天至少喝水1500mL，保持每天尿量在1500~2000mL，充分发挥对尿道的"冲洗"作用，避免细菌在膀胱内停留、繁殖。

3. 及时更换湿的尿布和内裤，保持局部皮肤干爽，避免对局部皮肤刺激和细菌滋生引起尿路感染。

4. 在非必要的情况下避免长时间留置尿管，增加尿路感染的机会。留置尿管者，做好尿管的护理。

六十、尿潴留

尿潴留是指尿液大量存留在膀胱内而不能自主排出。当尿潴留时，膀胱容积可增至3000~4000mL，膀胱高度膨胀，可至脐部。

六十一、评估脑卒中患者发生尿潴留

急性尿潴留时，患者尿液不能排出，体格检查时耻骨上区常可见到半球形膨胀的膀胱，用手按压有明显尿意，叩诊为浊音。在急性尿潴留解除，能自行排尿后，用B超进行残余尿量测定，若残余尿量>50mL，则提示为尿潴留。必要时还可进行尿流率检查和尿动力学检查。

六十二、帮助尿潴留患者恢复正常排尿

1. 尿潴留时，为患者创建合适的排尿环境，尽量采取患者习惯的体位促进排尿，若仍不能自主排尿，则予以导尿缓解急性尿潴留。但对尿道狭窄，近期接受过尿道手术的患者则要慎重进行导尿术。

2. 留置导尿管期间，做好尿管的定期夹闭与开放，训练患者的膀胱功能。

3. 对尿潴留留置导尿管的患者，一般要留置导尿管1~3天后试行拔出导尿管，避免长时间留置导尿管引起的相关感染。

4. 间歇性清洁导尿：在不能自主排尿时，尽可能选择间歇性清洁导尿代替留置导尿管，这样既可以允许患者自主排尿，又可减少留置尿管带来的感染风险。

5. 如果患者有尿意时，应尽早引导患者去厕所或提供小便的环境，避免憋尿。

6. 留置导尿管患者做好尿管的护理和会阴抹洗。

7. 注意有尿意就应排尿。一般以每2～3小时排尿1次为好，戒除不良的憋尿习惯，因为憋尿可使尿液在膀胱内停留时间延长，有利于细菌生长繁殖；另外，憋尿也使膀胱内压增加，细菌易于沿输尿管上行引起肾盂肾炎。

六十三、便秘

便秘是指排便次数减少、粪便量减少、粪便干结、排便费力等。通常以排便频率减少为主，一般2～3天或更长时间排便一次（或每周<3次）即为便秘。

六十四、脑卒中患者易发生便秘的原因

脑卒中导致便秘的原因为随意控制丧失（完全性或部分性），直肠膨胀时急迫便意减退，粪便在结肠内停留时间过长，结肠移行性收缩减少以及外括约肌张力增加。

其他非神经源性原因：

1. 饮食因素　进食困难，其饮食受到限制，由于吞咽困难，以致摄入液体减少，摄入水果、蔬菜过少等；

2. 医源性因素　合并电解质紊乱或内分泌疾病，应用止痛药、麻醉药、抗胆碱能制剂、抗癫痫药、抗抑郁药、抗帕金森药物等；

3. 其他因素　如长期卧床导致肠蠕动低下，或患者没有卧床排便的习惯，或由于凡事需人帮忙，使其在心理上产生抑郁等。

六十五、脑卒中患者用力大便的原因

排便用力过度可使腹压升高，因腹腔静脉丛与椎管静脉丛相通，可使颅内压增高导致脑出血，加重病情，造成预后不良，甚至危及患者生命。脑卒中合并冠心病便秘时，用力排便使腹腔内压力和胸腔内压力增加，导致心率加快、心肌收缩力增加和心脏负担急剧增加，极易引起心绞痛发作，严重者可诱发急性心肌梗死，甚至猝死。

六十六、缓解便秘的方法

（一）饮食护理

在患者病情允许的情况下，可采取以下几项措施。

1. 摄入充分的水分　无病情禁忌下每日饮水2000mL左右，每天清晨空腹饮300～500mL温开水或蜂蜜水，以补充水分，润滑肠道，刺激肠蠕动产生便意。

2. 增加食物纤维的摄入　因为膳食纤维具有亲水性，能使食物残渣膨胀并形成润滑凝胶，达到增加粪便容积、刺激肠蠕动的作用。植物性食物是膳食纤维的天然食物来源，蔬菜、水果、粗粮、豆类及菌藻类食物中纤维含量均很丰富。鼻饲者，将青菜、水果制成汁在饮食中搭配使用，能促进消化，增强胃肠蠕动。

3. 适当进食有润肠作用及含丰富B族维生素的食物　蜂蜜、芝麻、核桃、香蕉、豆类、粗粮、马铃薯等。

4. 饮食中适当搭配脂肪食物　脂肪食物可使大便柔滑，其所含的脂肪酸可刺激肠

道平滑肌使肠蠕动加快，促进排便。

5. 忌食烈酒、浓茶、咖啡、辣椒等刺激性食物。

（二）运动疗法

在病情稳定的情况下，应尽早鼓励患者进行一定的运动锻炼，能下床活动者可在室内和走廊慢步，不能下床活动者在床上锻炼，昏迷或肢体偏瘫不能自主活动者，加强为患者翻身、拍背，由护士协助做被动运动，可做平卧抬腿、抬高臀部、双脚蹬车运动、做深而长的腹式呼吸等。

（三）行为训练与环境支持

1. 训练良好的排便习惯　与患者共同制定按时排便表，每日早餐后是排便的最佳时间，因早上起床后结肠运动较为活跃，同时早餐后食物的刺激可加速胃肠蠕动，容易产生便意。模拟排便动作，同时可用双手适当的按压腹部，做咳嗽运动，可促进排便。也可对卧床患者按时给予便器，做排便动作10～15分钟，以促进正常排便反射形成。如果患者不能适应卧位排便，可略抬高床头15～30°。平时有便意时，应立刻排便，不能刻意忍耐，造成意识性便秘。

2. 为患者提供适宜的排便环境　患者排便时，为其提供单独隐蔽的环境及充足的排便时间。入厕所排便时关门，大房间及走廊用屏风遮挡，把对讲机或信号灯放在患者伸手易拿到的地方，以便随时联系护理人员协助；避开查房、护理治疗和进餐时间，以尊重患者隐私，消除紧张情绪，利于排便；告知患者排便时注意力集中，不看书报、不听广播、不思考问题、不做其他事情。

（四）药物治疗和护理

对于两天未大便的患者，可给予润滑缓泻剂，如果导、番泻叶等，软化粪便，促进肠蠕动，引起便意，还可间接增加粪便对水的吸收；也可服用一些胃肠动力药，如西沙比利促进胃肠蠕动，缓泻药，如芦荟胶囊等。对于大便干燥有便意者，可给予渗透性缓泻剂，如开塞露，能在肠道内利用渗透压较高而吸收水分，引起排便反射。超过3天无大便者，可遵医嘱予以灌肠或人工取便。

（五）中医特色疗法

包括按摩穴位法及穴位按压、针灸治疗等。

六十七、脑卒中"三偏征"

三偏征，又称内囊综合征，是由于病变损害了内囊后肢及膝部，引起偏瘫、偏深感觉障碍和偏盲。

（一）"三偏征"患者的安全隐患

"三偏征"严重者可能卧床，存在压疮、肺部感染的风险；部分患者可自行行走但行走欠稳，且由于偏盲视野受限存在跌倒、撞伤的风险，由于患者感觉障碍存在烫伤的隐患。

（二）患者相关隐患的预防措施

1. 跌倒、撞伤的预防措施

（1）采用跌倒危险量表动态评估患者的跌倒风险，加强对跌倒高危患者的管理。

（2）跌倒高风险患者床尾悬挂"防跌倒"警示标志。

（3）保持病房环境、物品放置有序，患者行走的地方无障碍物。通道安全，扶手牢固；床尾的摇手拉出后及时归位，床的轮子要转向内侧，不能突出，并固定，防止绊倒患者；洗手间地板要有防滑设施，扶手要固定；使用车床或轮椅的患者，要加护栏或约束带；保持病区地面干净、干爽，无水渍、油渍。

（4）衣着要求：患者衣着合体，尤其是裤子，避免踩到裤脚；勿穿拖鞋、滑底鞋，避免滑倒；指导患者穿袜、裤、鞋应坐位进行。

（5）安全行为：指导患者（家属）使用呼叫铃；患者卧床时上床栏，加强巡视，指导患者勿跨越床栏；步态不稳的患者下床活动时必须有家人陪同；常用的日用品如助行器等，摆放在患者容易够到的位置；告知患者和家属在起床、上床、站立、坐下、行走、如厕时动作宜慢。

（6）加强床上生活护理，协助擦浴、用餐、床上洗头及二便护理，加强肌肉训练。

（7）加强预防跌倒的宣传和健康教育。

2. 压疮的预防措施

（1）动态评估患者的压疮风险，及时识别压疮风险高的患者。

（2）做好皮肤护理：每天定时检查皮肤情况，特别是受压部位、骨隆突出；保持床铺平整、干燥、无渣屑；1~2小时为卧床患者翻身1次，按摩受压部位，翻身时动作轻柔，避免拖拉患者；及时更换湿的衣服、尿片等，保持皮肤干爽。

（3）必要时预防性使用保护性敷料。

3. 烫伤的预防措施

（1）沐浴时指导患者要先用感觉正常的一侧手来感觉水温是否合适，或由护士或家属调好水温。

（2）指导患者和家属避免使用热水袋，尽量避免泡脚。

（3）尽量避免红外线热疗、艾灸等疗法，避免烫伤。

六十八、脑卒中引起头痛的分类

（一）脑卒中引起的头痛分类

1. 出血性脑血管疾病引起的头痛　脑出血引起的头痛特点是出血早期就可引起严

重头痛，这时头痛的发生部位及性质可取决于出血的部位及出血量，表现为同侧枕部、颞部出现跳动样胀痛伴恶心、呕吐。由于出血引起的颅内占位效应，可以导致颅内压增高；加之血液破坏后释放出大量的血管活性物质，可以直接刺激颅内的疼痛敏感结构，而引起剧烈头痛，尤其以蛛网膜下腔出血和脑室型出血头痛最为剧烈。

2. 缺血性脑血管疾病引起的头痛

（1）短暂性脑缺血发作引起的头痛：一部分患者在发作前可出现无定位意义的先兆头痛，多以眶部、前额部钝痛、麻木痛为主。头痛发生的时间与血压波动及血管痉挛程度有关，头痛的程度轻微，患者往往不以头痛作为就诊的主诉。

（2）脑梗死患者一般来说头痛症状不常见，但如果是颅内静脉窦及脑静脉血栓形成时，头痛即是主要表现之一。患者一般表现为头部剧烈头痛，伴有呕吐、视神经水肿等；或者由于脑梗死引起大面积脑水肿、脑软化、颅内压增高时也会发生剧烈头痛，这种头痛多位于头颅深部或两侧前额和后枕，呈持续性钝痛，咳嗽、喷嚏等用力动作可使之加重。

（二）脑卒中患者突然出现剧烈头痛的护理措施

脑卒中患者突然出现剧烈头痛提示患者可能出现颅内压增高。颅内压增高的护理措施如下。

1. 体位　摇高床头15°～30°，避免过多搬动患者。

2. 给氧和保持呼吸通畅　给予足够的氧气，及时清除口、鼻、咽部分泌物。床边备好气管切开包、气管套管、气管插管及吸痰用物，必要时请麻醉科会诊行气管插管术。

3. 建立静脉通道，遵医嘱使用脱水药物，可使用20%甘露醇静脉滴注，必要时也可用甘油果糖、呋塞米等。

4. 密切观察瞳孔、意识、呼吸、血压、心率、血氧饱和度的变化，记录出入量，并及时报告医生，观察脑疝的征兆，必要时做好手术的准备。

5. 患者出现呼吸、心跳停止时，应立即采取胸外心脏按压、气管插管、简易呼吸器或人工呼吸辅助呼吸等心肺复苏措施，遵医嘱给予呼吸兴奋剂及强心剂等药物治疗。

6. 排除颅内压增高的因素：尽量减少患者的情绪波动；防止便秘和尿潴留；吸痰、翻身等操作时动作要轻柔。

六十九、脑卒中继发癫痫

1. 脑卒中继发癫痫是指继发于脑卒中，因脑卒中本身导致的癫痫发作。按首次发作时间可分为早期发作和迟发性发作，前者指脑卒中后两周内出现，后者指两周后出现。

2. 一般来说，出血性脑卒中更易继发性癫痫。就病位而言，脑叶和皮质高发，特别是脑位在额头颞叶者。

3. 癫痫发作时的应急预案

（1）迅速判断：根据患者发病时的症状，如突然意识丧失、跌倒，不省人事，强直抽搐，口吐涎沫，两目上视或口中怪叫等，迅速判断是否为癫痫发作。

（2）呼救及请示：迅速按铃呼叫值班医生；值班医生到位，及时请示上级医生。

（3）一般治疗：严密监测生命体征；防止缺氧；保持呼吸道通畅，及时吸痰、吸氧，若气道阻塞症状明显，紧急请麻醉科会诊行气管插管；维持内环境稳定。

（4）尽快终止癫痫发作：如为部分发作，立即给予苯巴比妥肌肉注射，并密切观察。如症状仍不能缓解，立即追加苯巴比妥肌注，仍不改善，按癫痫持续状态处理。

（5）如发生癫痫大发作：立即给予安定静推，症状缓解后予苯巴比妥肌注、丙戊酸钠维持。如症状不缓解，继续给予安定静推，仍不缓解，给予安定静脉维持。最后，若仍不能缓解，按癫痫持续状态处理。

（6）癫痫持续状态：请麻醉科会诊，行气管插管，建立多条静脉通道，必要时麻醉科会诊行深静脉留置术；并同时给予安定静推，并静脉泵入安定。如症状缓解，继续安定静脉维持，另加脱水药。如不能缓解，请麻醉师全身麻醉，地西泮维持静脉，另请ICU会诊，转往监护室。

七十、血管性痴呆

1. 血管性痴呆 是指由于各种脑血管病引起的痴呆的总称。血管性痴呆具有三个基本要素，即脑血管病、痴呆、痴呆的发生与脑血管病有一定关系。

2. 认知障碍的评估 主要包括五个方面，即记忆力、注意力、语言能力、执行能力、视空间能力。临床上可以用简易精神状态检查对脑卒中患者进行初筛。对初筛异常者进行鉴别诊断。

3. 护理痴呆患者的注意事项。

（1）关心尊重患者：注意尊重患者的生活习惯和自尊心，不要过多指责，而要给予鼓励。痴呆患者仍然存在与他人交流的愿望，如听、看、表达的愿望，同时也有保持亲密感与距离感的需要，所以要鼓励痴呆患者进行社会交往，保持一定的社交能力。

（2）观察病情变化：因患者感觉迟钝，又缺乏主动能力，要加强观察躯体变化，及早诊断、及早治疗。

（3）防止意外发生：妥善管理家电、煤气等，防止患者发生意外。患者外出需要有人陪伴或把患者姓名、地址、联系方式等写在卡片上让患者带在身上，以防意外走失。

（4）做好用药的护理：痴呆患者出现拒服药物、忘记服药、重复服药的可能性高，要做好服药的监管，避免意外。

（5）适当行为干预：行为干预可以缓解轻度抑郁。鼓励痴呆患者做自己乐意做的事；安排一些与患者趣味相同的人共同进行活动；鼓励患者讲述过去的、现在的愉快事情，将他们的思路转到愉快的事情上去。一旦患者出现过激行为要采取早期干预。无论在何地，应尽可能不采取对躯体的约束措施。约束往往会增加患者恐惧的感觉，并使激越恶化。试着将患者带离诱使其出现激越与攻击行为的环境与人群，从正面缓慢地、镇静地接近患者。分散患者对问题的注意力，并逐渐将他们的注意力转移到一些无关的、愉快的事情上去——变换其所做的事情，带他到另一个房间或离开一会儿，应避免与之争吵。

（6）加强能力训练：鼓励患者多参加力所能及的体育锻炼和日常生活能力训练，如体操、太极拳、散步等；生活方面训练包括自主排便或使用尿布、洗脸、穿衣等。要考虑到疾病与药物治疗会影响患者的尿量与控制小便的能力。

（7）仔细照料生活：了解患者的睡眠方式，合理安排患者的作息时刻表，要充分考虑既往的兴趣爱好。加强营养，给予营养丰富又易于消化的食物，进食要慢，防止噎食。同时还应考虑患者辨识、处理、理解盘中食物的能力及饮食习惯。

（8）其他治疗方法：如音乐治疗、宠物治疗、艺术治疗、运动治疗也会减轻痴呆患者的某些精神行为症状。

七十一、脑卒中患者的护理重点

脑卒中后抑郁状态是脑卒中常见的并发症之一，为感觉"情绪低落"的忧伤或郁闷，是对丧失、失望或失败所产生的一种正常或异常的负性情绪反应。主半球前部包括额叶外侧主要部分或左侧基底节病可发生抑郁，认为与脑干蓝斑等处向左额叶和左丘脑投射NE和5-HT纤维受到损伤有关。

（一）诊断依据

1. 可疑诊断　抑郁自评量不小于41分，提示可能存在抑郁。
2. 严重程度　汉密顿抑郁量表总分小于8分为抑郁。

（二）护理重点

1. 重视对脑卒中患者精神情绪变化的监控，提高对抑郁状态的认识。
2. 注重患者的心理护理，在积极治疗原发病、康复和处理危险因素外，要对患者进行及时的鼓励、安慰，尽量消除患者的疑虑，树立战胜疾病的信心。
3. 做好抗抑郁药物的用药护理，保证患者按时、按量服药。
4. 配合进行心理治疗和行为治疗，主要是松弛疗法，如生物反馈疗法、音乐疗法等。
5. 做好安全防护，防止患者丢失或自杀。

七十二、脑卒中患者康复护理

临床研究证明，脑卒中患者康复训练开始的时间越早，神经功能恢复的可能性越大，预后就越好。根据世界卫生组织提出的标准，当患者生命体征平稳，神经系统症状不再进展，48小时以后即可开始介入康复治疗。

七十三、脑卒中的一级康复——脑卒中的早期康复

一级康复是指患者早期在医院急诊室或神经内科的常规治疗及早期康复治疗。脑

卒中患者发病后，急性期治疗按照中华医学会神经病学分会提出的治疗指南进行。在急性发病期最重要的是预防脑卒中再发和并发症，鼓励患者重新开始自理活动，并给予患者及其家属精神支持。初期评定应包括对患者病情严重程度的评价，对并发症的评价和预防，以及对功能残疾的评价。

一级康复大多在发病后14天内开始。此阶段多为卧床期，主要进行两肢摆放，关节被动活动，早期床边坐位保持和坐位平衡训练。如果患者能够痊愈，或者出院后只需康复指导即可在家庭或社区进行康复训练，就可以直接出院回家。如果患者日常生活大部分需要他人帮助，或者出院后得不到康复指导或社区康复训练，建议患者转移至康复医学科或专门的康复中心继续进行康复。

七十四、脑卒中的二级康复——脑卒中恢复期的康复

二级康复在一般在康复中心和综合医院中的康复医学科进行。患者转入康复中心和综合医院的康复医学科后，首先由康复医生采集病史，对患者进行全身查体和功能评价，在运动、感觉、交流、认知、日常生活及社会支持等方面进行筛查。根据患者的筛查结果，决定康复小组的成员，康复小组的成员应当由有经验的专业人员组成。小组成员分别对患者进一步检查，确定其障碍的性质和程度。康复小组召开评定会，综合患者的情况，制定康复计划并开始实施治疗。

七十五、脑卒中的功能障碍

脑卒中的功能障碍主要包括运动功能障碍、感觉功能障碍、认识障碍、情绪障碍、语言障碍、吞咽障碍、排泄障碍及心肺功能障碍等。

七十六、脑卒中患者康复训练的强度

脑卒中患者进行康复训练的程度考虑到患者的体力、耐力和心肺功能情况，在条件许可的情况下，适当的增加训练强度是有益的。

七十七、脑卒中后情绪障碍康复治疗指南的推荐意见

1. 所有脑卒中患者均应注意脑卒中后情绪障碍，在患者全面评价中应涵盖心理史，包括患者病前特点、心理疾病、病前社会地位及相关社会支持情况。

2. 建议应用汉密尔顿焦虑量表、抑郁量表进行脑卒中焦虑抑郁筛选。

3. 出现脑卒中后抑郁或情绪不稳的患者可以使用选择性5-羟色胺再摄取抑制剂等抗抑郁药物治疗或心理治疗。

七十八、脑卒中患者吞咽障碍筛查

1. 建议所有急性脑卒中患者经口进食、进水前均应完成吞咽功能筛查。应由经专业训练的医务人员在入院24小时内进行筛查。

2. 两周内应每天进行吞咽功能监测，明确是否能快速恢复。饮水试验可以作为脑卒中患者判断误吸危险的筛选方法之一。但有1／3～1／2的误吸患者为隐匿性误吸，需

要进一步的仪器检查明确诊断。

3. 建议筛查发现有误吸风险的患者，不应经口进食、进水，应进行下一步临床系统筛查。

七十九、脑卒中肩痛的发生原因及临床表现

肩痛多在脑卒中1～2个月出现。其原因可能是在肩关节正常运动机制受损的基础上，不恰当活动患肩造成局部损伤和严重反应。起初表现为肩关节活动度终末时局限性疼痛，随着症状加重，范围可越来越广泛，可涉及整个患者甚至上臂和前臂。多为运动痛，重者表现为休息痛。严重影响患者的休息和训练。其预防疗法如下：

1. 脑卒中早期避免用力牵拉肩关节，局部经皮电刺激、持续肩关节活动度训练、保护肩关节等措施可以预防和治疗肩痛。

2. 应避免肩部过度屈曲、外展运动和双手高举过头的动作，这些活动很难控制肩部外展范围而易导致肩痛。

3. 功能电刺激可提高肩关节无痛性活动范围，减轻疼痛程度。

4. 对痉挛造成的肩痛，局部注射A型肉毒素可减轻肩痛。

八十、脑卒中后发生肩关节半脱位的原因和治疗肩关节半脱位的目的

（一）肩关节半脱位的原因

1. 以冈上肌为主的肩关节周围肌肉功能低下。

2. 肩关节囊、韧带松弛、破坏及长期牵拉所致的延长。

3. 肩胛骨周围肌肉瘫痪、痉挛及脊柱直立肌的影响等所导致的肩胛骨下旋。表现为放松坐下可在患侧肱骨头和肩峰间触及明显凹陷，X线下可见肱骨头和肩关节之间的间隙增宽。在患侧上肢活动、全身用力或站起来时可减轻或消失。

（二）治疗目的

矫正肩胛骨的位置，恢复肩部原有的锁定机制；刺激肩关节周围肌肉，使之产生肌张力和主动收缩；在不损伤关节及周围结构前提下，保持肩关节无痛性全范围活动。

八十一、脑卒中压疮高危患者的情况

（一）压疮高危患者的情况

自主活动能力受损、糖尿病、外周血管疾病、尿便失禁、体重指标过高或过低、感觉障碍；并发其他恶性疾病。

（二）推荐意见

1. 建议对脑卒中患者进行压疮危险性评估，至少每天检测1次，可采用标准的评价方法，如Braden量表。

2. 建议通过摆放适当的体位，定时翻身，应用气垫床和海绵垫，酌情使用预防压

疮的辅料，及时清理大小便，改善全身营养状况来预防压疮，应避免使用圆形气圈。

八十二、被动运动注意事项

在急性期，原则上要做全身所有关节各方向的最大活动范围的被动运动。但是，各个关节的生理活动范围、活动度、活动方向是不同的，如肩关节为屈曲、外展0~90°、外旋0~30°，肘关节屈曲20~120°等。做被动关节活动时需注意事项如下。

1. 被动运动只在无痛范围和各个关节的生理活动范围内进行。

2. 被活动的肢体宜充分放松，并置于舒适自然的良好肢位。在被动活动中，如果紧张，常因对抗紧张的肌群而增加用力，从而导致损伤。

3. 当被动活动某一关节时，其近端关节要固定。

4. 被动活动的动作应缓慢柔和，手法要轻柔、准确，并要有节律性，逐步增大关节活动范围，避免冲击性或粗暴性牵扯，否则易导致损伤。

5. 避免频繁的更换患者体位，能在同一体位进行的被动活动应尽量集中进行，避免让患者频繁更换体位。

6. 有些关节和肢体容易引起变形和挛缩，需特别加以注意：①上肢，肩关节内收、内旋；肘关节屈曲，腕关节屈曲；指关节屈曲。②髋关节屈曲、内收；膝关节屈曲；踝关节伸展。

7. 被动运动或被动活动或被动关节活动训练，都是要根据关节运动学做动作，所以在急性期、恢复期患者的康复训练多由康复治疗师完成。作为家属或护理人员要先学习一些康复训练的基础知识，然后帮助患者进行被动运动训练。

八十三、脑卒中患者桥式运动

脑卒中患者进行桥式运动的目的是训练腰背肌群和伸肌的臀大肌，为站立做准备。患者取仰卧位，双腿屈曲，足踏床，慢慢地抬起臀部，维持一段时间后慢慢放下；在患者能较容易地完成双桥式运动后，让患者悬空健腿，仅患腿屈曲，足踏床抬腿。

八十四、脑卒中患者坐位训练

坐位是患者最容易完成的动作之一，也是预防直立性低血压、站立、行走和日常生活、活动所需的基本体位。在桥式运动训练开始的同时就应进行。由于老年人和较长时间卧床者易出现直立性低血压，故在首次取坐位时，不宜马上取直立坐位。可用起立平台或靠背架，依次取30°、45°、60°、80°坐位，如前一种体位能够坚持30分钟且无明显直立性低血压表现，可过渡到下一项，如已能取80°坐位30分钟，则以后取坐位和站位时可不考虑直立性低血压的问题。理论上应避免床上半卧位，以免强化下肢体伸肌优势。

坐位训练包括坐位平衡训练和耐力训练。静态平衡训练要求患者取无支撑下床边或椅子上静坐位，髋关节、膝关节和踝关节均屈曲90°，足踏地或支持台，双足分开约一脚宽，双手置于膝上。训练者协助患者调整躯干和头至正中，当感到双手已不再用力时松开双手。此时患者可保持该位置数10秒，然后慢慢地倒向一侧。随后训练者要求患者自己调整身体至原位，必要时给予帮助。静态坐位平衡训练在大多数患者很快就能完成，然后让患者双手手指交叉在一起，伸向前后左右和上下方并伴有重心相应移动，此后作为训练主要是耐力训练。

八十五、脑卒中患者站立训练

一般在进行动态坐位平衡训练同时开始站位训练。对一般情况较差，早期进行此训练困难者，可先进行平台站立训练；如肝功能较好，下肢功能较差者可以长期使用下肢工具，也可利用部分减重支撑装置进行站立平衡训练。

八十六、脑卒中患者手持拐杖站立平衡训练

当站立平衡不完全依靠健手扶持时，可进行手持拐杖站立平衡训练。为确保安全，训练时要有人陪练。训练要领如下。

1. 患者健手持拐杖，两脚稍离开，双下肢同时负重体重；慢慢地将重心移到患侧下肢，片刻后将重心移至健侧下肢，反复训练后，达到重心移到患侧下肢可站立一段时间。

2. 患者健手持拐杖，两脚稍离开，保持平衡，同时使躯干前屈，将手杖抬起站立。最初可能保持站立平衡片刻，反复训练后手杖抬起时间逐渐延长，初练时能维持3~4秒即可。

上述手持拐杖站立平衡训练2个步骤，均需反复训练。但不要过于疲劳、急于求成，要循序渐进，注意安全。

八十七、脑卒中患者步行训练

在患者达到站立位平衡，患腿持重达到体重一半以上，并可以向前迈步时，才可以开始步行训练。但由于老年人易出现废用综合征，有的患者静态站立持重改善缓慢，故某些患者步行训练可适当提早进行，必要时使用下肢工具。不过步行训练强度早期要小，以不至于使患者过度费力而出现足内翻和尖足畸形并加重全身痉挛为度。对多数患者而言，不宜过早使用手杖，以免影响患侧训练。

在步行训练前，先练习双腿交替前后迈步和重心转移。多数患者不必经过平行杠内步行训练期，可直接进行监视下或少许扶持下步行训练。步行训练早期经常有膝过伸和膝打软现象，应进行针对性的膝控制训练。如出现患侧骨盆上提的画圈步态，说明膝屈曲或者踝背曲差。在可独行步行后，进一步练习上下楼梯、走直线、绕圈、跨越障碍、上下斜坡及实际生活环境下的实用步行训练。

近年利用部分减重支撑装置提早进行训练，认为在步行能力和行走速度恢复方面均有较好的效果。

八十八、脑卒中偏瘫患者翻身训练

脑卒中偏瘫患者随着病情的好转及康复训练，患者已有些活动能力，但翻身特别是主动翻身还有困难。患者需要进行辅助翻身和主动翻身训练。

（一）辅助翻身训练

患者经过辅助翻身训练，掌握一定的翻身技巧，为患者逐渐过渡到主动翻身打下基础。

1. 健侧辅助翻身 患者仰卧床上，辅助者帮助患者两手十字交叉相握，上肢伸直举向天花板，健肢引导向健侧；帮助患侧下肢屈曲；辅助者立于瘫痪侧，一手置于患者臀部，另一手放于足部，帮助患者向健侧翻身；摆好肢体位置变为健侧卧位。

2. 患侧辅助翻身 患者仰卧床上，辅助者立于瘫痪侧；患者抬起健侧腿向患侧伸，辅助者一手放在患侧膝部帮助患腿外旋；同时令患者健侧上肢向患侧摆，辅助者帮助患侧上肢置于前伸位；摆好肢体位置，患腿伸直，健腿放在患腿前面，即成为患侧卧位。

（二）主动翻身训练

当患者第一次能实现主动翻身时，会让患者第一次感受到自我康复的喜悦和希望，在心理上增强信心。

1. 向健侧翻身 患者仰卧在床上，两膝弯曲，两脚平放在床上，两手十指交叉相握，双上肢伸直举向天花板，向左右摆动，逐渐加大幅度，摆至健侧顺势向健侧翻身；同时健侧腿带动患侧腿也翻向健侧；健侧卧床，患膝放在健膝上面。

2. 向患侧翻身 患者仰卧床上，两手十指相握，健手带动双上肢伸直举向天花板；健侧下肢屈曲，并用健侧腿将患腿置于外旋位；头转向患侧，用健手引导躯干旋转翻向患侧，健腿伸向患侧并放在患腿前面，呈患侧卧床。

八十九、脑卒中偏瘫患者床上移动训练

（一）侧方移动训练

患者仰卧屈膝，双脚先踩在床上，然后抬起臀部并向一侧移动，护理者站在患侧，先向同一方向移动肩，然后移动腿，再整理好肢体位置。

（二）前后方向移动训练

患者坐在床上，中心先移到一侧臀部，抬起对侧臀部并前移，然后重心再移到前移的臀部，再抬起对侧臀部并前移。护理者站在患侧，用手支撑患侧大腿根部，帮助移动重心。向后移动时方法同样是重心先移到一侧臀部，抬起对侧臀部后移。护理者站在患侧，用手支撑患侧大腿根部，帮助移动重心。

九十、偏瘫患者穿衣物

患者要坐在背直的轮椅上，双足平放在地上，而不要坐在床边，因为床垫的稳定性很差，会增加患者维持座位平衡的难度。患者最终应该能穿上他们所选择的衣服，但首先选用宽松、简单的衣物，能使他们更容易、更快捷的学会穿衣的步骤和衣服的摆放。

当衣服放在患者面前时，即衣服在他的视觉范围内，以正确的顺序放置，这样穿衣服过程就更为简单，并符合患者的认知水平。以后可在偏瘫侧放好，使患者拿衣服时都转向患侧。

在患者刚学会自己穿衣服时，不必自己穿所有的衣服。重要的是帮助患者穿衣服的每个人，从一开始就要遵循相同的常规步骤。这样患者就能按照同样的顺序学会穿衣。一个简单的原则就是，每种方法均从偏瘫侧肢体开始。

（一）穿内衣

衣服放在偏瘫侧椅子上，患者首先穿上内衣。穿秋裤的方法相同，首先把偏瘫膝交叉在健腿上，使患者能从脚上拉起裤子。

（二）穿袜子

穿袜子时，患者首先将患腿交叉在健腿上。如果不能主动这样做，可用叉握的双手抬起瘫腿。然后，患者用拇指和食指张开袜口，身体充分向前倾斜，把袜子套在脚上。套袜子之前，患者要使自己偏瘫手臂向前，肩前伸并且伸肘。用同样的方法穿上另一只袜子。

（三）穿裤子

穿裤子时，患者首先将患腿交叉在健腿上，然后尽可能向上套上裤腿，当这一只裤腿套好，患足已平放于地板上时，患者就可以套另一裤腿。双脚负重站立，患者将臀部抬离椅子并将裤腰向上拉到腰部，接着在站立位或再次坐下后系好裤带。首先指导患者的手不要忽略偏瘫侧，造成该侧裤子掉下。如果患者站立时维持平衡有困难，在患者面前放张桌子会有很大帮助，能提供安全及定位的作用。

（四）穿衬衫、夹克衫

穿衬衣、羊毛衫或夹克衫时，患者将衣服横放在双膝上摆好，让袖筒悬垂于双膝之间，使得偏瘫手容易穿入其中。然后，患者将袖筒沿手臂上拉到肩。患者肩胛前伸，保持肘关节伸直。患者健侧从身后绕过去抓住衣服，把它转向健侧，直到健臂能穿入这一侧袖筒。一些站立平衡良好的患者将发现，站着穿衬衣更容易些。系健侧袖口扣子的问题可以通过在袖口缝松紧带而得到解决。这样既能保留扣子，又不影响手臂穿过袖口。

（五）穿套头衫或T恤衫

患者在双膝上整理好衣服，使领子朝前，颈部标签在上方，患臂的袖子仍然悬垂于双膝之间。用健手帮助偏瘫手臂伸进袖子，健手将袖子拉到肩上，然后健臂再穿入另一袖子。抓住套衫的背面套过自己的头，身体仍然充分前倾，使患侧手臂保持伸直。

（六）穿外套

户外穿的外套在患者站立时最好穿，就和穿羊开衫一样。如果偏瘫的手臂有严重痉挛，或外套相当重，患者可能需要在桌子上整理好外套，使偏瘫手能在健手的帮助下穿入袖子中。

（七）戴胸罩

1. 患者把胸罩放在左侧大腿上，靠近身体，右杯内面朝上，吊带朝向膝。

2. 用健手把吊带挂在左手拇指上，然后向身体方向拉胸罩，使右吊带紧靠左手虎口。要保证胸罩这一端平放在大腿上，左手拇指朝上勾住吊带。

3. 然后右手勾住横过来身体前面，把胸罩另一端尽可能从身后绕过来。

4. 健手从右侧后面抓住胸罩一端，绕到身体前面，拉到挂钩朝上的另一端，弹力带往回拉，另一端因吊带有偏瘫手虎口钩住而保持在那里。

5. 用健手把持住这一端，使扣眼朝下，对准位置下压，与挂钩挂住。

6. 把右手吊带从偏瘫手虎口处拿下来，然后充分把胸罩转向左侧，直到左吊带充分转到左侧前面，能在健手帮助下让左手穿进环中。

7. 用健手把吊带向上拉上肩，并把胸罩拉圆，然后向上拉，使左乳房正好在杯中。

8. 右手滑入右侧吊带中，提到肩上，然后拉右侧扣在右乳房上，并调整乳罩其余部分至舒服位置。对于右侧偏瘫的患者，程序相同，但左右侧正好相反。

九十一、偏瘫患者床椅转移

当病床可调节到大致与轮椅相同的高度时，转移就更容易、更安全。

（一）被动转移

当患者自己不能配合时，下面的方法可用于转移患者到轮椅上。帮助患者移到床边，直到两脚平放在地上。帮助者的两脚放在患者的两脚边，用膝部在前面抵住患者膝关节，同时注意防止患者膝关节外展。帮助者将患者前臂放在自己肩上，帮助患者把重心前移至脚上，在肩胛骨上加压，直至患者的臀部离开床面。如果患者抬起头，有助于重心前移至腿上。帮助者旋转患者接近坐位，把患者放在紧贴轮椅靠背处坐下。患者不应环抱帮助者的颈部，因为患者可能用力拉，以下肢全伸模式站立。轮椅应放在患者向偏瘫侧转移的一侧。返回病房，方法同前。

对于体重很重并且不能主动参与床椅间转移的患者，应该使用一个滑板，否则患者的肩有可能受伤，帮助者的腰也有可能受伤。对于肩因某种原因已经受伤并且疼痛者，也应该用滑板。

治疗师把患者向健侧倾斜，手臂环绕患者的肩以防跌倒。把滑板的一端放在偏瘫侧臀下，这一侧不再负重。用滑板跨越床椅之间的间隙，治疗师沿滑板逐渐移动患者，直到能轻松地把患者置于轮椅或床上。在整个转移过程中，治疗师用放在患者背部的手保持患者躯干向前，用自己的膝抵住患者的膝，保证患者在滑板上的安全，并用另一只手帮助患者沿滑板慢慢移动。

（二）部分主动移动

只要患者能理解需要他做什么并能主动参与，转移就更富于主动性。在患者面前放一个凳子或椅子，患者可以在上面支持叉握的双手。凳子与患者之间应有足够的距离，以使患者的手放在上面时，患者的头能超过脚。帮助者抓住患者的大转子，用两个单独的运动促进转移。首先患者从床上抬起臀部，然后转身坐到轮椅上。帮助者仅给予患者需要的帮助，使患者能轻松、顺利地完成这一运动。

（三）主动转移

当患者能借助凳子进行转移时，应学习主动抬起叉握的手做同样的运动。帮助者可将手放在患者的肩胛骨上，帮助患者保持躯干充分前倾然后转身并坐在轮椅上。有些患者可能需要帮助其偏瘫脚平放在地上。帮助者把一只手放在患者的脚上，在患者转移时向下压膝关节，并向前拉膝关节以超过脚。

九十二、患者从椅子上站起和坐下

安全、不费力地站起和坐下是正常功能性步行的重要组成组分。正确的直立姿势作为准备步行的姿势前面已经描述了。当一个人从椅子上站起来时，伸直的躯干从髋部开始前倾，两腿平均负重。在腿选择性伸直，臀部离开椅子，重心前移超过脚之前，膝和踝保持屈曲。只有在重心前移超过脚之后，髋和膝关节才能伸直，带动躯干成直立姿势。坐下时躯干和肢体以相似的关节角度和重心分布做相似的运动，但伸肌的活动是离心的，而其拮抗肌是向心性收缩。在坐下之前，脚要移到适当的位置，臀部位于支持面的预选位置，这个位置根据情况不同而变化，但必须保持平衡和安全。

重新坐到椅子上可能是不稳的，因为要通过相当复杂的运动程序才能做到真正的安全。那些不能转身对准椅子的患者，或错误估计椅子的患者都有跌倒的危险。那些坐下中心没有充分前移的患者，挺直身体倒向椅子或坐下过快，可能导致椅子移动，甚至向后翻倒。由于知觉障碍，患者可能过于向偏瘫侧坐下，从椅子边缘滑下去。

九十三、脑卒中患者排便训练护理

（一）心理护理

对卧床不起的脑卒中患者，首先了解患者的心理，给予耐心解释和指导，消除患者排便顾虑。

（二）了解患者排便的习惯

如排便姿势、次数、间隔天数。排便时间一般在早餐后最适宜，因这时胃结-肠反射最强。卧床患者取侧卧位，垫上专用的防水胶单及便纸，最好不用便盆，以免臀部受压形成压疮。坐位平衡功能较好的患者，应进行坐位排便训练。养成定时排便的习惯，最好是在早晨起床后或早餐后20分钟排便。

（三）大便秘结者

可按医嘱先服用酚酞、液状石蜡或番泻叶煎水口服等缓泻剂。如无效，则可用开塞露或甘油锭通便。鼓励患者多运动。这些方法仍然无效，便应戴上手套做肛门掏取粪块。

（四）鼓励患者多运动

卧床者进行腹部运动。自我按摩腹部可促进肠蠕动，把大便排向直肠。按摩方向：顺时针由右下腹→右上腹→左上腹→左下腹做环状按摩。

（五）饮食调节

能进普食者要饮用足够的水，多吃含膳食纤维较多的食物，如蔬菜、水果、粗粮，并适当摄取植物油等油脂类食物。

九十四、脑卒中患者构音障碍康复训练

临床研究表明，57%～69%的脑卒中患者有言语障碍，给患者心理和精神上带来痛苦，容易产生急躁或消极情绪，将影响脑卒中患者的康复训练及各种功能恢复。所以应尽早根据言语障碍的类型和严重程度，制定合理的康复训练计划，帮助患者进行针对性言语康复训练，改善言语障碍患者的预后，提高生活质量。

在进行语言康复训练前，首先要明确患者的言语障碍是属于构音障碍还是失语。如果患者言语障碍是因发音器官肌力减弱或协调不良，或肌张力改变导致的言语障碍属构音障碍，依据构音障碍的严重程度、损伤部位等对预后做出判断，制定康复方案。根据构音器官和构音评定结果制定治疗顺序和方法，首先是运动功能方面的训练，改善后进行构音和表达的训练。脑卒中患者构音障碍根据患者具体情况选用适宜的康复训练方法，需在言语治疗师指导下进行。

（一）痉挛型构音障碍

痉挛型构音障碍患者的咽喉肌群紧张，肌张力增高。采用"松弛训练"，通过全身和肌体的放松，可使咽喉肌群也相应地放松，降低语言肌及咽喉肌群的紧张性。治疗时取放松体位、轻松闭目、呼吸深匀、保持心神安静的松弛状态，并通过一系列局部运动，把注意力集中在放松部位，以保持放松状态。

1. 足趾屈曲3～5秒，然后放松，反复多次。

2. 踝关节旋转，先旋转左脚3～5秒，再旋转右脚3～5秒，然后放松，并平稳深呼

吸。

3. 把注意力集中腹部，腹肌持续收缩3秒，然后放松，并平稳深呼吸。

4. 双肩上耸3秒，然后放松，反复数次。

5. 养生功，如"小周天呼吸功"，仰卧，两臂放于体侧，两腿自然伸展，眼轻闭，舌舔上腭，排除杂念，心神宁静；然后深吸气，用意念引气直至丹田；呼气时用意念引内气从丹田下经会阴，沿脊柱上行经过颈部超越头顶，下行从鼻呼出，或呼气时徐徐引气上行从鼻呼出。

6. 可重复若干次，保持安静放松。

（二）轻、中度构音障碍

1. 呼吸训练　呼吸是构音的动力，在声门下形成一定的压力，才能产生理想的发声和构音。如用鼻子吸气，嘴呼气，逐渐增加呼气时间，也可在呼气时发摩擦音、元音。如"发"音；或先发"喝"音，然后发"啊"音等。

2. 发音训练　包括发音启动训练、持续发音、控制音量、调控音调、共鸣等。

3. 发音器官运动训练　包括唇运动训练；舌运动训练；软腭抬高用力叹气，反复发"啊"音、"啦、达"音、"吗、咪"音。

4. 言语清晰度的训练　单音训练；控制语速；言语交流；言语节奏训练，包括患者跟随读言语练习→语调练习→停顿练习。

九十五、脑卒中患者不宜进行康复训练的情况

当脑卒中患者出现下列任何一种情况均不宜进行康复训练。

1. 安静休息时，心率不小于100次／分。

2. 血压≥180／120mmHg。

3. 体温≥38℃以上。

4. 训练中出现头晕、恶心、呼吸困难。

5. 康复训练后脉搏≥140次／分、收缩压上升≥40mmHg或舒张压上升≥20mmHg。

患者进行康复训练的运动量应适度控制，训练强度应由小逐渐增大，训练中应注意休息。如经过一天训练，休息一夜后仍感疲劳，则说明运动量过大，应酌情减量；训练时间应根据患者具体情况，一般保持每天1～2次，每次30～40分钟；训练内容纳入日常生活。活动中，循序渐进，持之以恒地进行训练。

第八章 功能神经外科疾病

第一节 癫痫

癫痫包括一组疾病及综合征，以在病程中反复发作的神经元异常放电所导致的暂时性神经系统功能失常为特征，表现为运动、感觉、意识、行为和自主神经等不同障碍或合并发生。

一、诊断标准

（一）临床表现

详细询问病史、病因，儿童应着重了解出生史、发热史、家族史；有无发作先兆及发作诱因，发作前和发作时及发作后表现，发作频率变化，服药情况（何种药物、服药剂量、时间、效果）。

按症状可分为部分性与全面性两类。部分性（局灶性）发作分为以下几种。

1. 单纯部分性发作（无意识障碍）

（1）运动性发作：包括局限性运动性发作、旋转性发作、姿势性发作和失语性发作，表现为每次发作中所波及的范围固定在某一范围内，意识清楚。

（2）感觉性发作：指体感性、视觉性、听觉性、嗅觉性和眩晕性发作。

（3）自主神经性发作：表现为腹部不适、面部潮红或苍白、出汗、恶心、呕吐等。

2. 复杂部分性发作（意识障碍、颞叶或精神运动性发作）　单纯部分性发作之后出现意识障碍或开始即有意识障碍，临床常伴自动症，可有精神症状样发作。

3. 部分性发作继发全面性发作（继发出现强直-阵挛、强直或阵挛发作）　全面性发作（惊厥性或非惊厥性）分为以下几种。

（1）失神发作（癫痫小发作）。

（2）肌阵挛发作。

（3）强直发作。

（4）张力发作。

（5）痉挛发作。

（6）强直-阵挛发作（大发作）。

此外，仍有未分类的癫痫发作。

（二）辅助检查

1. 电生理检查 脑电图 等电生理检查，可视情况缓慢减停抗癫痫药，脑电图监测时间较长为好，记录到临床发作更有利于诊断治疗，但需征求患者及家属同意。

（1）普通脑电图（包括过度换气、闪光刺激、睁闭眼实验等），睡眠诱发，剥夺睡眠和药物诱发。

（2）长程（24小时及以上）视频脑电图，除上述实验外，必要时可加用睡眠诱发、睡眠剥夺和药物诱发。

（3）必要时加做蝶骨电极、咽电极、卵圆孔电极。

（4）诱发电位检查，如视听及体感诱发电位。

（5）手术评估的病例，如果癫痫灶定位困难或者需要精确定位神经功能区时，进行必要的颅内皮层电极和深部电极记录。

2. 神经影像学检查

（1）头部MRI：可以加做冠状位扫描T_2或Flairy像，薄层扫描。

（2）单光子发射计算机体层摄影（single photon emission computed tomography，SPECT）或正电子发射体层成像（positron emission tomography，PET）：有条件者可做SPECT或PET检查。

3. Wada（异戊巴比妥钠）试验 如果需要确定优势半球，特别是语言、记忆优势半球，术前可以做本试验。

4. 神经心理学检查。

5. 脑磁图检查 如果定位癫痫灶需要，有条件者可以进行脑磁图检查。

二、治疗原则

（一）手术治疗适应证

1. 系统服用抗癫痫药物，并在血药浓度监测下治疗2年以上仍难以控制的顽固性癫痫。

2. 脑内存在明确的结构性病变，发作难以控制的继发性癫痫。

3. 手术后不致出现严重并发症者。

4. 患者及家属充分理解手术，且手术愿望强烈。

（二）术前处理

术前缓慢减停对术中皮层脑电图影响明显的抗癫痫药，但要注意可能出现癫痫发作频繁或癫痫持续状态。注意长期服用抗癫痫药物对肝、肾及凝血功能的影响，做好相应准备。

（三）手术治疗

1. 术中常规皮层脑电图（electrocorticogram，ECoG）监测，必要时行深部电极或深部核团监测。

2. 皮质病灶及癫痫灶切除术。

3. 颈叶前部及其他脑叶切除术。

4. 选择性杏仁核海马切除术。

5. 大脑半球切除术。

6. 胼胝体切开术。

7. 立体定向核团损毁术。

8. 软脑膜下横切术

9. 多脑叶纤维离断术。

10. 迷走神经刺激术、脑深部核团刺激术。

（四）术后处理

术后1～3天给予静脉或肌内注射抗癫痫药物，其后可改口服抗癫痫药。

（五）疗效评定

1. 满意　术后癫痫发作完全消失或偶有发作。

2. 显著改善　术后癫痫发作率减少75%以上。

3. 良好　癫痫发作频率减少50%以上。

4. 较差　癫痫发作频率减少少于50%。

5. 无改善　癫痫发作无改善或更差。

（六）出院医嘱

1. 休息3～6个月，以后酌情参加有规律、无危险性的工作。

2. 定期复查（半年、1年、2年、3年）抗癫痫药物血药浓度、神经心理检查和脑电图。

3. 继续正规服用抗癫痫药物2～3年，如无发作，遵医嘱逐渐减量，如再发作，则恢复原药量。

第二节　帕金森病

帕金森病又称震颤麻痹，是易发生于中、老年的中枢神经系统变性疾病。主要病变在黑质和纹状体，是一种以肌肉震颤、僵直，运动减少为临床特征的疾病。原因不明者称为原发性帕金森病或震颤麻痹；脑炎、脑动脉硬化、脑外伤及中毒等产生的类似临床表现称帕金森综合征。

一、诊断标准

（一）临床表现

1. 病史 帕金森病多起病缓慢，逐渐加剧。

2. 震颤 是 因肢体的促动肌与拮抗肌连续发生节律性（每秒4～6次）收缩与松弛而引起。震颤最先出现于一个肢体远端，多由一侧上肢的远端（手指）开始，然后范围逐渐扩至同侧的上下肢。手指的节律性震颤形成所谓的"搓丸样动作"。症状在睡眠时消失。

3. 僵直 系 锥体外系性肌张力增高，伸肌与屈肌的肌张力均增高。在关节做被动运动时，增高的肌张力始终保持一致，使检查者感到有均匀的阻力，临床上称之为"铅管样僵直"。在合并有震颤的情况下，在伸屈肢体时，感到在均匀的阻力上出现断续的停顿，称之为"齿轮样肌张力增高"。

4. 运动障碍 肌 僵直以及姿势、平衡及翻正反射等的障碍，从而引起一系列运动障碍。患者不能做精细动作，表现为书写困难，越写越小，面肌运动减少，形成"面具脸"。生活不能自理。

（二）实验室检查

1. 脑脊液检查 常规指标正常，仅多巴胺的代谢产物高香草醛酸和5-羟色胺的代谢产物5-羟吲哚醋酸含量降低。

2. 尿常规检查 尿中多巴胺及其代谢产物高香草醛酸含量亦降低。

（三）辅助检查

头部CT和MRI检查可见到脑萎缩等非特异性改变。

二、治疗原则

（一）手术适应证

病程5年以上、药物出现不良反应或不能耐受药物治疗、年龄小于75岁、无重要脏器功能障碍，在征得患者及家属同意后，可行脑立体定向手术。

（二）术前处理

1. 常规术前检查和准备，特别注意合并其他老年性疾病的治疗。
2. 术晨停用抗震颤麻痹药。

（三）手术治疗

1. 神经核团射频损毁术。

2. 脑深部电刺激术（deep brain stimulation，DBS）。

（四）术后处理

调节电刺激参数及神经内科协助用药。

第三节　面肌痉挛

面肌痉挛是面神经支配的一侧面部肌肉发作性、不自主反复抽动，无法自控，发作时颜面随意运动受限，常因精神紧张及劳累时加重，入睡时消逝，多见于中年女性。

一、诊断标准

（一）临床表现

1. 病史　一侧面部肌肉快速频繁的抽动，发作数秒或数分钟，间歇期一切如常。发作严重者可终日不停。

2. 体征　发作时可见面部肌肉抽动；间歇期正常，部分患者可伴有轻度面瘫。

（二）辅助检查

1. 神经影像检查　头部CT、MRI检查，除外颅内器质性病变。

2. 肌电图检查。

（三）鉴别诊断

1. 局限性癫痫　抽动幅度较大，抽动范围较广，如累及颈、上肢等；脑电图可见棘波。

2. 面神经炎　伴同侧面肌不同程度瘫痪，观察数月可恢复。

3. Meige综合征　属于局限性肌张力障碍的一种，表现为双侧眼睑、面部或下颌肌肉抖动。

4. 肿瘤　伴有其他脑神经损害症状，头部MRI检查可显示肿瘤。

二、治疗原则

1. 术前处理　同开颅术前常规检查和准备。

2. 手术治疗　桥小脑角区（cerebellopontine angle，CPA）开颅探查，行显微血管减压术。

3. 术后处理　同一般开颅术，一般不用脱水药。

第四节 扭转痉挛

扭转痉挛又称变形性肌张力障碍、扭转性肌张力障碍。临床上表现为肌张力障碍和骨骼肌、躯干肌呈缓慢而剧烈的不随意扭转为特征的运动。肌张力在肢体扭转时增高，扭转停止时则正常。目前本病病因不明，少数病例有家族史，常见于儿童或少年。

一、诊断标准

（一）临床表现

1. 病史 多见于7~15岁，40岁以上发病者罕见。先起于一侧肢体远端，运动或精神紧张时加重，安静或睡眠中扭转动作消失。

2. 体征 以躯干、肩带、髋带肌为主的肌痉挛，近端重于远端。颈肌受侵表现为痉挛性斜颈；躯干肌受累则呈全身性痉挛或螺旋形运动。口齿不清，吞咽受限；智力减退。无肌萎缩，反射及感觉正常。

（二）辅助检查

头部CT和MRI检查，除外颅内器质性病变。

（三）鉴别诊断

1. 舞蹈病 舞蹈样不自主运动，但肌张力普遍降低。
2. 肝豆状核变性 家族性，以手足徐动、舞蹈样运动为主。

二、治疗原则

（一）术前处理

同开颅术前常规检查和准备。

（二）外科治疗

1. 立体定向核团损毁术。
2. 脑深部电刺激术（deep brain stimulation，DBS）。
3. 痉挛性斜颈者，采用受累肌群的选择性颈和项肌切断术；副神经前根切断术。
4. 术后处理同一般开颅术，但应使用镇静止痛剂。

第五节 三叉神经痛

三叉神经痛属于神经根性疼痛，多见于中老年，是颜面部的反复发作性疼痛，病因明确者（如该神经根近脑干段受异常血管压迫或肿瘤、多发性硬化、蛛网膜粘连、带状疱疹后）称继发性三叉神经痛，原因不明者则称原发性三叉神经痛。临床多以血管压迫为常见病因。

一、诊断标准

（一）临床表现

1. 疼痛局限于感觉根分布区，多以单侧牙痛或颜面、下颌鼻旁疼痛起病。

2. 在三叉神经1支或多支的分布区呈刀割样、电击或烧灼样剧烈疼痛。突发而持续数秒或数分钟后骤停，或伴发同侧流涎、流泪，面肌反射性痉挛。

3. 疼痛区常有扳机点，因洗脸、刷牙、进餐、说话等机械性因素而诱发疼痛发作。

（二）辅助检查

头部CT和MRI检查可以明确病因。

二、治疗原则

（一）非手术治疗

1. 药物治疗

（1）卡马西平0.1~0.2g，每日2~3次，口服。

（2）苯妥英钠0.1g，每日3次，口服。

（3）野木瓜片3~4片，每日3次，口服。

2. 经皮穿刺三叉神经周围支封闭术　使用无水乙醇、甘油或石炭酸阻滞。

3. 经皮穿刺三叉神经根射损毁术　三叉神经半月节热疗（60~75℃，30~60秒）。

（二）手术治疗

1. 经耳后枕下入路探查三叉神经根近脑干端，如有血管压迫，则行微血管减压术，如无血管压迫，则行感觉根切断术。

2. 经颞下三叉神经感觉根切断术。

3. 三叉神经脊髓束切断术。

4. 三叉神经根岩骨段γ刀治疗。

5. 对继发三叉神经痛应采取病因治疗。

第六节 舌咽神经痛

舌咽神经痛是指舌咽神经分布区的阵发性剧痛，病因常为舌咽神经根近脑干段受血管刺激、肿瘤压迫或不明原因所导致。

一、诊断标准

（一）临床表现

1. 疼痛 发作突然，起于一侧舌根部、扁桃体区、咽后壁，呈刀割样、烧灼状剧痛，尚可向外耳道、耳后区或颈部放射。持续数秒钟，呈间歇性发作。

2. 扳机点 舌根部、扁桃体区、咽喉部可有疼痛扳机点，常因进食、吞咽、说话等机械性动作而诱发。

3. 偶见疼痛发作时伴晕厥、抽搐及心脏停搏。

4. 用4％丁卡因喷射咽后壁或扁桃体区，如疼痛减轻可与三叉神经痛下颌支痛鉴别。

（二）辅助检查

头部CT和MRI检查可以明确病因。

二、治疗原则

（一）药物治疗

1. 卡马西平 0.1～0.2g，每日2～3次，口服。
2. 苯妥英钠 0.1g，每日3次，口服。

（二）手术治疗

药物治疗无效者或愿意首选手术者，可考虑如下手术。

1. 经颅后窝探查 如发现有血管压迫，可行微血管减压术。
2. 经枕下入路 舌咽神经根切断术。

（三）病因治疗

查明肿瘤者行肿切除，同时行舌咽神经根切断术。

第七节　脑性瘫痪

脑性瘫痪是指包括多种大脑病变所导致的，自出生起即已存在的肢体肌张力异常和运动障碍。

一、诊断标准

（一）临床表现

1. 病史　出生前产妇曾有过如一氧化碳中毒、围生期病毒感染及难产史。

2. 体征　常表现为四肢肌张力增高，腱反射亢进，以双下肢为主，伴有双侧病理征阳性（Babinski征阳性）。上肢呈肘部内收，下肢呈股部内收，步行时呈剪刀或交叉步态，往往有马蹄内翻足存在。

3. 肌张力的测定（改良的 Ashworth5级法）

（1）Ⅰ级肌张力正常。

（2）Ⅱ级肌张力轻度增高，腱反射亢进。

（3）Ⅲ级肌张力中度增高，踝阵挛（+），关节活动"折刀感"。

（4）Ⅳ级肌张力明显增高，关节屈伸受限。

（5）Ⅴ级为完全僵直，关节活动能力丧失。

（6）Ⅲ级以上者，有手术指征。

（二）辅助检查

头部CT、MRI检查除外颅内器质性病变。

二、治疗原则

（一）术前检查

1. 头部CT、MRI检查。

2. 脑电图。

3. 神经心理检查（IQ值低于50为手术禁忌）。

（二）手术治疗

1. 立体定向脑内核团损毁术。

2. 选择性脊神经后根切断术（selective posterior rhizotomy，SPR）。

3. 脊髓埋藏电极刺激术。

第八节　精神外科疾病

利用外科学的方法治疗精神疾病已历经一个世纪，由于除神经外科的基础与临床外，尚涉及精神科学、神经病学和社会心理学等诸领域，该学科运用起来应极为慎重。目前主要用以治疗心理、药物、电休克及胰岛素休克等未能奏效的慢性精神病患者，手术病例应由精神科医师直接提供。

治疗原则

（一）手术指征

1. 难治性慢性精神分裂症

（1）应符合DSM-ⅧR，病史在4年以上。

（2）抗精神病药物至少应用3种以上（其中必须包括氯氮平），每种药物必须足量并连续应用2个月以上无效者。

2. 难治性情感性精神病

（1）病史在3年以上的慢性抑郁症和反复发作的快速循环型躁郁症。

（2）抗抑郁药至少轮流应用阿米替林及丙咪嗪。

（3）抗躁狂药至少交替应用锂盐及卡马西平。

（4）三环类抗抑郁药足量2个月无效者。

3. 神经症

（1）症状持续3年以上的强迫症。

（2）严重的焦虑症、恐怖症等。

（二）术前检查

1. 头颅CT、MRI检查除外颅内器质性病变。

2. 脑电图。

3. 神经心理检查。

（三）立体定向术

损毁脑内靶点是目前精神外科干预的主要手段。

（四）手术疗效评价标准

1. Ⅰ级　无任何症状，无须辅助治疗。

2. Ⅱ级　轻症状，不影响日常生活。

3. Ⅲ级　症状减轻，副作用明显，已影响日常生活。

4. Ⅳ级　症状无改变。

5. Ⅴ级　加重。

第九章　胸腰骶损伤与骨盆骨折

第一节　胸腰段损伤

胸腰段脊柱一般指胸11～12至腰1～2脊柱。该节段脊柱脊髓损伤称为胸腰段脊柱脊髓损伤，活动度相对较小。相反，腰椎有较好的活动性，活动范围大，且可做屈伸、侧屈。

一、胸腰段脊柱解剖特点

1. 胸腰段脊柱是较固定的胸椎向较活动的腰椎的转换点，是胸椎后突向腰椎前突的转换点，同时也是胸椎的关节突关节面向腰椎的关节突关节面的转换之处。实验研究表明，关节突关节面由冠状面转为矢状面处容易遭受旋转负荷的破坏，因此胸腰段在胸椎、腰椎损伤中发病率最高。

2. 胸腰段椎管与脊髓的有效间隙相对狭窄，胸腰段损伤后容易造成脊髓压迫。

3. 胸腰段是脊髓和马尾神经的混合部位，即使脊髓完全损伤无恢复，神经根损伤仍可能有一定程度的恢复。

二、胸腰段损伤的致伤因素

胸腰段椎损伤是常见的脊柱损伤，其原因很多，主要有以下几方面。

1. 间接暴力　绝大多数是间接暴力所致。高处坠落，足臀部着地，使躯干猛烈前屈，产生屈曲型暴力，亦可因弯腰工作时重物打击背、肩部，同样产生胸腰椎突然屈曲，所以屈曲型损伤最为常见。亦有少数为伸直型损伤，病者自高空落下，中途背部因某阻挡物而使脊柱过伸，视为伸直型损伤，但极为少见。

2. 直接暴力　所致的胸腰椎损伤很少，如工伤或交通事故中直接撞伤胸腰部，或因枪弹伤等。

3. 肌肉拉力　如横突骨折或棘突撕脱性骨折，系因肌肉突然收缩所致。

4. 病理性骨折　即脊髓原有肿瘤或其他骨病，其坚固性减弱，轻微外力即可造成骨折。

三、脊柱的稳定性和不稳定性

根据文献报道，认为脊柱稳定性和不稳定的概念不一。有人认为神经功能已有或有潜在危险者为不稳定，有人按脊柱结构破坏的程度判断是否稳定，也有人将可导致椎体晚期塌陷和慢性腰痛的损伤判断为不稳定。

按照三柱学说，脊柱稳定的关键是中柱，凡中柱破坏者均为不稳定性，并非后部结构。很显然，单纯的后方韧带损伤并非不稳定性，但若合并有后韧带破裂，则属于不稳定性损伤。

按照Denis的意见，稳定性损伤是指：①所有的轻度骨折，例如横突骨折、关节突骨折或棘突骨折；②椎体轻或中等度压缩性骨折。

不稳定性损伤分为3度。

Ⅰ度：在生理负荷下可能发生脊柱弯曲或成角者属于机械性不稳定，包括严重的压缩骨折和坐骨骨折。

Ⅱ度：未复位的爆裂骨折继发的晚期神经损伤。

Ⅲ度：骨折脱位和严重爆裂骨折合并有神经损伤者。

此外，与损伤的部位也有关，胸椎损伤多为稳定性；若同样损伤发生在腰椎，则可属不稳定性。

四、胸腰段脊柱脊髓损伤分类

（一）根据受伤时暴力作用的方向分类

根据受伤时暴力作用的方向，胸腰段骨折可分为以下几型。

1. 屈曲型损伤　此型为最常见。受伤时暴力使患者身体猛烈屈曲，椎体互相挤压，使椎体前方压缩，同时可伴有棘上韧带断裂分离。如暴力的水平分力较大，则易发生脱位，上位椎体前移，伴有关节突脱位或骨折。

2. 伸展型损伤　此型甚为少见，多发生于高空仰下落下者，中途背部被物阻挡，使脊柱过伸，引起前纵韧带断裂，椎体横行裂开，棘突互相挤压而断裂，或上位椎体向后移位。

3. 屈曲旋转型损伤　暴力不仅使脊柱前屈，同时又使其向一侧旋转，引起椎间关节脱位。

4. 垂直压缩型损伤　暴力与脊柱的纵轴方向一致，垂直挤压椎骨。如从高处落下，足跟或臀部垂直着地；或于站立时重物落在头顶，引起胸腰椎粉碎性压缩骨折。

（二）根据损伤程度分类

根据损伤程度，胸腰椎骨折可分为以下几型。

1. 单纯椎体压缩骨折　一至二个椎体的前上方或侧方，由于传导的屈曲暴力被压缩成为程度不等的楔形，而其他部位无损伤。

2. 椎体粉碎压缩骨折　重物落于蹲位工作的伤员肩部，使脊柱突然向前极度屈曲，使椎体压缩后变宽变扁，或呈碎骨片分离，椎体后部常后凸畸形，形似爆破，故也称为爆裂性骨折。突向椎管的骨折块直接压迫脊髓，导致不完全性截瘫或完全性截瘫。

3. 椎骨骨折脱位　自后向前的强大暴力使脊柱强烈屈曲，同时使上段椎体向前移位，椎体前部被压缩或崩裂，后方韧带断裂，关节突骨折或脱位。当关节突完全脱位时，下关节突移到下位椎体的上关节突的前方，互相阻挡，形成关节交锁。单侧关节交锁牵引复位困难，而双侧关节交锁牵引复位较易成功。由于椎管的连续性因脱位而遭破坏，常造成脊髓的损伤。

附件骨折常与椎体压缩骨折合并存在，横突骨折常见于第2腰椎以下，可为一侧性的或双侧性的，主要是由于腰大肌、腰方肌等猛烈收缩引起，提示肌肉、筋膜、肌腱等有广泛性撕裂；其他如棘突骨折、关节突骨折、椎间关节脱位等，也应引起注意；椎弓峡部骨折或椎弓骨折多发生于第3腰椎以下，是一种"晚期不稳定"因素，可发展成外伤性滑脱，往往以慢性腰痛或腰腿痛症状出现，或以进行性马尾神经损害出现。

（三）根据致伤机制分类

1. 单纯屈曲压缩骨折　椎体前1/3压缩，楔形变，用"C"表示。
2. 爆裂型损伤　垂直轴向力所致，椎体变扁，中间增大，用"B"表示。
3. 安全带型损伤（Chance骨折）　骨折线通过椎体腰部，用"S"表示。
4. 骨折脱位型　此型比较多样、复杂，用"F"表示。

（四）根据Denis和Mc-Afee的三柱体结构分类

1. 前柱损伤（a）　前纵韧带、椎体及椎间盘的前中2/3部分损伤。
2. 中柱损伤（b）　椎体和椎间盘的后1/3及后纵韧带损伤。
3. 后柱损伤（c）　附件部分（椎弓、椎板及附件）损伤。

（五）Walter椎管受阻分类

根据CT扫描将椎管的横断面分为三等分，并用0，1，2，3表示其狭窄及受堵情况。"0"表示椎管完整无狭窄者；"1"表示椎管受压或其狭窄占横断面的1/3者；"2"表示椎管受压，其狭窄占横断面的2/3者；"3"表示椎管完全受压或堵塞者。

综合以上分类法，后三者，即致伤机制、三柱体理论和椎管受阻情况三者综合起来表示脊柱脊髓损伤。如"Bab1"即表示爆裂型骨折其前中柱受损并有1/3椎管受压。

三柱中有两柱受累，则为不稳定型骨折。如下三个方面占有两个"是"者亦属不稳定骨折：椎体是否完整；后柱结构是否受损；脊柱排列是否改变。

不稳定性骨折可分Ⅲ度。

Ⅰ度，为机械性不稳，前后柱或中后柱受累，可逐渐发展为后突畸形。

Ⅱ度，为神经性不稳，由于中柱受累，椎体进一步塌陷而狭窄，由原来的无症状发展为有神经症状。

Ⅲ度，常为三柱受累或骨折脱位兼有上述Ⅰ、Ⅱ度的情况。

五、症状和体征

胸腰段脊柱脊髓损伤是一种常见的脊柱脊髓损伤，常较严重，其损伤的部位、程度、范围及个体特性各不相同。当然，其临床症状和体征也有相当大的差别，故首先要求临床医师需仔细检查，以便作出正确的诊断，然后方能采取适应的治疗方法。

该损伤患者均有严重的外伤史，如从高处落下、重物砸于肩背部、塌方砸伤或被掩埋于泥土砂石中，以及精神异常者的坠楼等。胸腰段脊柱损伤后，患者有伤区疼痛、腰背部肌肉痉挛、不能起立、翻身困难等症状。伴有腹膜后血肿者，由于自主神经的刺激引起肠蠕动减慢，常出现腹胀、腹痛、便秘等症状，故在检查伤员时应重点注意以下事项。

（1）脊柱损伤常为严重复合伤的一部分。检查前应详细询问外伤史、受伤原因、受伤当时的姿势、直接受到暴力的部位、伤后有无感觉和运动障碍、现场抢救情况等。

（2）根据病史提供的资料，分析直接暴力和间接暴力可能引起损伤的部位，有目的地进行检查。复合伤患者常合并颅脑损伤、胸腔内和腹腔内脏器损伤及休克的可能，首先应抢救生命，同时也应查清脊柱和肢体伤情。

（3）在检查脊柱时，应沿脊柱中线用手指自上而下逐个按压棘突，可发现伤区的局部肿胀和压痛，胸腰椎损伤者常可触及后突成角落畸形。

（4）脊髓损伤的体征是否有，均应进行系统的神经检查，包括对运动功能、感觉功能、反射功能、括约肌功能以及自主神经功能的检查。脊髓损伤患者常因脊柱的损伤部位、损伤程度及伤因不同出现不同的体征。脊髓和马尾神经损伤的主要症状是损伤平面以下的感觉、运动和膀胱、直肠功能均出现障碍，其程度随脊髓损伤的程度和损伤平面而异，可以是不完全性，可以是完全性，也可以是单纯马尾神经损伤。显然，其损伤症状的差异很大，因此必须仔细地检查伤病员，以作出合理的诊断。应该知道胸腰段脊柱脊髓损伤是非常严重的创伤，其后果可能严重，可能导致患者终身残疾，因此应及时作出正确的诊断，以便采取有效的治疗。

六、影像表现

（一）X线检查

X线检查对确定脊柱损伤部位、类型和骨折脱位现状，以及在指导治疗方面有极为重要的价值。胸腰段椎骨骨折的X线检查，在侧位片上可见到椎体前上部有楔形改变或整个椎体被压扁，椎体前方边缘骨的连续性中断或有碎骨片；粉碎压缩骨折者，椎体后部可呈弧形突出；骨折合并脱位者，椎体与椎体间有前后移位，关节突的解剖关系有改变，或后上方有关节突骨折。在正位片上可见椎体变扁，或一侧呈楔形，其两侧的骨连续中断或有侧方移位，还可见到椎板、关节突或横突的骨折等变化。

（二）X线断层片

脊柱矢状面断层片可显示爆破性骨折以及碎骨片进入椎管内情况。

（三）CT检查

CT检查比普通X线检查具有优越性，它是现代检查脊椎损伤的理想方法。其优点为：CT可测量椎管横截面和中矢状径。通过CT测量，很容易测定并能标明其椎管的狭窄程度。除此之外，CT还能显示骨折的特征，常见的有：①椎体上半部压缩骨折；②椎体下半部压缩骨折；③椎间盘损伤；④骨折片进入椎管；⑤椎板骨折。尤其对破裂性骨折以及骨折片进入椎管者的诊断，为临床施行紧急手术提供了依据。CT测量包括椎体额径和矢径的测量、椎弓根距的测量以及椎管横径和中矢径的测量。

（四）体感诱发电位（somatosensory evoked potential，SEP）检查

对胸腰段脊柱损伤合并脊髓损伤的患者进行此项检查，再决定是否需要进行紧急手术探查，以及预测能否恢复等方面能提供比较客观的依据。体感诱发电位检查，已作为直接反映脊髓活性的一个电生理指标，并已用于脊柱创伤外科手术中以及脊柱畸形矫正术中的脊髓监护；还广泛用于早期判断脊髓损伤后的脊髓功能状态及其预后、手术疗效的预测以及各种脊髓病的辅助诊断方面。但体感诱发电位检查仅能反映脊髓后柱的功能状态，也仅能反映感觉方面的变化，而不能观察运动方面的变化。用电极刺激胫后神经或坐骨神经，兴奋通过脊髓感觉传导通路传至大脑皮层，诱发脑细胞活动产生生物电位，以脑电接收形式记录下来，应用计算机技术叠加体感诱发电位，获得体感诱发电位波形。凡为正常波形者，表示脊髓后部传导功能存在，为非完全性损伤，可望恢复；凡无诱发电位者，表示脊髓后部损伤，失去脊髓感觉通路传导功能，为脊髓完全损伤而不能恢复。脊髓不完全性损伤者则表现为体感诱发电位潜伏期延长、波幅降低以及波形变异、波的持续期延长，随着病情的好转，体感诱发电位也有相应的恢复。

（五）磁共振成像（magnetic resonance imaging，MRI）检查

MRI与CT有相似之处，不但能清楚地显示脊椎骨折，而且能显示脊髓损伤的程度，如脊髓软化、创伤后囊肿等，有助于脊髓损伤预后的评估；尽管如此，MRI不能代替CT，对骨性结构的显示后者比前者更好。另外，MRI检查费用非常贵，因此，选择此项检查应根据具体情况而定。

（六）脊髓造影

该项检查适用于晚期合并脊髓压迫症状者，可以显示脊髓外在性的压迫。

（七）同位素骨扫描

用以鉴别是病理性骨折还是一般性骨折，如原发性或继发性脊柱肿瘤继发的骨

折，以此明确诊断。

七、治疗

（一）稳定性骨折的治疗

1. 卧床休息　稳定性骨折的处理比较简单，以卧床休息、镇痛为主，辅以腰背肌锻炼，不需手术治疗。偶尔也可因棘突骨折移位明显，必须手术切开复位或切除。6~8周后即可起床活动，以后不会加重压缩畸形，而且轻度畸形不影响以后的功能。

2. 一次性过伸位复位　适应于屈曲型压缩骨折，其中柱完整，属于稳定性损伤，但有一定程度的脊椎畸形，以后有可能引起慢性腰背痛。其方法是：取仰卧位，胸腰椎呈过伸位，使前纵韧带紧张，达到压缩骨折复位的目的，一般只适合椎体压缩轻者。复位前1小时服用适量的镇静剂与镇痛剂（吗啡等药），必要时可在骨折周围组织（棘突、椎板周围的肌肉组织）内注射0.5%Procaine浸润麻醉，以减轻患者疼痛，以及减轻肌肉痉挛。具体方法有以下两种。

（1）悬吊过伸牵引法：患者俯卧床上，以吊带向上牵引两下肢，至腹部离开床面为止，必要时术者可在背部骨折处轻轻加压，加重其过伸体位，使骨折复位。经X线摄片证实已复位以后，即可改为仰卧位，但需保持过伸，亦可在俯卧过伸位上石膏背心，保持过伸位置。石膏固定以后解除悬吊，使患者仰卧，石膏固定时间为6~8周。

（2）垫枕复位法：患者仰于硬床上，胸腰段部骨折处逐渐垫枕，逐步加高，数日内加到10~20cm，使呈过伸位，并鼓励患者做背伸肌锻炼。但多数患者难以坚持，往往感到疼痛不能忍受，尤其是翻身侧卧位时，理论上亦应维持过伸位，事实上难以实现。因此，可令患者俯卧于硬床上，并鼓励患者做背伸肌锻炼，首先抬起头及上胸部，然后再将两足同时抬高，最后一步头、上胸及两下肢同时抬起，如此可形成过伸位。一般来说，缓慢复位法多数患者可以接受，医务人员必须向患者说明其必要性，使患者充分配合，坚持锻炼。至于少数患者体质较差、年龄较大且压缩骨折程度较轻者，不一定必须坚持过伸复位方法。

（二）无神经损伤的不稳定性骨折的治疗

不稳定性骨折是指该节段的稳定因素造成严重破坏，如不经过完善固定，即有移位倾向，有可能加重脊柱畸形或造成继发性脊髓和马尾神经损害。但是，根据文献报道不稳定性胸腰段脊柱脊髓损伤的治疗方法仍有不同。

1. 保守方法　采用体位复位，用支架或石膏背心固定。优点是可以避免手术痛苦，缺点是治疗时间长，石膏背心必需固定3~4个月，复位不一定满意，仍可能残留脊柱畸形，而且可能致脊髓、马尾神经损害。

2. 手术治疗　1953年Holdsworth提出，对所有不稳定性骨折应采取早期切开复位，棘突钢板内固定，及早恢复其正常生理结构，预防脊髓与马尾神经损伤或脊柱畸形，也利于护理和预防各种并发症，一般卧位3个月即可开始康复治疗。1974年Lewis治疗不稳定性胸腰椎骨折合并截瘫，发现保守治疗和切开复位内固定治疗，两组的神经恢复并无明显差别，仅见保守治疗组晚期背痛的发病率较高。1980年Davis总结保守治疗胸腰段脊柱骨折合并神经损伤的疗效，发现闭合复位日后脊柱畸形虽有加重，但并不加重神经损伤，与切开复位相比具有无手术并发症及手术危险的优点，但住院期较长。近年来，多数学者主张采用坚强内固定，保证脊柱具有足够的稳定性，以满足早起床活动要求，便于神经功能的早期恢复，同时减少并发症。Denis主张对无神经损伤的爆裂骨折作预防性内固定和融合手术，以防所谓的"晚期不稳定"所致继发性脊髓和马尾神经损伤，以及脊柱畸形带来的一系列症候群，他认为手术有明显的优越性。随着科学的发展，内固定技术和内固定器械有了明显的改进，多数学者和医师认为切开复位内固定治疗不稳定性胸腰椎骨折是合理的、有效的方法。

（三）并发脊髓和马尾神经损伤的治疗

胸腰段骨折脱位合并脊髓和马尾神经损伤的患者其神经功能能否恢复，除与当时受伤程度有关，还与受累的脊髓和马尾神经被移位骨片和脱出的椎间盘所致的持续压迫有关，若其压迫不解除也同样影响神经功能恢复。因此，应早期复位与固定，以免脊髓继发性损伤。

1. 非手术疗法　一般来说脊柱外伤所致的脊髓和马尾神经损伤多因脊柱骨折脱位，但也有一小部分脊髓损伤摄X线片时见不到骨折和脱位的征象，称之为无骨折脱位型脊髓损伤，多发生于年龄较小的儿童患者。因为儿童脊柱弹性大，过度的牵引可导致脊髓断裂，而无脊柱骨折脱位。对此型损伤给予保守治疗，不需减压，避免进一步损伤脊柱的稳定性和脊髓功能。保守疗法包括卧硬板床休息、大剂量激素（甲泼尼龙）冲击疗法、脱水、高压氧治疗等，防止或减轻脊髓的继发性损伤。对胸腰段椎体有明显骨折脱位者，曾经有学者用姿势性治疗或在全身麻醉下强行下肢牵引复位，此法有加重脊髓神经损伤的危险，复位费时、费力、无效，有较高的失败率和畸形率，现已淘汰。近年来，随着外科技术和材料科学的发展，多数学者主张早期手术治疗，用坚强内固定维持脊柱稳定，使患者尽早起床活动，同时还辅以其他的综合治疗，这样可减少患者的住院时间，更重要的是有利于患者的全身和神经功能恢复。

2. 手术疗法　有了CT技术的应用发展，使脊柱脊髓损伤的诊断水平有了显著提高。近20年来随着脊柱外科治疗技术的进展，急性胸腰段脊柱脊髓损伤的外科手术治疗再次引起重视，早期选择正确的外科手术治疗可以达到解剖复位、恢复椎管的正常容积、重建脊柱的生理解剖结构和稳定性，促进脊髓功能的恢复。

（1）手术治疗的目的：

1）通过手术摘除压迫脊髓、圆锥与马尾神经的骨折片、脱出椎间盘或血块，以减轻或阻止脊髓和马尾神经的继发性损害。

2）清除毒性代谢产物。

3）探查脊髓，松解粘连，促使神经功能的恢复。

4）重建脊柱的稳定性。

5）预防各种并发症。

（2）手术治疗指证：

1）急性胸腰段脊柱损伤伴有不完全性脊髓损伤者。

2）保守治疗截瘫症状未恢复，反而逐渐加重者。

3）CT或MRI显示椎体骨折片突入椎管内，椎间盘突出物致压，或凹陷性椎板骨折者。

4）小关节突交锁者。

5）X线片显示椎管内有骨折片或异物者。

6）开放性脊柱脊髓损伤。

7）各型不稳定性新鲜或陈旧性脊柱骨折。

第二节　胸腰椎骨折脱位

手术入路的选择：胸腰段脊柱损伤合并脊髓损伤所致截瘫目前尚无有效措施。充分减压，维持脊柱的稳定仍是良好的治疗方法，但手术入路的选择，学者观点不一致。多数学者认为，对手术入路的选择，应根据胸腰段脊柱损伤的类型、节段、致压物的方向而定。前路减压、侧前方减压、椎板减压均各有其可取与不足之处，难以用一种径路解决各项病变。

从CT、MRI影像的横切面看，脊髓靠近硬脊膜前方。胸腰段脊柱损伤无论是压缩骨折还是脱位，使脊髓受压多数来自椎管的前方，临床治疗应强调前方或侧前方减压。若压迫来自脊髓背侧，需做椎板减压。近20年来对截瘫治疗最大的进展是开展前方或侧前方减压术，无论经前路或后路切除椎体后缘的移位骨折都要细心。应根据自身的经验与条件分别选用前路、前外侧入路、后路手术。总的原则是不致加重脊髓损伤的前提，下达到硬膜囊的减压。

第三节　腰椎峡部崩裂和脊椎滑脱

一、腰椎峡部崩裂

（一）特点

将脊椎崩裂的原因统归至先天性与外伤性两类，但实际上，真正最为多见的是由于退行性变所致者，约占全部脊椎崩裂者的60%。

从解剖上来看，腰椎峡部系指上、下关节突之间的狭窄部分，此处骨质结构相对薄弱。正常腰椎有生理前凸，骶椎呈生理后凸，腰、骶椎交界处成为转折点。上方腰椎向前倾斜，下方的骶骨则向后倾斜。因此，腰骶椎的负重力自然形成向前的分力，使腰5有向前滑移的倾向。但正常情况下，由于受到腰5下关节突和周围关节囊、韧带的限制使腰5峡部正处于两种力量的交点，因此峡部容易发生崩裂，这也是腰5峡部崩裂最多的理由。

峡部崩裂以后，椎弓分为两部分，上部为上关节突，横突、椎弓根、椎体，仍与上方的脊柱保持正常联系；下部为下关节突，椎板、棘突，与下方的骶椎保持联系。两部之间失去骨性联结，上部因失去限制而向前移位，表现为椎体在下方椎体上向前滑移，称为脊椎滑脱，系由Killam命名。

回顾历史，早在1854年Killam即发现并报告了4例发生于产后的先天性脊椎滑脱者，并首次提出脊椎滑脱的命名。Robert于1年后证明本病的病因为椎弓崩裂。因此，后来皆称之为"椎弓崩裂"。直到75年后才有学者认识到尚有并无椎弓崩裂的假性滑脱（Junghams，1930），后被Newman（1955）确认为系退变所致。在此基础上，Newman又经过多年的临床研究对本病提出分类，即分为先天性小关节发育不良性、椎弓崩裂性、急性创伤性、退变性和病理性5类以及诸多相关问题。

（二）病因

1. 创伤性因素　腰椎峡部可因急性外伤尤其是后伸性外伤而产生急性骨折，患者可闻及骨折声，局部休克期过后出现剧痛及活动受限。此种情况多见于竞技运动现场或强劳力搬运工，其发生部位以第4或第5腰椎为多见，但亦可见于其他椎节。

2. 先天遗传性因素　腰椎胎生时有椎体及椎弓骨化中心。每侧椎弓有两个骨化中心，其中一个发育为上关节突和椎弓根，另一个发育为下关节突、椎板和棘突的一半。若两者之间发生不愈合，则形成先天性峡部崩裂（spondylolysis），又称为峡部不连，局部可形成假关节样改变。当开始行走以后，由于站立、负重等因素，可发生移位，尤其是双侧峡部崩裂者，可使上方的脊椎向前滑动，称为脊椎滑脱（spondylolisthesis）。也可因骶骨上部或腰5椎弓发育异常而产生脊椎滑脱，其峡部并无崩裂，此种先天性病因亦多具有遗传倾向，同一家族发病较多，有文献报道父或母与其子女均患本症。种族因素也很明显，如因纽特人的发生率高达60%，而一般人的发生率为5%~5.7%，这种人常伴有其他腰骶部畸形，如过渡性腰骶椎、隐性脊柱裂等。

3. 疲劳性或慢性劳损性因素　到目前为止，多数专家认为，大部分患者系因慢性劳损或应力性损伤在腰椎峡部产生疲劳骨折所致。很显然，腰椎是极容易遭受损伤的部位，因为人在站立位置时，下腰椎承受体重的大部分。腰骶关节是躯干前屈、后伸活动的枢纽，加上腰骶椎的生理弧度，使腰5处于转折点的交界处，所承受的力量最大，特别是某些体力劳动者、舞蹈演员及运动员等，每天必须承受较大的负荷，更增加了下腰部损伤的可能性。从力学上分析，已知上段脊椎传到腰5的负重力分为两个分力：一个为向下作用于椎间关节的挤压分力；另一个为向前作用于峡部导致脱位的分力，使骨质结构相对薄弱的峡部容易延长及断裂。本病多因持久反复作用的应力所致，故其实际上是疲劳骨折。当脊柱前屈时，作用于棘突上的抵抗力使关节突峡部下方承受压缩力，而上部则承受牵拉力。与前者相反，腰椎仰伸时，抵抗力作用于下关节突，以致关节突间部承受牵拉力，而上部则承受压缩力，腰5承受的应力最大，其次是腰4，故临床上发病率以腰5最多，腰4次之。

当然，峡部崩裂的产生与峡部的骨质结构、弧度以及承受应力的大小、性质、次数等均相关。若峡部变得相对细长，则可能为峡部崩裂的前兆，此称为椎弓崩裂前征（prespondylolisthesis）。胡景铃在测量脊椎斜位片峡部的高度时发现，689例无峡部崩裂者的峡部其平均高度为9.035mm，而患有峡部崩裂的141例患者的峡部平均高度仅为6.824mm。因此，峡部变细可能是产生峡部崩裂的内在因素，变细的原因仍可能是先天性原因，当然与后天获得亦直接相关，至于应力的大小及性质等均为重要因素。傅士儒调查发现，运动员中患峡部崩裂者80%无明显的外伤史，说明一次急性外伤并非主要致病原因。运动员的训练年限与发生率成正比，男性运动员的发病率高于女性，提示运动可能为致病因素。不同运动项目运动员之间的发病率差异悬殊，从事排球和技巧类运动的运动员的发病率高达50%，长跑则无一发病，跳高与跳远运动员的发病率也较高。可见腰部后伸动作多的运动项目的运动员的发病率高。因此，可以认为腰部后伸动作使峡部遭受的应力最大，此可能为峡部骨折的原因。LaneNathan，Newman等明确提出，腰5下关节突和骶1上关节突压迫峡部，易导致峡部崩裂和脊椎滑脱。傅士儒采用腰椎骨标本进行实验显示，只有在腰后伸时下关节突最易碰触峡部，可以说明疲劳骨折确为其发病的重要原因。

4. 退变性因素　人体发育成熟后，各种负荷增加，特别是某些负荷超过常人者，例如强度较大的翻砂工、搬运工、举重运动员及男芭蕾舞演员等，其所承担的重量最后都集中到下腰部，并再由此向双下肢传导。在此状态下，由于腰椎本身的生理前凸，腰4和腰5椎体向前下方倾斜，因此这两个椎节，尤其是第5腰椎的承载力最大。在此节段，由上方传递的压应力分为两个分力，如前所述，一个作用于椎间关节构成挤压分力，另一个则为作用于关节峡部的脱位分力。此时，通过上一椎体的下关节突（尖端）压应力集中至下一椎体的峡部，形成剪力，易使体积较小的椎弓峡部反复遭受此种剪力而磨损，加之该处组织结构较薄弱，因而易引起断裂。本病易发生在劳动强度较大的中年人身上。

这种作用于峡部的剪力，其大小与体重、负载力、腰椎前屈程度及腰骶角大小等成正比关系。在正常情况下，椎间关节起减缓作用，如已退变，尤其是严重狭窄时，则起加剧作用。根据这一机制，位于腰椎下方的第4与第5腰椎的椎弓峡部最易发生崩裂，尤以腰5更为多见。统计材料表明，腰4和腰5椎弓崩裂的发生率占全部病例的90％以上，而腰3以上者罕见。

除前述因素外，在中、老年人，由于椎间盘退行性变，髓核水分减少、高度降低。弹性减退，以致椎间隙狭窄和椎间韧带松弛，因而易导致腰椎不稳而产生脊椎滑脱。此时峡部可以正常而无崩裂，但其滑脱方向亦与前者不同，其上方脊椎不仅可以向前滑脱，也可向后滑脱，称为反向滑脱（retro-spondylolisthesis）。

（三）临床表现

1. 一般症状　早期椎弓崩裂和脊椎滑脱者不一定有症状，有不少人系因其他原因拍片时无意发现。但如认真了解，亦可有某些主诉，主要是下腰部酸痛，其程度大多较轻，往往在劳累以后加剧，也可因轻度外伤开始，适当休息或服止痛药以后多有好转，故病史多较长。腰痛初为间歇性，以后则可呈持续性，严重者影响正常生活，休息亦不能缓解，疼痛可同时向骶尾部、臀部或大腿后方放射。若合并腰椎间盘突出症，则可表现为坐骨神经痛症状。

腰痛的原因主要是由于峡部崩裂局部的异常活动或纤维组织增生刺激神经末梢所致的根性刺激症状；亦可因刺激脊神经后支的分支，通过前支出现反射痛（窦-椎反射）。若脊椎滑脱严重，可能压迫神经根或马尾神经，但相当少见。

2. 体征　通常体征不多，单纯峡部崩裂而无滑脱者可无任何异常发现。体检时仅在棘突、棘间或棘突旁略有压痛，腰部活动可无限制或略受限，骶尾部及臀部其他检查多无异常客观体征。伴有脊椎滑脱者可出现腰向前凸、臀向后凸、腹部下垂及腰部变短的特殊外观，此时病椎的棘突后突，而其上方的棘突移向前方，两者不在一个平面上，局部可有凹陷感，骶骨棘突增加。腰骶棘突间压痛，背伸肌多呈紧张状态。腰部活动均有不同程度受限，下肢运动、感觉功能及腱反射多无异常。

3. 根性症状　大多数病例均有根性痛，主要是由于局部椎节松动所致的根性刺激所致，或通过窦-椎神经反射出现假性根性症状；其特点是平卧后即消失或明显减轻，真正由于脊神经受挤压而引起的严重根性受压征在临床上并不多见，马尾神经受压者更为少见。

（四）并发症

严重的峡部崩裂可并发脊椎滑脱症，压迫神经根或马尾神经。

（五）诊断

腰椎峡部不连与脊椎滑脱的诊断，依靠临床体征与X线检查，二者相一致即棘突压痛、推挤痛、椎旁压痛、后伸腰痛的部位，以及下肢神经功能障碍的定位与峡部不连或脊椎滑脱的部位相一致，才能确定腰、腿痛系由峡部不连或腰椎滑脱所致。此外临床还需检查有无其他下腰痛的体征，例如腰椎间盘突出、背肌或韧带的扭伤与劳损等。X线片有无其他下腰畸形，需排除其他下腰痛的原因，才能确定本病的诊断，并且尽可能明确下列有关诊断。

（1）滑脱水平的小关节，有无关节炎性改变，如唇样增生、间隙变窄、边缘硬化或间隙宽窄不等。临床有无早起时腰痛、阴雨腰痛等症状。

（2）有神经根或马尾神经受压症状者，其受压的确切部位，常依靠MRI或脊髓造影确定。

（3）滑脱的程度、骶骨倾斜的程度。

（六）辅助检查

1. X线片表现　本病的诊断及程度判定主要依据X线平片检查。凡疑诊本病者均应常规拍摄正位、侧位及左、右斜位片。对显示不良者，可重复拍摄，尤其是斜位片常因拍摄角度掌握不当而难以如实将病变反映出来。

（1）正位片：按常规拍摄腰骶段正位片，一般难以显示椎弓崩裂或脊椎滑脱。但在滑脱明显时，可有滑脱椎体的重叠线，又称弓形线。同时可以从正位片上观察有无椎间隙退行变及有无其他引起腰痛的因素，有助于临床诊断及鉴别诊断。

（2）侧位片：

1）单纯崩裂者：在病节椎弓根后下方处显示一条由后上方斜向前下方的透明裂隙，或是峡部变得细长；先天性因素所致者则出现假关节样外观。

2）伴滑脱者：除上述条状透明裂隙较宽（其宽度与滑脱的程度成正比）外，尚可发现其他异常，主要是椎节的移位及松动等，并可加以对比。

①分度判定：为Meyerding提出，即将下位椎体上缘分为4等份，并根据滑脱的程度不同，分为以下4度。

Ⅰ度：指椎体向前滑动不超过椎体中部矢状径1／4者。

Ⅱ度：超过1／4，但不超过2／4者。

Ⅲ度：超过2／4，不超过3／4者。

Ⅳ度：超过椎体矢状径3／4以上者。

②Newman分级判定法：除常用的分度外，Newman提出用脊柱滑脱分级来判定滑脱的程度。将第1骶椎上缘划分10个等分，之后按同等尺寸再在骶骨前方同样划分。其评判分级是依据上方腰椎椎体前缘所处的位置，例如Ⅰ=3+0，Ⅱ=8+6，Ⅲ=10+10。

此种分级法定量较为精确。

③Garland征：即沿骶骨上关节面前缘画一垂线，正常情况下腰5椎体前下缘应在此线之后1~8mm，若位于此线上或其前方，则为阳性，表明有滑脱。该垂直线又可称为Ullmann线。

④其他：尚可从测量患节椎体前缘至棘突表面的距离，并与邻节对比来判定真性滑脱或假性滑脱，前者多明显增宽，后者则基本相似。Bosworth则提出椎节滑脱距离除以下椎节上缘矢状径的比值法。此外，亦有人提出依据Meschan夹角度数来判定第5腰椎滑脱程度，但目前均已少用。

（3）斜位片：对本病的判定临床意义最大，当将投照球管倾斜40°~45°拍片时，可获得一幅清晰的椎弓峡部图像，并巧合形成一似哈巴狗样影像。现将该狗样影像各部所代表的脊椎骨性解剖标志列举如下。

狗嘴——代表同侧横突。

狗耳——上关节突。

眼睛——椎弓根纵断面。

狗颈——椎弓峡部或关节突间部。

身体——同侧椎板。

狗腿——前腿为同侧下关节突，后腿为对侧下关节突。

狗尾——对侧横突。

在椎弓崩裂时，峡部可出现一带状裂隙，酷似在狗颈上戴了一根项链（圈），此"项链"愈宽，表示间距愈大，椎体滑脱的距离也愈多，甚至出现犹如狗头被"砍断"样外观。先天性因素所致者，裂隙两端骨质密度增加，表面光滑，多出现典型的假关节征。外伤性因素所致者，在早期可显示清晰的骨折线，但在后期亦有部分病例形成假关节样外观。

（4）动力性侧位片：即拍摄侧位腰椎及腰骶椎过伸与过屈状态下平片，观察椎节的稳定性及椎节的松动度。

2. CT、MRI检查及脊髓造影　此类检查一般并不需要，依据前述的正、侧、斜位X线平片已可以确诊。但在必须与其他疾病鉴别诊断或合并有神经症状者，仍是必不可少的诊断方法。并不是每一个腰椎峡部裂或脊椎滑脱患者都需要治疗，有相当一部分峡部裂及Ⅰ度脊椎滑脱患者并无症状，不需要治疗。

虽于X线片出现，但很多人并无症状，有腰痛者多为运动员可行非手术治疗，包括限制活动，局部治疗，有的可用腰围或支具背心治疗。

（七）治疗

1. 非手术治疗　对峡部裂引起的下腰痛，其压痛点在棘间韧带、峡部或椎旁肌者，可行痛点普鲁卡因封闭或腰部物理治疗，对新鲜峡部骨折及儿童患者疑为疲劳骨折者，可用石膏背心或支具固定治疗，固定12周。

2. 手术治疗　对腰痛症状持续，或反复发作非手术治疗无效，患者为青年及中年均可行手术治疗，伴有椎间盘突出者，同时摘除突出的椎间盘髓核。

以往对峡部不连多行包括患椎在内的上下3个脊椎的融合术，例如Hibbs椎板植骨融合术，由于游离椎弓的异常活动，植骨融合率较低，甚至可有50%不愈合。现多放弃此类治疗方法，而改用局部治疗，使峡部不连愈合的方法，主要是局部植骨治疗，适用于峡部裂和Ⅰ度滑脱。笔者曾对腰椎峡部不连患者，施行峡部不连处局部植骨，即切除峡部不连处纤维骨痂后，做本椎的横突跨过峡部裂隙至椎板的植骨术，不融合关节。35个峡部不连中，峡部愈合率为94%。经过平均7年多的随诊，腰痛缓解率为70%。在随诊达21年的6例中，有5例腰痛消失，正常活动。

峡部局部植骨术适用于单纯峡部不连症或Ⅰ度以内的脊椎滑脱症，不伴有小关节骨关节炎及压迫神经根者。峡部活动引起反射痛，放射至臀部或股后者，如经脊髓造影或MRI检查，无神经根受压表现，做椎板横突植骨术峡部愈合后，反射痛可以消失，伴有椎间盘突出者，可同时行开窗法摘除突出的椎间盘。

手术操作：局部或硬膜外麻醉，患者俯卧，下腰正中切口或工形切口，转向一侧髂后上棘，分开椎旁肌显露出患椎的椎板、峡部及上关节突。以Kocher钳夹住患椎游离椎弓，向头尾端摇动，可以看到游离椎弓及峡部的异常活动，峡部常有些纤维骨痂，有的可见游离小骨块，将纤维组织切除，使峡部骨端露出新创面，在上关节突外侧与横突根部之间常有一副突，用骨凿将副突连同其外面软组织一并凿下，至横突根部沿其后面向外推开软组织，使之成小袋，刮除横突根部骨膜，而不使横突上下软组织分开，以便保持植骨于横突后面而不向上下移位。椎板亦做出骨粗面，待接受植骨。

在L形切口的短脚或另行切口，显露髂后上棘，凿取宽0.8 cm、长2.5 cm、厚0.2 cm的骨松质5片及碎骨数块，将植骨块分为两份，每份有骨片2块半及碎骨2~3块。植骨时先将碎骨植于峡部裂隙中填满，再将半片骨植于横突根部，使其与椎板平面接近，然后将骨片植于横突跨过峡部至椎板，每侧2片松质骨椎旁软组织复回原位，不需内固定，缝合切口，置负压引流48小时。10天后拆线，打石膏下腰围，卧床8周后带石膏起床4个月后除去并摄X线片检查，X线片显示峡部裂近于消失的时间，大约为8个月。

Buck峡部螺丝钉固定并植骨术：于切除峡部纤维组织后，自下关节突向上向外经过峡部至本椎上关节突，拧入1枚螺丝钉，使峡部固定并于峡部植骨。6例中5例峡部连接，但1例螺丝太长，出现神经根症状，取出螺丝钉后症状消失。另1例螺丝钉脱落，手术取出，峡部未愈合。

张力带固定局部植骨术：成茂华、唐天驷等先用Buck法治疗14例，腰4有9例，腰5有5例，有Ⅰ度滑脱者12例，无滑脱2例，结果优10例、良3例、差1例。他们又用1 mm钢丝，分别套绕峡部裂椎的两侧横突根部，交叉在棘突下打结。峡部清理后局部植骨，治疗18例，腰4、腰5各9例，17例有Ⅰ度滑脱，1例无滑脱，结果优16例、良1例、差1例，行生物学测验，张力带钢丝与峡部螺丝钉相等。

改良植骨术：贾连顺、戴力扬等改进植骨方法，将峡部裂处纤维骨痂组织清理除去后，凿出新创面，峡部裂隙约3~7 mm宽，最大为11 mm，关节突背面和椎板做出粗糙面，从后髂取骨，修剪成适合形状，植于峡部裂隙中，两侧部盖在关节突和椎板上。

峡部植骨，螺钉与张力带相结合固定：谭军等则将峡部植骨拉力螺钉与张力带固定相结合治疗青少年腰椎峡部裂。方法是将峡部裂处纤维组织切除做出新创面，植入髂骨块，置入螺钉是在病椎椎板下缘距棘突外侧缘线约8.0 mm处，以尖嘴钳咬去少许骨皮质，由此钉点向外上约30°角方向，在导钻引导下，用2.5 mm钻头钻入，直视下经峡部尾端，植骨块和峡部头端，最终穿透椎弓根与椎体交界处的外上方皮质骨，测出螺丝长度，一般为40.0~45.0 mm，丝攻，拧入直径3.5 mm钛质拉力螺钉，若采用皮质骨螺钉，则用3.5mm钻头扩孔形成加压滑动孔，置入相应螺钉，需注意在钻孔与置入螺钉时。需调整体位，即显露病变，钻孔时，在腰椎前屈位，较易操作，可利用手术台腰桥，而当置入螺钉拧紧时，则需相反使腰部后伸，使峡部靠近并固定于腰生理前突位，将峡部拉紧，再将小骨条植于峡部表面，用止血纱布固定，最后用胸骨缝线，环绕横突基底部后，再环绕螺钉尾部收紧打结。

二、脊椎滑脱

（一）儿童期腰椎滑脱

通常发生于腰5至骶1处，为典型的Ⅱ度，且常引起背痛（不稳定）、畸形或步态改变（"骨盆摇摆"和腘绳肌痉挛）。虽然本病症状可发生于人生的各个时期，但筛选研究显示滑脱最常发生于5~8岁的儿童和青少年中，在过伸活动中发病，因纽特人发病率甚高（>50%）。严重的滑脱可伴有根性症状（腰5）及腰骶关节的后凸，伴有或不伴有可触及的棘突台阶感和圆形的臀部。脊椎滑脱可伴有隐性脊柱裂、胸椎后凸及Scheucrmann病。

1. 轻度滑脱 <50%，为明确脊椎峡部裂或轻度脊椎滑脱的诊断，常需行骨扫描或X线断层照相，通常非手术治疗（支具和锻炼）是有效的，具有Ⅰ度滑脱的青少年患者，一旦症状消失，可恢复正常的活动。对那些不伴有症状的Ⅱ度滑脱病例应限制其活动，如体操。本病渐进加重者少见，但危险因素包括年轻、女性、>10°的腰骶滑脱角（在侧位X线片上看该角由骶骨上缘与腰5椎体下缘平行线的交点构成）、严重的滑脱，上面半球状或严重倾斜的骶骨（与垂直线成角>30°）。因此，Ⅰ度滑脱的病人或先天性脊椎滑脱有使滑脱加重的危险，并且由于神经弓是完整的，可引起马尾神经功能障碍，外科手术治疗为腰5骶1后外侧融合，适用于轻度滑脱或渐进性滑脱者，也适用于经非术治疗无效的顽固性疼痛的病例。Wiltsc的椎旁入路至腰椎横突和骶骨翼的后外侧融合已常被应用。在儿童轻度滑脱的病例中，腰5脊神经根受累是很少见的，一旦发生，则需行减压手术，并利用一枚Lag螺钉（Buck）植骨加张力带钢丝固定（Bradford）或本椎椎板横突植骨术（胥少汀）的手术方法来治疗峡部裂。适于滑脱少于25%以及腰4或腰4以上部位峡部裂的年轻病例。

2. Ⅲ度和Ⅳ度的脊椎滑脱及脊椎前移（spondyloptosis V°）更易引起神经性症状。对滑脱超过50%的儿童建议予以预防性融合，常需在局部腰4至骶1处行双侧后外侧融合，不用内固定。对持续性无力的患者需行神经根探查术。脊柱滑脱的复位，有20%～30%腰5神经根损伤的发生率，其可慎重地应用于有不能接受的严重畸形的病例，或对严重腰5后凸畸形使腰4至骶骨后力融合的骨块承受张力而难以矫正后凸畸形的病例。在手术中和术后几天中，应行闭合性神经监测以监测术后的神经病变，仅后方减压、腓骨椎间融合和不复位的后外侧融合具有良好的远期疗效（Bohlman）。"脊椎滑脱危象"是指患者具有严重的滑脱、加重的疼痛和腘绳肌腱紧张，此种病例应行复位及固定。吉尔（Gill）的手术方法，切除游离的椎弓，在儿童中为禁忌证，且在成人中也很少应用。

（二）成人脊椎滑脱

腰椎峡部裂脊椎滑脱者，并不是皆有症状，对有症状者，应先行非手术治疗，包括休息，腰围或支具等至少3个月，不能缓解者，才考虑手术治疗。手术适应证：①Ⅰ度以上腰椎滑脱，非手术治疗不愈者；②进行性滑脱或Ⅱ度以上滑脱；③腰椎滑脱并有神经根或马尾压迫症状者。

术前检查：除临床体征检查外，应摄腰椎前屈、后伸侧位片，观察滑脱椎体的稳定性，椎体位移>3 mm者，为不稳定，最好行MRI检查，观察神经根和马尾有无受压，有无椎间盘突出或间盘退变。

Dai等以MRI检查73例腰椎峡部裂并有腰椎间盘突出的患者，MRI观察椎间盘退变程度，发现峡部裂上方椎间盘的改变与对照组没有区别，而峡部裂下方椎间盘退变与患者的年龄症状的时期有关，与临床症状和滑脱程度不相关，该作者建议，峡部裂下方椎间盘明显退变者应予融合。

手术包括：①对马尾或神经根压迫的解除，应探查峡部纤维骨痂增生有无压迫或切除椎弓彻底减压；②滑脱复位，切除其下椎间盘使复位较易，不切除椎间盘，亦可使Ⅱ度脱位复位；③融合，椎体间植骨融合或横突间（后侧方）植骨融合；④减压。复位内固定，椎体间植骨融合术：对Ⅱ度及以上滑脱适用此方法。

俯卧位：①先将峡部游离椎弓切除，探查神经根，去除峡部的纤维增生组织，使马尾及神经根完全减压；②然后安置RF-Ⅱ型或其他椎弓根螺钉，以腰5峡部裂脊椎滑脱为例，提拉螺钉安置于腰5两侧椎弓根，角度螺钉安置于骶1双侧块椎弓根内，视脱位程度，安置不同角度，安置连接杆后进行复位，达到完全复位后，松开一侧固定杆；③进行椎间植骨，从该侧牵开硬膜及神经根，凿除上下椎体的软骨板，露出骨创面，进行植骨，可取后髂3面皮质骨块，亦可用切下的游离椎弓的棘突及下关节突修剪后植入，最好植入并排两块骨，亦可先用BAK或TFC等椎间融合器，植骨于上下椎体的前后径中间，此时再安上RF-Ⅱ型此侧连接杆，调整固定后，缝合切口，置引流管。

术后卧床，用椎间融合器者，可早日起床，用腰围保护至植骨融合，使用植骨块者应卧床6~8周，然后带腰围起床。

减压、复位固定、椎间植骨方法，现在应用较多，认为是较好的选择，但也引起一些争论的问题。

减压：切除游离的椎弓，其优点是减压彻底，视野清楚，对神经根减压较好，也有利于椎体间植骨的操作空间，缺点是硬膜后及两侧均暴露，为瘢痕所包围。如拟行后侧方植骨，则缺少关节突作为骨床，因此应根据各例具体情况，CT、MRI横切可显示峡部纤维增生与神经根的关系，可做参考。

复位：对滑脱腰椎复位，恢复腰骶椎序列，有益于脊柱功能，复位后椎体间接触面积增大，有利于植骨融合。少数病例术中神经根减压已彻底，但复位术后又出现神经根牵拉症状，大多在1~2个月内症状消失。此乃因腰椎向前滑脱日久，当复位后有可能牵拉前面的神经根，出现牵拉症状。对此，在术中，于复位后探查一下神经根有无紧张，如紧张，可将复位稍稍退回一点。在不全复位的病例中，无神经根牵拉症状出现。

椎间植骨：椎间植骨在脊椎的运动轴线中生物力学合理，融合的效果较好。特别是加了内固定之后，融合率较高，是否需用Cage，则认识不同，Cage的好处是对椎体之间撑住，术后立刻稳定，有利于早起床活动，也节省植骨量，但有时不能置入2个Cage，而1个Cage在椎体间斜放，也是公认的方法，其融合面积较小，而植骨块植入面积较大，量较多，融合后效果好。

减压：复位或不复位后侧方植骨：一般行椎板切除减压，探查神经根，用RF-Ⅱ型复位器有利于稳定，行后侧植骨，最好包括关节突关节与脱位椎和下位椎的横突，由于复位器的位置，覆盖关节突植骨困难，可行关节突间融合，加横突植骨，取后髂长块植骨，盖于上下横突上，最好以螺丝固定，双侧同样植骨，单侧横突植骨，虽然已融合，但有时未能限制住对侧活动。

前路手术：前路椎间植骨融合术，硬膜外麻醉或全麻，患者仰卧，双髋、膝各屈曲30°。腹直肌外缘直切口，在该肌外缘直切开腹外与腹内斜肌腱膜及腹横筋膜，腹膜外分离，自侧方推开腹膜，显露椎体前大血管，对腰5至骶1间滑椎显露骶骨及腰5椎体前面，对腰4、5间滑椎，自腹主动脉及髂总血管左侧显露腰4、5椎体，确认推开大血管后，以克氏针打入椎体，作为牵开软组织的固定牵开器，完成显露。

切除椎间盘：将前面或前左侧面椎间盘切除，并由此将髓核及大部椎间盘切除，包括上下椎体的软骨板，向后面可切除后纵韧带显出硬膜或保留后纵韧带，侧方保留椎间盘的周边部分，上下椎体做出骨粗面或一骨槽以接纳植骨。

用适当器械如金属方棍或圆柱，持续向后压脱位椎体，5~10分钟可使脱位大部或部分复位，于髂骨结节处取适当大小骨块，植于两椎体间，无内固定或脊椎前固定器在向后压迫脱位椎复位条件下，进行固定，或斜行植入Cage，缝合切口。术后卧床8周，打石膏腰围起床，再固定8周，滑椎间隙于切除椎间盘后更不稳定，虽然有内固定，术后早期站立，脊椎向前滑移的应力不小，可致内固定失败。卧床则无滑椎的应力因素，有利于保持复位，待8周植骨初步融合时，再起床活动，前路手术的并发症为损伤骶前神经丛，发生反流射精。

第四节　骶髂关节损伤

骶髂关节因外力及姿势性应力的影响，引起骨盆周围韧带损伤或稳定性下降、错位，导致骨盆承重机制的破坏，出现腰骶、下肢疼痛和劳动、生活能力的下降。

一、诊断依据

（1）经产女性多以慢性起病，可无腰部外伤史；青壮年男性多以急性起病，有腰部外伤史。

（2）表现为腰骶部疼痛（少数患者也可出现尾骶部疼痛）及一侧或两侧下肢痛，患者站立时多以健肢负重，坐位时以健侧臀部触椅；严重者甚至仰卧时不能伸直下肢，喜屈曲患肢仰卧或向健侧侧卧。

（3）急性损伤患者骨盆倾斜，脊柱侧凸，呈"歪臀跛行"的特殊姿势，不能挺胸直腰；由于两侧髂骨不对称，导致髋臼三维空间位置向上或向下移动，两下肢外观不等长；两侧髂后上棘、髂后下棘等骨性标志不对称，且有压痛及叩击痛。慢性劳损患者因脊柱姿势代偿，"歪臀跛行"可不明显，但仍可在体检中发现上述体征。

（4）骨盆正位片是诊断本病的基本影像学依据，主要表现为：①髂骨宽度与闭孔宽度的交错性不对称；②耻骨联合两侧阶梯状改变和耻骨直径不对称；③两侧髂后上棘不在同一水平上，伸展性半脱位者髂后上棘偏上，屈曲性半脱位者髂后上棘偏下；④慢性患者可见患侧骶髂关节髂骨侧骨密度增高，以往称为致密性髂骨炎。

（5）怀疑有骶髂关节滑膜炎者，可进一步拍摄骶髂关节轴位片；怀疑骶髂关节为强直性脊柱炎局部表现者，可作HLA-B27检测进一步鉴别。

二、征候分类

1. 骶髂关节半脱位　骤然起病，发病前有外伤史，疼痛剧烈，体位改变或咳嗽、打喷嚏时疼痛加剧，患侧下肢呈半屈曲状，主动或被动伸屈均明显受限并剧烈疼痛，腰骶部叩击痛；患侧"4"字试验、床边试验、骨盆挤压试验阳性。可根据半脱位时骶髂关节运动方向分为屈曲性半脱位和伸展性半脱位。①骶髂关节屈曲性半脱位：患侧髂后上棘下移、凸起，下肢假性缩短。②骶髂关节伸展性半脱位：患侧髂后上棘上移、凹陷，下肢假性延长。

2. 骶髂关节韧带扭伤　骤然起病，发病前有外伤史，疼痛史等，体位改变时疼痛加剧，腰骶部无叩击痛；患侧"4"字试验、床边试验、骨盆挤压试验阳性，但两侧骨盆的骨性结构对称，第二骶中棘、髂嵴等骶髂关节韧带附着处压痛。

3. 骶髂关节劳损　慢性或隐匿起病，患者自觉下腰部、臀部陷痛乏力而下肢远端症状不明显，表现为酸软、麻胀、怕冷等感觉；部分患者表现为骶尾部顽固性疼痛和触痛，骶髂关节抽屉试验阳性；骨盆X线平片呈所谓的"致密性髂骨炎"征象。

三、中医分型

1. 骨错筋结，气滞血瘀　有外伤史，疼痛剧烈，坐卧不宁，运动障碍，伤处拒按，局部肿胀，舌质暗或有瘀点，脉弦紧。

2. 肝肾亏虚，筋弛骨错，腰膝酸软　下肢怕冷乏力，不耐久行、久坐，痛处喜按，疼痛在劳累后加重，小便关门不固，次数频多。舌质淡，脉沉细。

四、治疗方案

正骨复位，恢复骨盆承载功能，整复手法为主。

1. 骶髂关节屈曲性半脱位　以改良斜扳法（髂后上棘）或短杠杆微调手法（骶骨下端、髂后上棘）整复为宜。

2. 骶髂关节伸展性半脱位　以改良斜扳法（坐骨结节）或短杠杆微调手法（骶骨上端、坐骨结节）整复为宜。

整复成功的标志是疼痛显著缓解，骨盆骨性结构恢复对称性。腰部活动恢复正常，临床体征消失，患肢承重功能恢复。

3. 骶髂关节韧带扭伤　以改良斜扳法（髂后上棘）及骶髂关节拔伸法伸展扭伤的骶髂韧带和髂腰韧带，再以擦法在损伤韧带局部操作，透热为度。手法治疗有效的标志是腰骶部压痛消失，腰骶运动痛缓解。

4. 骶髂关节劳损　以短杠杆微调手法（骶骨下端、髂后上棘）和以短杠杆微调手法（骶骨上端、坐骨结节）整复骶髂关节，再以骶髂关节拔伸法使关节合缝，再以擦法在关节局部操作，透热为度。手法治疗有效的标志是腰骶部压痛消失，腰骶运动痛缓解，患肢承重功能恢复。

5. 骨错筋结，气滞血瘀证　推拿治疗后宜以活血化瘀、消肿止痛的药膏如正骨油之类外涂擦，促进痊愈。

6. 肝肾亏虚，筋弛骨错证　在手法治疗的同时可配合导引锻炼，以外强筋骨，内实肝肾。

7. 其他疗法

（1）针灸：取穴：阿是穴、肾俞、大肠俞、次髎、下焦俞、环跳、殷门、委中等穴。

（2）中药湿热敷：适用于骶髂关节韧带扭伤和骶髂关节劳损患者。

（3）导引：屈膝屈髋蹬腿功、蛇行功，适用于骶髂关节劳损患者。

五、并发症

1. 腰椎退变 骶髂关节劳损患者因脊柱动静力平衡失调，常合并严重腰椎退变，如腰椎间盘突出症、腰椎滑脱等病，应在治疗骶髂关节疾病的同时积极治疗腰椎疾病。

2. 尿道综合征 中老年女性骶髂关节劳损患者常因影响盆腔副交感神经而并发尿道综合征，可在治疗骶髂关节问题的同时采用振下腹部、擦八髎等操作来解除副交感神经的受干扰状态，恢复正常排尿功能。

3. 骶关节骨关节炎 骶髂关节劳损患者可因长期关节力学失衡，局部关节软骨过高集中载荷而引起滑膜炎或骨关节炎，即使骶髂关节面恢复正常空间关节，仍会在下肢负重时出现疼痛。可在手法治疗的同时配合局部中药热敷、理疗等方法；对于滑膜炎症者，则可采用骶髂关节封闭术。

六、注意事项

（1）骶髂关节手法整复后数日应避免持续步行，尤其是上下楼梯，以免加重骶髂关节负荷而造成再次移位。

（2）骶髂关节周围韧带和肌肉十分发达，整复阻力很大，手法切忌粗暴，以免引起医源性损伤，手法整复困难者应及时转诊或请上级医师处理。

七、疗效评定

1. 治愈 临床症状、体征消失，腰部及下肢活动无障碍。

2. 好转 临床症状改善，体征减轻，腰部及下肢活动无障碍。

3. 无效 临床症状、体征减轻或无变化，腰部及下肢活动仍然存在障碍。

第五节 骨盆骨折

骨盆骨折是一种严重外伤，多由直接暴力骨盆挤压所致。多见于交通事故和塌方，战时则为火器伤。骨盆骨折创伤在半数以上伴有并发症或多发伤，最严重的是创伤性失血性休克及盆腔脏器合并伤，救治不当有很高的死亡率。骨盆骨折是一种常见骨折，其发病率较高。骨盆骨折占全部骨骼损伤的近3%。成年人骨盆骨折致伤原因主要包括：机动车碰撞占57%，行人被车辆撞伤占18%，摩托车碰撞占9%，高处坠落伤占9%，挤压伤占5%。青少年患者骨盆骨折发生率较低，为0.5%～7%，其最多见的原因是机动车辆事故、行人被车辆撞伤以及高处坠落伤。随着社会发展，交通事故和工伤等意外伤害的增加，高能量损伤致骨盆骨折发生率显著增高，其中不稳定骨盆骨折占7%～20%，严重威胁患者生命。骨盆骨折患者死亡率在5%～30%之间。Mucha报道血流动力学稳定患者死亡率为3.4%，而血流动力学不稳患者死亡率为42%。Yasumura等报道，伴有血流动力学不稳定的骨盆骨折患者死亡率在8.8%～35.5%之间，其主要原因是出血和并发症；Heetveld报道伴有血流动力学不稳定的闭合骨盆骨折患者死亡率近27%，而开放骨折患者死亡率近55%。国内报道近年来其死亡率呈上升趋势：王亦璁等于2001年报道其死亡率高达5%～20%，尤其是不稳定骨盆骨折合并休克患者死亡率更高；赵定麟等于2004年报告骨盆骨折死亡率高达10%～30%。骨盆骨折的治疗尤其是伴有血流动力学不稳定的骨盆骨折患者急诊救治一直是骨科医师关注的重点与难点。

一、诊断失误

1. 漏诊骶髂关节脱位或分离

（1）原因分析：病人有髋部、四肢等合并损伤，疼痛主要部位不在骶髂关节；摄片体位不正，X线片存在伪影或质量不高；医生阅片不仔细；双侧骶髂关节同时脱位，因为双侧对称而漏诊。

（2）预防措施：医生仔细询问病史，全面查体；摆正摄片体位，提高X线片质量，必要时作CT扫描；医生仔细阅片，熟悉正常的骨盆片的表现，防止双侧骶髂关节损伤漏诊。

2. 不稳定性骨盆骨折误诊为稳定性骨盆骨折

（1）原因分析：查体不细致；摄片体位不正，X线片存在伪影或质量不高致X线片未能显示骨盆后壁的损伤；阅片不仔细。

（2）预防措施：医生仔细询问病史，全面查体，骨盆后面的压痛和叩击痛等提示骨盆后壁的损伤；摆正摄片体位，提高X线片质量，必要时作CT扫描；医生仔细阅片，防止骨盆后壁损伤漏诊而影响治疗方案和预后。

二、治疗失误

1. 抢救措施不得力

（1）原因分析：抢救步骤杂乱无章，输血、输液速度太慢，未迅速处理并发伤，骨折未及时复位固定。

（2）防治措施：

1）骨盆骨折合并大出血是一种严重创伤，抢救若手忙脚乱，抢救步骤杂乱无章，可能丧失抢救有效时机而死亡。为使抢救工作有条不紊，按照McMur·Ray所提出A-F

方案来抢救骨盆骨折危重病人，容易抓住"救命第一"这个中心主题依次开展有序高效的全面抢救工作：①呼吸道的处理；②输血输液补充血容量；③中枢神经系统损伤的处理；④消化系统损伤的处理；⑤泌尿系统损伤的处理；⑥骨折的处理。

2）骨盆骨折合并大出血是出血性休克的根本原因，也是骨盆骨折高死亡率的主要原因。为提高输血、输液速度，应至少建立两条静脉通道。大量输血、输液时应密切观察尿量及尿比重的变化，有条件应测量中心静脉压，以作为输液量的依据。

3）骨盆骨折病情稳定或经抢救后病情趋向稳定时，对并发伤如膀胱尿道损伤、直肠损伤、神经损伤及女性的阴道损伤等，应抓紧时间处理。

4）骨折及时复位固定可减少损伤和出血、避免内脏器官或血管神经等的进一步损伤。

2. 探查腹膜后血肿导致休克甚至死亡

（1）原因分析：为了制止出血，盲目打开后腹膜，企图找到活动性出血点，结扎髂内动脉，但往往出血更为严重，手术台上可发生严重休克甚至危及生命。因为往往为多个血管出血和渗血，打开腹膜后压力减小，出血渗血更严重。在血肿中很难找到髂内动脉和出血点，而只能用纱布填塞，终止手术。

（2）防治措施：腹膜后血肿出血无须手术探查止血，可经DSA寻找出血点并予以栓塞止血，或经非手术治疗，待血肿内压增高自行压迫止血。

3. 应用骨盆兜带悬吊牵引后骨折移位加重

（1）原因分析："翻书样"损伤应用骨盆兜带悬吊牵引时，应用不当，骨盆兜只起到悬吊作用，而没有起到兜（侧方挤压）的作用，反而引起骨折移位加重。适应证选择不当，"闭书样"损伤应用骨盆兜带悬吊牵引。

（2）防治措施："翻书样"损伤应用骨盆兜带悬吊牵引时，应注意骨盆兜重要的是侧方挤压的作用，其次是悬吊作用。正确选择适应证，"闭书样"损伤禁忌应用骨盆兜带悬吊牵引。

4. 复位失败、畸形愈合或不愈合

（1）原因分析：

1）初始牵引重量小，牵引时间不足；骨盆束带悬吊时臀部未离开床；摄片不及时；过分依赖保守治疗，没有及时手术。

2）手术时因骨盆环移位较重，复位不良和缺乏有效固定，术后继续发生旋转、移位；内固定松动或断裂，使骨折移位。如果不及时补救将畸形愈合或不愈合。

（2）防治措施：①初始牵引重量要足，及时摄片调整牵引重量；待骨折脱位稳定后，再撤除牵引；骨盆束带悬吊时臀部必须离开床面；全身情况稳定后，如果需要手术，即应马上手术治疗，以免延误。②手术中争取解剖复位并进行有效、可靠的固定。如果手术后发现内固定松动或断裂，骨折移位将影响功能者，可考虑再次手术复位固定。

5. 骶髂关节脱位复位后再脱位

（1）原因分析：骶髂关节的稳定完全依赖周围的韧带等软组织，骶髂关节脱位后韧带组织完全损伤，脱位复位后要等韧带组织修复后才能稳定。如果保守治疗时，太早减轻牵引重量或去除牵引，负重太早；手术治疗时，太早负重均可引起再脱位。

（2）防治措施：骶髂关节脱位牵引时间必须超过8周，减轻牵引重量必须6周后，12周后可扶拐下地逐步负重活动；手术复位固定6周后，可扶拐下地不负重活动，8~12周后可扶拐下地逐步负重活动。如果发生再脱位，仍需手术或牵引治疗。

6. 手术中损伤血管、神经等重要组织。

（1）原因分析：透视技术不佳、对骨盆三维解剖的认识不足、手术操作不熟练、手术方法选择不当等可能损伤骶神经、股神经、坐骨神经，损伤髂总、髂内、髂外动静脉或股动静脉、臀上动脉、闭孔动脉等重要神经血管。

（2）防治措施：需要很好的透视技术和对骨盆三维解剖的充分认识，熟练、仔细手术操作，防止随意钳夹、电切、电凝组织。

透视下经皮将螺丝钉由髂骨后面拧入骶骨体用于治疗骶骨骨折和骶髂关节脱位的方法，但这一操作有可能损伤L5神经根、骶骨体前方的髂血管以及被骨性结构包绕的骶髂神经根。由于经骶孔的骨折（Denis2型），发生神经损伤者占40%，一些学者建议对这类骨折行开放复位内固定，同时对受累神经孔减压。对于不伴后方骨折的骶髂关节脱位，建议行前路腹膜后切开复位钢板固定和后方切开复位螺丝钉固定，这种方法在经皮技术之前即已被提出。Toumel等提出在行骶髂关节的后方固定时，应将一手指通过坐骨大切迹来触摸钻头，以保护神经血管结构。Impson等报道用经腹膜后的前入路在骶髂关节前方放置钢板，因从该入路可直接观察到关节，效果很好。应用这一入路进入骶髂关节时，须仔细保护臀上动脉和L5神经根。

三、分类

（一）依据骨盆骨折后的形态分类

可分为压缩型（compressiontype）、分离型（separationtype）和中间型（neutraltype）。

1. 压缩型　骨盆侧方受到撞击致伤，例如：机动车辆撞击骨盆侧方，或人体被摔倒侧位着地，夜间地震侧卧位被砸伤等骨盆受到侧方砸击力。先使其前环薄弱处耻骨上下支发生骨折，应力继续使髂骨翼向内压（或内翻），在后环骶髂关节或其邻近发生骨折或脱位。侧方的应力使骨盆向对侧挤压并变形。耻骨联合常向对侧移位，髂骨翼向内翻，伤侧骨盆向内压、内翻使骨盆环发生向对侧的扭转变形。

2. 分离型　系骨盆受到前后方向的砸击或两髋分开的暴力，例如摔倒在地；俯卧位骶部被砸压；或地震俯卧位时骶后被建筑物砸压。两髂前部着地，两侧髂骨组成的骨盆环前宽后窄，反冲力使着地重的一侧髂骨翼向外翻，先使前环耻坐骨支骨折或耻骨联合分离，应力继续使髂骨更向外翻，骶髂关节或其邻近发生损伤，骨盆环的变形使伤侧髂骨翼向外翻或扭转，使之与对侧半骨盆分开，故称分离型或开书型，由于髂骨外翻使髋关节处于外旋位。

3. 中间型　骨盆前后环发生骨折或脱位但骨盆无扭转变形。

（二）依据骨盆环稳定性分类

前环骨折如耻骨支骨折，髂前上棘撕脱骨折等均不破坏骨盆的稳定性，后环骶髂关节及其两侧的骨折脱位和耻骨联合分离，都破坏了骨盆的稳定性，为不稳定骨折。

（三）依据骨折部位分类

除前述稳定骨折的部位外，不稳定骨折的骨折部位和变形如下。

1. 骶髂关节脱位（fracture dislocation of sacroiliacjoint）　骶髂关节的上半部为韧带关节，无软骨关节面，在骶骨与髂骨之间有许多凸起与凹陷互相嵌插借纤维组织相连，颇为坚固。骶髂关节的下半部有耳状软骨面小量滑膜及前后关节囊韧带，是真正的关节，比较薄弱常见的骶髂关节脱位又分为3种：①经耳状关节与韧带关节脱位。②经耳状关节与骶1、2侧块骨折发生脱位。③经耳状关节与髂骨翼后部斜骨折发生脱位。前者脱位的骨折线与身体长轴平行，脱位的半侧骨盆受腰肌及腹肌牵拉向上移位很不稳定，不易保持复位，后者髂骨翼后部斜骨折线对脱位半侧骨盆向上移位有一定阻力。

2. 骶髂关节韧带损伤（ligament iniury of sacroiliacjoint）　施加于骨盆的暴力使骨盆前环发生骨折，使骶髂关节椎的前侧韧带或后侧韧带损伤。该关节间隙张开但由于一侧韧带尚存而未发生脱位，骨盆的旋转稳定性部分破坏发生变形。

3. 髂骨翼后部直线骨折（straight fracture of posterior wingilium）　骨盆后环中骶髂关节保持完整，在该关节外侧髂骨翼后部发生与骶髂关节平行的直线骨折，骨折线外侧的半个骨盆受腰肌、腹肌牵拉向上移位。

4. 骶孔直线骨折（straight fracture through the sacralholes）　骶髂关节完整在其内侧4个骶骨前后孔发生纵骨折，各骨折线连起来，使上4个骶骨侧翼与骶骨管分离该侧半骨盆连骶骨侧翼被牵拉向上移位，由于骶1侧翼上方为第5腰椎横突，该侧骶骨翼上移的应力，可撞击第5腰椎横突发生骨折。此类型损伤，骨折线与身体纵轴平行，靠近体中线向上牵拉的肌力强大，故很不稳定，该侧骨盆上移位较多可达5cm以上。复位时需要强大的牵引力。

以上4类不稳定性骨盆骨折的后环损伤部位都在骶髂关节或其邻近，其损伤机制及骨盆变形有共同的规律。

在骶髂关节脱位髂骨翼后部直线骨折及骶孔直线骨折中均可见到压缩型、分离型与中间型。在骶髂关节后侧韧带损伤，前环耻、坐骨支骨折骨盆向对侧扭转变形；其分离型，骶髂关节前面韧带损伤、前环耻坐骨支骨折、伤侧髂骨翼外翻，骨盆向伤侧扭转变形无中间型。

5. 骶骨骨折　多为直接打击所致骶骨发生裂隙骨折，未发生变位者不影响骨盆的稳定性。由挤压砸击所致的骶骨骨折严重者亦发生变位及前环骨折，就成为不稳定性骨盆骨折。由于骶骨管中有马尾神经存在，移位骨折可致马尾损伤。Denis等将骶骨骨折分为3区：Ⅰ区为骶骨翼骨折，腰5神经根从其前方经过，可受到骨折的损伤；Ⅱ区为骶管孔区骶1~3孔区骨折可损伤坐骨神经，但一般无膀胱功能障碍；Ⅲ区为骶管区，骶管骨折移位可损伤马尾，其表现为骶区、肛门、会阴区麻木及括约肌功能障碍。

（四）Tile分类

Tile总结了各种骨盆骨折的分类后提出的系统分类。

A型（稳定型）：骨盆环骨折，移位不大未破坏骨盆环的稳定性，如耻骨支坐骨支骨折、髂前上棘撕脱骨折、髂翼骨折等。

B型（旋转不稳定型）：骨盆的旋转稳定性遭受破坏，但垂直方向并无移位，仅发生了旋转不稳定。根据损伤机制不同，分为B1开放型即前述分离型骨折：B1①骨盆裂开<2.5cm，B1②骨盆裂开>2.5 cm；B2骨盆侧方压缩骨折即压缩型，受伤的同侧发生骨折；B3骨盆受侧方压缩使对侧发生骨折，同前述压缩型骨折。

C型：旋转与垂直不稳定，骨盆骨折即发生旋转移位，又发生垂直移位.C1单侧骶髂关节脱位；C2双侧骶髂关节脱位、骶髂关节脱位并有髋臼骨折。

四、表现

1. 骨盆环骨折　骨折线贯穿骨盆环状结构，使骨盆环中断。骨折常见的有单侧耻骨支骨折、耻骨联合分离、单侧髂骨骨折、髋臼骨折和单侧骶髂关节半脱位伴有小片骨折。多发骨折常见有两侧耻骨支骨折、耻骨支骨折伴耻骨联合分离、耻骨伴髂骨骨折和耻骨骨折伴骶髂关节脱位。

2. 骨盆边缘骨折　常见的有髂骨翼骨折、耻骨单支部分骨折、髋臼边缘骨折和骶尾骨骨折等，骨折线形可呈横形或斜形，移位可不甚明显。

3. 骨盆撕脱骨折　骨折的部位常位于强大肌肉附着的地方，如髂前上棘、髂前下棘和坐骨结节等，骨折碎片常较少，并常有移位。

五、并发症

1. 腹膜后血肿　骨盆各骨主要为松质骨，盆壁肌肉多，邻近又有许多动脉丛和静脉丛，血液供应丰富，盆腔与后腹膜的间隙又系疏松结缔组织构成，有巨大空隙可容纳出血，因此骨折后可引起广泛出血。巨大腹膜后血肿可蔓延到肾区、膈下或肠系膜。病人常有休克，并可有腹痛、腹胀、肠鸣减弱及腹肌紧张等腹膜刺激的症状。为了与腹腔内出血鉴别，可进行腹腔诊断性穿刺，但穿刺不宜过深，以免进入腹膜后血肿内，误认为是腹腔内出血。故必需严密细致观察，反复检查。

2. 尿道或膀胱损伤　对骨盆骨折的病人应经常考虑下尿路损伤的可能性，尿道损伤远较膀胱损伤为多见。患者可出现排尿困难、尿道口溢血现象。双侧耻骨支骨折及耻骨联合分离时，尿道损伤的发生率较高。

3. 直肠损伤 除非骨盆骨折伴有会阴部开放性损伤时，直肠损伤并不是常见的并发症，直肠破裂如发生在腹膜反折以上，可引起弥漫性腹膜炎；若发生在反折以下，则可发生直肠周围感染，常为厌氧菌感染。

4. 神经损伤 多在骶骨骨折时发生，组成腰骶神经干的骶1及骶2最易受损伤，可出现臀肌、腘绳肌和小腿腓肠肌群的肌力减弱，小腿后方及足外侧部分感觉丧失。骶神经损伤严重时可出现跟腱反射消失，但很少出现括约肌功能障碍，预后与神经损伤程度有关，轻度损伤预后好，一般一年内可望恢复。

骨盆骨折多为直接暴力撞击、挤压骨盆或从高处坠落、冲撞所致或运动时突然用力过猛，起于骨盆的肌肉突然猛烈收缩，亦可造成其起点处的骨盆撕脱骨折。低能量损伤所致的骨折大多不破坏骨盆环的稳定，治疗上相对容易；但是，中、高能量损伤，特别是机动车交通伤多不仅限于骨盆，在骨盆环受到破坏的同时常合并广泛的软组织伤、盆内脏器伤或其他骨骼及内脏伤，因此，骨盆骨折常为多发伤中的一个损伤。多发伤中有骨盆骨折者为20%，机动车创伤中有骨盆骨折者为25%~84.5%。骨盆骨折是机动车事故死亡的三大原因之一，仅次于颅脑损伤和胸部损伤。损伤后的早期死亡主要是由于大量出血、休克、多器官功能衰竭与感染等所致在严重的骨盆创伤的救治中防止危及生命的出血和及时诊断治疗合并伤，是降低死亡率的关键。

六、临床表现

1. 局部表现 受伤部位疼痛、翻身及下肢活动困难。检查可见耻骨联合处肿胀、压痛，耻骨联合增宽髂前上棘因骨折移位而左右不对称髋关节活动受限骨盆挤压、分离试验阳性，即两手置双侧髂前上棘处用力向两侧分离，或向中间挤压，引起剧痛；亦可于侧卧位挤压有腹膜后出血者，腹痛、腹胀、肠鸣音减弱或消失。膀胱或尿道损伤，可出现尿痛、血尿或排尿困难；直肠损伤时肛门出血，肛门指诊有血迹。神经损伤时下肢相应部位神经麻痹。

2. 全身情况 出血多时即表现神志淡漠、皮肤苍白、四肢厥冷、尿少脉快、血压下降等失血性休克征象，多为伴有血管损伤内出血所致。疼痛广泛，活动下肢或坐位时加重。局部肿胀，在会阴部、耻骨联合处可见皮下瘀斑，压痛明显。从两侧髂嵴部位向内挤压或向外分离。

骨盆骨折多系高能量外力所致，常并发低血容量性休克和脏器损伤。临床检查首先要对患者全身情况作出判断，尤其要注意有无威胁生命的出血及呼吸和神智状态；其次要确定骨盆有无骨折和骨盆环是否稳定，同时必须明确有无合并伤。

七、临床特点

一般认为，根据病史、体格检查和骨盆正位X线片即可明确有无骨盆骨折。询问外伤史时应了解外力的性质、方向及外力大小，以便于估计伤势轻重，判断骨折部位与骨折类型。骨盆环连续性未受损害的骨盆边缘骨折的主要表现是局部疼痛与压痛，骨盆挤压与分离试验阴性；而骨盆环单处骨折者的挤压与分离试验为阳性。骨盆环前后联合骨折或骨折脱位时则骨盆不稳定，并多有骨盆变形、疼痛也广泛在急诊室，初步诊断骨盆骨折的依据是：骨盆部有受暴力冲击或挤压的外伤史；有较广泛的局部疼痛或肿胀，活动下肢时骨盆部疼痛加重，局部压痛显著，骨盆挤压与分离试验阳性。不稳定型的骨盆骨折患者有下列表现：

1. 下肢不等长或有明显的旋转畸形。
2. 两侧脐-髂前上棘间距不等。
3. 耻骨联合间隙显著变宽或变形。
4. 伤侧髂后上棘较健侧明显向后凸起。
5. 骨盆有明显可见的变形。

对疑有骨盆骨折而血流动力学不稳定的患者，检查要轻柔，询问外伤史和视诊是最基本的。骨盆分离挤压及伸屈髋关节检查应尽量避免，以免加重出血和疼痛。

八、辅助检查

1. 骨盆后前位X线片　X线平片检查一般可明确骨折部位、骨折类型及其移位情况，亦常能提示可能发生并发症。全骨盆后前位X线片可显示骨盆全貌，对疑有骨盆骨折者应常规拍摄全骨盆后前位X线片，以防漏诊；对骨盆后前位X线片上显示有骨盆环骨折者，为明确了解骨折移位情况，还应再摄骨盆入口位和出口位片。

2. 骨盆入口位片　患者仰卧，X射线从颅侧投向尾侧，与片盒成60°倾斜摄片本位片，可显示耻骨段骨折移位；骨盆向内、向外旋转和向内移位的程度；骶髂关节向后移位及骶骨骨折是否侵犯椎管；同样可显示坐骨棘突撕脱骨折。

3. 骨盆出口位片　X线是从尾侧投向颅侧，与片盒成45°角。本片可显示桶柄型损伤与耻骨体骨折，对确定半骨盆有无向上旋转移位是很有用的，在本片上同样可显示骶骨或髂骨骨折移位情况。

4. CT检查　对骨盆骨折虽不属常规，但它可在多个平面上清晰显示骶髂关节及其周围骨折或髋臼骨折的移位情况，因此凡涉及后环和髋臼的骨折应行CT检查。骨盆三维重建CT或螺旋CT检查更能从整体显示骨盆损伤后的全貌，对指导骨折治疗颇有助益，但应铭记对血流动力学不稳定和多发伤患者，后前位全骨盆X线片是最基本和最重要的放射学检查。不要在拍摄特殊X线片上花费时间，更为重要的是尽快复苏。

九、并发症治疗

1. 休克的防治　患者因腹膜后大量出血，常合并休克。应严密观察进行输血、输液，骨盆骨折的输血可多达数千毫升，若经积极抢救大量输血后，血压仍继续下降，未能纠正休克，可考虑结扎一侧或两侧髂内动脉，或经导管行髂内动脉栓塞术。

2. 膀胱破裂 可进行修补，同时作耻骨上膀胱造瘘术。对尿道断裂，宜先放置导尿管，防止尿外渗及感染，并留置导尿管直至尿道愈合。若导尿管插入有困难时，可进行耻骨上膀胱造瘘及尿道会师术。

3. 直肠损伤 应进行剖腹探查，做结肠造口术，使粪便暂时改道，缝合直肠裂口，直肠内放置肛管排气。

4. 骨盆骨折的处理

（1）对骨盆边缘性骨折。只需卧床休息。髂前上棘骨折病人置于屈髋位；坐骨结节骨折置于伸髋位。卧床休息3~4周即可。

（2）对骨盆单环骨折有分离时，可用骨盆兜带悬吊牵引固定。骨盆兜带用厚帆布制成，其宽度上抵髂骨翼，下达股骨大转子，悬吊重量以将臀部抬离床面为宜。5~6周后换用石膏短裤固定。

（3）对骨盆双环骨折有纵向错位时，可在麻醉下行手法复位。复位方法是病人仰卧时，两下肢分别由助手把持作牵引，用宽布带衬厚棉垫绕过会阴部向头侧作对抗牵引，术者先将患侧髂骨向外轻轻推开，助手在牵引下将患侧下肢外展，术者用双手将髂骨嵴向远侧推压，矫正向上移位，此时可听到骨折复位的"喀嚓"声，病人改变健侧卧位，术者用手掌挤压髂骨翼，使骨折面互相嵌插。最后病人骶部和髂嵴部垫薄棉垫，用宽15~20cm胶布条环绕骨盆予以固定。同时患肢作持续骨牵引。3周后去骨牵引，6~8周后去除固定的胶布。固定期间行股四头肌收缩和关节活动的锻炼。3个月后可负重行走。

（4）对有移位的骶骨或尾骨骨折脱位，可在局麻下，用手指经肛门内将骨折向后推挤复位。陈旧性尾骨骨折疼痛严重者，可在局部做泼尼松龙封闭。

（5）髋关节中心性脱位，除患肢作骨牵引外，于大粗隆处宜再作一侧方牵引，予以复位。

（6）对累及髋臼的错位性骨折，手法不能整复时，应予以开放复位内固定，恢复髋臼的解剖关节面。

十、急救护理

（一）急救护理措施

1. 迅速建立两条静脉通路，加压输血、输液，必要时静脉切开，确保有效的静脉通路。

2. 迅速止血、止痛是抢救的关键。多数骨盆骨折的病人是失血性休克，因此，必须有效的止血，及时进行骨折复位固定，可以减少骨折端的活动，防止血管的进一步损伤，同时可以减轻疼痛，为下一步治疗提供条件。

3. 密切观察生命体征及时改善缺氧 每15分钟观测体温、脉搏、呼吸、血压1次，留置导尿管，详细记录，及时汇报给医生，为抢救提供有力的依据。骨盆骨折休克的病人均有不同程度的低氧血症，因此，应给予低流量吸氧，以改善机体缺氧状态，提高抢救成功率。

（二）合并尿道损伤的护理

1. 妥善固定导尿管，防止脱落。导尿管及尿袋应置于低体位，引流管及尿袋每日更换1次，防止感染，尿管每周更换1次。

2. 保持引流通畅，每日进行膀胱冲洗1次，根据病情选择不同的冲洗液，防止血块及分泌物堵塞尿管。

3. 鼓励病人多饮水，以利排尿。

4. 每日用新洁尔灭棉球清洗尿道外口2次，用温水擦洗会阴部，防止感染。

（三）后腹膜血肿及内脏损伤的护理

在密切观察生命体征的同时，还必须观察腹部情况，注意腹肌紧张度，腹部有无压痛、反跳痛、腹胀、肠鸣音减弱等，随时和医生联系。后腹膜血肿常与休克同时发生，所以，在抢救时除抗休克外，同时要迅速查出出血原因进行对症处理及术前准备。在病情稳定后又出现腹胀、腹痛等症状，多为血肿刺激引起肠麻痹或神经紊乱所致，可通过禁食、肛管排气、胃肠减压来缓解症状。

（四）骨盆吊带及下肢牵引的护理

骨盆牵引必须持续3周以上，由于病人长期卧床，活动受限，所以要防止并发症发生。病人床铺要保持平整、干燥、无碎屑，保护骨隆突处，定时按摩受压部位，合理使用气垫，防止褥疮的发生。吊带的宽度要适宜，牵引时必须双侧同时牵引，防止骨盆倾斜，肢体内收畸形。指导病人进行功能练习，逐渐恢复肢体的功能，早日康复。

（五）心理护理

骨盆骨折的病人都是在毫无思想准备的情况下意外受伤，起病急，同时病人又各有自己的特殊情况。所以，病人都存在着各种各样复杂的心理状态和不同程度的恐惧感，迫切想了解病情，担心自己会致残。护理人员应配合医生，针对病人的具体思想动态，做好细致的思想工作，使病人了解病程的发展规律，解除思想负担，取得病人对我们医护人员的信任，使病人对我们无话不谈，有心理依赖，有安全感和战胜疾病的信心，使病人从思想上建立重新生活的信心。

通过临床护理实践，我们发现积极、主动、细致的护理是治疗的基础；合理科学的护理，大大提高了治疗的效率和质量，使病人早日恢复健康。

十一、功能锻炼

在术后的功能锻炼对病人较为重要，应向病人及其家属介绍功能锻炼的意义与方法，功能锻炼方式依骨折程度而异。

（一）不影响骨盆环完整的骨折

1. 单纯一处骨折无合并伤又不需复位者，卧床休息，仰卧与侧卧交替（健侧在下），早期在床上做上肢伸展运动，下肢肌肉收缩以及足踝活动。

2. 伤后1周后半卧及坐位练习，并作髋关节膝关节的伸屈运动。

3. 伤后2~3周若全身情况尚好，可下床站立并缓慢行走逐渐加大活动量。

4. 伤后3~4周不限制活动练习正常行走及下蹲。

（二）影响骨盆环完整的骨折

1. 伤后无并发症者卧硬板床休息并进行上肢活动。

2. 伤后第2周开始半坐位进行下肢肌肉收缩锻炼，如股四头肌收缩、踝关节背伸和跖屈足趾伸屈等活动。

3. 伤后第3周在床上进行髋膝关节的活动，先被动后主动。

4. 伤后第6~8周（即骨折临床愈合）拆除牵引固定扶拐行走。

5. 伤后第1~2周逐渐锻炼并弃拐负重步行。

参考文献

1. 周立，席淑华. 重症监护掌中宝［M］. 北京：人民军医出版社，2014.

2. 张连荣. 护理质量与安全管理规范［M］. 北京：军事医学科学出版社，2014.

3. 尤黎明，吴瑛. 内科护理学［M］. 北京：人民卫生出版社，2015.

4. 王欣然，杨莘. 危重病护理临床实践［M］. 北京：科学技术文献出版社，2015.

5. 邱海波，黄英姿. ICU监测与治疗技术［M］. 上海：上海科学技术出版社，2015.

6. 刘梅娟，王礼慧. 内科护理细节问答全书［M］. 北京：化学工业出版社，2015.

7. 周望梅，高云. 急诊护理细节问答全书［M］. 北京：化学工业出版社，2016.

8. 周宏珍，石红梅. 神经内科护理细节问答全书［M］. 北京：化学工业出版社，2016.

9. 马效恩，齐先文等. 护理工作流程与质量管理［M］. 北京：华艺出版社，2017.

10. 史瑞芬. 护理人际学［M］. 北京：人民军医